外科手术学基础

主　编　马　戎
编　者　赵兴荣　周云松　顾巧玲

科学出版社
北　京

内 容 简 介

本书以全国医师资格考试和住院医师规范化培训的要求为指导，注重临床实践和操作技能的讲解。全书共十一章，内容设计以外科手术基础理论、基本知识和基本技能的训练为主，讲述外科手术基本知识、外科无菌操作技术、外科手术相关知识，并介绍了常见外科中、小手术；同时增加了实验动物学、实验动物伦理学等内容。

本书适用于高等院校临床医学专业、口腔医学专业的教学使用，对低年资外科住院医师的培养也具有一定的参考价值。

图书在版编目（CIP）数据

外科手术学基础 / 马戎主编. —北京：科学出版社，2023.5

ISBN 978-7-03-073808-0

Ⅰ. ①外… Ⅱ. ①马… Ⅲ. ①外科手术—教材 Ⅳ.①R61

中国版本图书馆 CIP 数据核字（2022）第 220355 号

责任编辑：朱 华 / 责任校对：宁辉彩
责任印制：赵 博 / 封面设计：陈 敬

科学出版社出版
北京东黄城根北街 16 号
邮政编码：100717
http://www.sciencep.com
天津市新科印刷有限公司印刷
科学出版社发行 各地新华书店经销
*
2023 年 5 月第 一 版 开本：787×1092 1/16
2025 年 1 月第三次印刷 印张：10 1/2
字数：249 000

定价：59.80 元

（如有印装质量问题，我社负责调换）

前　言

手术学是外科学的重要组成部分，外科手术学基础课是临床医学和口腔医学专业教育的一门重要的“桥梁课程”，是基础医学课程向临床课程过渡的重要纽带。外科手术学课程是研究外科手术技巧、方法的一门课程。

为进一步提高医学教学质量，培养学生临床操作能力，提升学生岗位胜任力，培养临床思维能力，本教材在教学内容设计中以全国医师资格考试和住院医师规范化培训的要求为指导，注重临床实践操作技能的讲授。教材内容着眼于基础理论、基本知识和基本技能的训练，以外科手术基本知识、外科无菌操作技术、外科手术相关知识和常见外科中、小手术为重点，同时增加了实验动物学、实验动物伦理学内容，增强了教材的实用性和可操作性。本书图文并茂，可充分调动学生学习的积极性，便于学生自学，使学生明白“学什么”和“如何学”。

本教材已在我校使用 16 年，也随着教学改革的不断深入和新的临床医疗技术发展多次修编，根据多年教学实践经验，参照《局部解剖学》与《外科学》等教材内容，不断改进。本教材由西北民族大学马戎主编，赵兴荣、周云松、顾巧玲参编，其中第一章、第二章、第三章、第八章、第十章、第十一章由马戎撰写；第四章、第六章由赵兴荣撰写；第九章由赵兴荣、顾巧玲共同撰写；第五章、第七章由周云松撰写；顾巧玲负责图片处理。

本教材得到学校教材委员会的指导和学校教材基金的支持，是所有编者经验和学识的总结汇集，由于水平有限，书中内容不尽完美之处，恳请批评指正。

编　者

2021 年 10 月

目　　录

第一章　外科手术发展简史

外科手术学（operative surgery）课程是一门由医学专业基础课程转向临床课程的重要的桥梁课程，是所有医学生进入临床必备的基础课。外科手术学是研究外科手术的理论和方法的一门学科，它与局部解剖学和外科学有着密切的联系，是人类长期同疾病作斗争的经验总结，其进展与社会各个历史时期的生产和科学技术发展密切相关。外科，英文为sugery，来源于希腊字cheirergon，由cheir和ergon两词组成，前者是“手”的意思，后者意为“工作”。顾名思义，外科是用“手”治疗疾病的专科，而外科手术学在外科的基础上又增加了操作。

动物外科手术实践是外科手术学的重要部分，是为今后的执业医师生涯打下牢固的外科手术基础。实验动物外科手术的特点有以下几点：第一，以治疗为目的的手术要考虑动物的经济价值、利用价值以及对实验研究的影响。第二，实验动物外科手术常在健康的动物体上施行。第三，施行手术时，动物由于体位不适或疼痛常骚动不安，不但妨碍手术的顺利进行，而且有可能造成人和动物意外伤害。因此，动物的固定和麻醉技术以及手术操作的稳、准、轻、快特别重要。第四，动物体表被毛多，又有非手术室施行手术的情况，这就要求手术工作者认真执行无菌操作，加强术后护理，提高手术成功率。第五，进行手术时，必须爱护正常组织，对病变组织也应轻巧而细致地分离操作。为此，手术人员除应具备专业知识和熟练的手术基本功外，还应具有局部解剖学、生理学、病理学等方面的知识，以保证在动物体上准确而迅速地实施各种手术。

现代外科学奠基于19世纪40年代，先后解决了手术疼痛、伤口感染和止血、输血等问题。在外科手术的发展过程中，手术疼痛、伤口感染和术中出血成为阻碍外科发展的三大难题，随着麻醉剂、抗生素、止血钳、血型的发现，解决了手术疼痛、伤口感染、止血和输血等关键性技术难题，外科手术治疗发生了革命性的变化。手术部位由体表进入体内，手术种类由单一走向多样，手术难度由简单变为复杂，手术范围由局部扩展至器官或系统。1954年，在美国波士顿的布里格姆医院，约瑟夫·默里（Joseph Muray）医生做了世界第一例双生子间的肾移植手术，获得成功，开辟了器官移植的新纪元。1967年12月，南非的巴纳德（Barnard）医生进行了首例心脏移植手术。20世纪80年代以后，更多的新技术成果应用于普通外科领域，加快了外科技术发展的步伐。特别是介入放射学的开展，应用显微导管进行超选择性血管插管，不但可以诊断，同时也将治疗深入到病变的内部结构。内镜手术方法的应用，使得不开腹的腹腔外科由幻想变为现实，内镜技术的发展使外科诊疗利用人体自然腔道来实施。1987年法国医生菲利普·穆雷（Philippe Mouret）在腹腔镜下完成了首例胆囊切除术，奠定了腹腔镜外科的基础，腔镜手术正以快速发展的势头迅速扩展到胃、肠、肝、胰等腹腔其他器官的手术中。总而言之，包括腹腔镜在内的微创外科并没有改变外科手术学的实质，或是改变治疗的基本原则，但它是代表传统外科的一场技术上和观念上的革命，因为它是建立在以人为本的思想基础上，而不是单以治病为目标的医疗行为。然而，内镜手术固有的局限性，使其对传统的外科领域并未产生大的冲击。医学发展至今，每个内脏器官的疾病如果必要，都可以通过手术或手法治疗，这个专业一直沿用的名称，即“外科”。

外科疾病（surgical diseases）指的是那些只有通过手术或手法整复处理才能获得最好治疗效果的疾病。手术是指用各种器械和仪器对机体组织或器官进行切除、修补、重建或移植等，以解除患者的痛苦，达到治疗的目的。有时也作为检查诊断的方法，如各种活检术与剖腹探查术等。近年来随着新技术的发展，许多新型仪器用于外科手术治疗，如腹腔镜摘除胆囊、激光手术治疗前列腺增生症、伽马刀（钴-60）治疗颅内肿瘤、介入放射治疗心血管疾病或经颈静脉肝内门体静脉内支架分流术（TIPS 术）治疗肝硬化门静脉高压症等。

而祖国医学史上对于外科学的研究也从未停止，早在公元前 14 世纪，商代甲骨文中就有与外科相关的“疥”“疮”等文字记载。在周朝（公元前 1046～前 256 年），外科已独立成为一门专科，外科医生称为“疡医”。秦汉时代的医学名著《黄帝内经》已有“痈疽篇”的外科专章。东汉末，杰出的医学家华佗（公元 145～208 年）擅长外科技术，使用麻沸汤为患者进行死骨剔除术、剖腹术等。南北朝，龚庆宣著《刘涓子鬼遗方》（公元 499 年）是中国最早的外科学专著，其中有金疡专论，反映当时处理创伤的情况。隋朝，巢元方著《诸病源候论》（公元 610 年）中，已提到断肠缝连、腹疝脱出等手术采用丝线结扎血管；对炭疽的感染途径已认识到“人先有疮而乘马”所得病；并指出单纯性甲状腺肿的发生与地区的水质有关。唐朝，孙思邈著《千金要方》（公元 652 年）中，应用手法复位下颌关节脱位，与现代医学采用的手法相类似。宋朝，王怀隐著《太平圣惠方》（公元 992 年）记载用砒剂治疗痔核。金元时期，危亦林著《世医得效方》（公元 1343 年）已有正骨经验，如在骨折或脱臼的整复前用乌头、曼陀罗等药物先行麻醉；用悬吊复位法治疗脊柱骨折。明朝是我国中医外科学的兴旺时代，精通外科的医生如薛己、汪机、王肯堂、申斗垣、陈实功和孙志宏等留下了不少著作。陈实功著《外科正宗》中，记述刎颈切断气管应急用丝线缝合刀口；对于急性乳腺炎（乳痈）和乳癌（乳岩）也有较确切的描述。孙志宏著《简明医彀》中已载有先天性肛管闭锁的治疗方法。清初设有专科专治骨折和脱臼者；《医宗金鉴》中“正骨心法”专篇，总结了传统的正骨疗法。清末高文晋著《外科图说》（公元 1834 年），是一本以图示为主的中医外科学。以上简述说明中医外科学具有悠久的历史和丰富的实践经验。

以内镜和腹腔镜所构成的微创外科体系，通过 1987 年腹腔镜胆囊切除术的成功，微创外科的成就震撼了整个外科学界。时至今日，人们再不会怀疑，甚至通过像钥匙孔样的小孔也能将巨脾取出来。不少昔日外科医生引以自豪的精湛技术悄悄地被微创技术所取代。例如复杂的经十二指肠奥迪（Oddi）括约肌切开成形术基本上已被内镜乳头切开术所代替，100 多年来胆囊切除术的开腹手术时代已一去不复返，而以腹腔镜外科为代表的微创外科思潮正向外科的各个领域、各个环节上全面地渗透、替代。微创外科以其减少创伤得到患者的欢迎。通过外科技术发展的变迁，可使我们充分认识到，在决定一项治疗方法和技术的生命力上，没有什么是一成不变的，最终的评判者将是患者而不是医生的喜爱。时至 21 世纪，最活跃、最令人瞩目的发展是微创外科和移植外科，前者使患者重新获得自信，而后者则赋以患者新的生命。时代在变迁，传统外科手术在当前和以后的发展中的定位需要重新进行评估。

（马　戎）

第二章 外科手术基础知识

第一节 手术基本概念

外科手术学课是研究外科手术基本技巧、操作方法的一门课程，是学习外科学的重要组成部分，它与局部解剖学、外科学、生理学、病理生理学有着密切的联系。手术是在无菌、无痛条件下在人体组织内或脏器上进行人为器械操作，达到诊治疾病的手段；是外科治疗的重要方法，也是区别内科疗法与外科疗法的主要特征所在。在手术操作过程中，必须遵循无菌、无瘤和微创原则，尽可能避免术中污染，肿瘤的播散及不必要的组织损伤，以利患者术后恢复，提高手术治疗效果。

手术并不是一种最理想的疗法，它是一种创伤，范围大的手术更是一种严重损伤，不仅给患者带来一定的痛苦，而且可以引起一系列生理上的反应，甚至造成生命危险。有些手术还须切除身体内部某种器官的一部分或全部，破坏了机体解剖结构和功能的完整性。但很多手术能彻底治愈疾病，这些手术在目前医学水平不断发展下是必需的，也是不可避免的。如果由于判断错误或其他原因而不必要地施行了某种手术，就会给患者带来不可弥补的损失。因此，外科医师对待手术必须有严谨的态度，严格掌握好手术的适应证。

手术并不是外科治疗的全部，也不是唯一的方法，而是外科综合治疗的重要组成部分。手术的效果不仅取决于手术是否应该施行，以及手术所采用的方法、方式和操作技术是否适当，还取决于术前正确地评估及改善患者对手术的耐受性。正确的诊断、手术适应证的掌握，术前进行认真讨论、术前的必要准备、选择安全而有效的麻醉、严格的无菌操作，手术方法、方式和操作技术的正确运用，细致而周密的术后护理及治疗，都直接关系着手术的效果。手术的成功依赖于全面细致地安排和团队集体的分工合作。

手术的目的是通过切除病变组织、修补器官、解除梗阻、恢复正常解剖位置、植入组织或器官、畅通引流，达到解除患者的痛苦并治愈疾病的目的。有时手术也可作为一种诊断疾病的手段，例如各种活检术与剖腹探查术等。手术术式是在基础理论指导下进行设计和创新的。比较理想的手术术式是既能达到治疗疾病的目的，取得预想的治疗效果，又没有或很少有因手术而给患者带来不可弥补的后遗症。当前摆在外科医师面前的已不是哪个部位和器官的疾病需要和不需要外科手术治疗、能不能手术的问题，而是考虑术式的合理性，并应努力寻求合理的方法代替或创造新的手术方法。一个称职的外科医师应是精于基础知识、基本理论、基本技能，精益求精，对患者有高度责任感的科学工作者。

手术是一门外科操作技术，一门高精度、高科学的技术，同时手术更是一种“艺术”，它是由勇气、责任心、智慧、决断、技巧所交织成的“艺术”。遵循无菌技术原则，是保证手术成功的重要条件之一，它是由无菌设施、无菌技术、消毒技术、基本技术操作规则及管理制度等组成。无菌术和手术基本操作技术是医学生必须完全熟练掌握的内容，是判断医学生对手术学的学习是否达到合格的标准，也是完成好各临床学科相关内容实习的保证。

第二节 手术治疗的基本原则

手术是外科治疗的重要手段之一，是外科治疗的主要手段或关键性措施。但是，如果手术处理不当，不仅给患者带来一定的痛苦，引起一系列生理上的反应，严重者还会造成多种并发症甚至危及生命。因此，采用手术治疗必须遵循以下原则。

一、严格掌握手术适应证

手术适应证的含义是：在正确诊断的前提下，确定病症是否需要手术诊疗；在确认必须手术后，应采用什么手术方法、方式。在外科领域内，能用非手术治疗治愈的疾病，就不该选择手术疗法；必须手术时，则尽可能采用对患者的损伤较小、费时较少、效果较好的手术方式，目的是保护组织、爱护器官，最大限度地保存原有功能并治愈疾病。缩短手术时间和减少组织损伤非常重要，但衡量手术成败的依据是治疗效果。例如，临床上对一个确诊为乳房纤维瘤的患者，作乳腺癌根治性切除术当然是错误的；但相反，对一个早期乳腺癌患者只作单纯乳房切除或局部肿块切除术同样也是严重的错误。各种外科疾病的手术适应证在有关章节内予以叙述。

二、贯彻无菌微创原则，重视手术基本操作

贯彻无菌术原则的目的是防止细菌侵入，避免组织、器官和手术创面再污染。微创原则是对组织的轻柔保护，选择适当的手术切口，精细准确地分离组织，迅速彻底止血，分层缝合组织，提高手术的安全性和手术的成功率。手术的种类繁多，手术的范围大小和复杂程度也各不相同；但是，任何广泛、复杂的手术都是许多基本操作的组合。

这些基本操作的正确执行与否，与手术的成败有着密切的关系。例如，切开组织要避免切断重要血管或神经；剖腹术时不误伤肠道或其他器官；切除病变时既要保证彻底又要防止盲目扩大；结扎血管要牢靠，避免线结滑脱造成大出血或血肿；缝合要严密，以消除组织间无效腔，防止积液、感染的发生；切口大小要适当，过大会造成不必要的损伤，过小则显露不良，容易误伤组织或器官，造成恶果。

三、遵循基础医学原理，指导手术实践

手术是外科治疗疾病的一个重要手段，外科医生不但要熟练地掌握手术技术及局部解剖生理功能，而且还要深刻地理解疾病发生、发展的机制，手术与其他疗法的协同作用，手术创伤对机体的影响等。

四、术前要有计划，术中要视具体病情灵活运用

手术计划应于诊断和术前准备基本完成时拟订。虽然分析诊断的依据和手术的适应证，检查术前准备是否充分，研究手术的方法、方式和途径，考虑手术时可能发生的困难和克服困难的措施等非常重要；但更为重要的是，要抓住手术的机会仔细探查，发现一些术前未能发现的新情况、异常征象，判断是否调整手术方式。选择手术方式还应以手术患者当时的全身状态为依据。外科医生既要敢于扩大手术范围争取根治病变，又要掌握手术创伤的限度以保留生理功能，特别是要注意患者的生命安全。所以，原则上应在患者能耐受的限度上进行

处理，不能单纯强调处理彻底而使患者不能耐受甚或危及生命。

五、重视手术前后的处理，发挥医疗团队集体的力量

临床上有时遇到患者有手术适应证，却无手术的条件，即不能耐受麻醉及手术，主要原因是全身情况欠佳，外科疾病已经对患者健康状况造成严重的影响，或重要脏器有器质性病变，功能濒于失代偿或已有失代偿的表现，对这类患者术前应做积极和细致的特殊准备，尽可能使患者恢复到接近正常生理状态，以便耐受麻醉和手术。从手术结束到患者基本恢复的一段时间称为手术后期，手术后期的处理和护理的目的，是使患者顺利地度过手术创伤、麻醉及疼痛等对机体的影响，预防并发症，使患者迅速恢复健康。因此，手术前期和后期的处理对手术是否成功、手术效果的好坏起着重要作用，不可忽视。

手术是集体性工作，手术者、助手、麻醉师、器械师、巡回守护人员等都要严肃认真、集中精力、全力以赴，既分工又合作，共同为患者做好手术而努力。如相互配合不好，治疗操作不当，器械、敷料等消毒、灭菌不严格，输液、输血有误，麻醉太浅或过深等，均可导致手术失败，严重威胁患者的健康和生命。

第三节 手术的分类

一、根据手术无菌程度分类

手术可分为清洁手术、污染手术、感染手术三类。

1. 清洁手术（clean operation） 亦称无菌手术。施行手术部位，其组织和病变部位没有感染，手术全过程在无菌情况下进行。例如，甲状腺大部分切除术、单纯疝修补术、肿大淋巴结活检术以及各种体表良性肿瘤切除术等。

2. 污染手术（contaminative operation） 在手术操作过程中的某一阶段，手术区有被细菌污染的可能，如胃肠道手术、胆道手术、肺叶切除术、肾切除手术等。

3. 感染手术（infective operation） 手术部位已有感染或化脓。例如，各种脓肿的切开引流术、胃肠道穿孔并发腹膜炎的剖腹术、化脓性胆管炎胆总管探查引流术等。

二、根据疾病的严重、手术缓急程度分类

手术大致分为急救手术、急症手术、限期手术、择期手术四类。

1. 急救手术（first aid operation） 又称紧急手术，必须争分夺秒即刻手术，以挽救患者的生命。为了争取时间，甚至有时不强调严格消毒，就在病室或急诊室进行；例如严重窒息（如破伤风或甲状腺术后）时气管切开术、大血管损伤出血止血等。

2. 急症手术（emergency operation） 病情发展很快，可威胁患者生命，应在最短的时间内做好手术前准备，迅速手术。例如肝、脾破裂，胃肠穿孔，绞窄性肠梗阻，急性化脓性阑尾炎等。

3. 限期手术（limited operation） 手术时间虽然可以选择，但不宜过长时间延迟，准备时间有一定的限度，应该争取在短时间内尽可能做好准备，再施行手术。例如各种恶性肿瘤（早期）的根治术。

4. 择期手术（selective operation） 施行手术的迟早，不致影响治疗效果。因此，应在充分做好术前的准备后，选择适当的时间进行。例如单纯疝修补术，胃、十二指肠溃疡的胃大部分切除术等。

三、根据手术是否分期完成分类

手术可分为一期手术、二期手术及多期手术。

1. 一期手术 指经过一次手术即可完成全部治疗目的的手术，大部分手术属于这一类，如包皮环切术。

2. 二期手术 手术不能一次完成，需分两次进行。

3. 多期手术 手术不能一次完成，需分三次或多次进行。

当病情复杂、患者耐受性差或某些特殊情况，手术难以一次完成，需分两次或多次进行的手术，称二期手术或多期手术。例如，结肠癌并发急性肠梗阻时，通常在梗阻部位的近侧作横结肠造口术（第一期手术）；解除梗阻、缓解症状、营养支持，术后经抗感染治疗、病情稳定后，在肠道充分准备的条件下，再行根治切除、吻合术（第二期手术）。

四、根据手术本身的性质和远期效果分类

手术分为根治性手术和姑息性手术两大类。

1. 根治性手术 具有彻底治疗的性质，能完全消除疾病或制止其发展。例如良性肿瘤的切除术、急性阑尾炎的阑尾切除术以及早期恶性肿瘤根治性切除术等。

2. 姑息性手术 做手术的目的不是为了彻底治疗，而是缓解症状，减轻痛苦或延长患者的生命、提高生活质量。而原有病变不可能完全切除甚至继续存在。例如晚期食管癌施行胃造口术、胃癌晚期幽门梗阻做胃空肠吻合术以解决进食及营养问题等。

此外根据专科可分为：普通外科手术、骨科手术、泌尿外科手术、妇产科手术、脑外科手术、胸外科手术。根据手术操作的复杂程度可分为：大手术、中等手术、小手术。

第四节 手术创伤对机体的影响

手术对机体来说是一种创伤，除了局部损伤外，手术大小及性质、麻醉的选择及患者的情况，都会给机体造成不同程度的生理、病理、生化上的紊乱和痛苦。因此要结合患者具体情况对手术的利弊做认真的衡量，一般如用非手术方法能治愈的疾病就用非手术方法治疗；能小手术解决问题的就不做大手术；必须做手术的应尽量减少手术的不利影响，做好各项预防工作，尽可能减少并发症。

手术创伤对人体病理变化的影响有局部的和全身的两个方面，是机体对致伤因子作用的防御性反应，以修复受伤组织和维持体内环境的稳定。

一、局 部 损 伤

局部损伤的主要原因是损伤性炎性反应。

1. 组织缺损 任何手术对正常组织都有一定的破坏，但应使其尽量减少。要求手术者

熟悉手术区域的解剖结构，操作规范、轻柔、熟练，对正常组织有保护能力。

2. 出血　失血量因手术种类而异，一般阑尾切除术失血量为5～10ml，胃大部切除术约为200ml，大手术如肝叶切除术可高至1000ml以上。术中要求彻底止血，尽量减少失血量，预计失血量较多的手术需提前做好输血的准备。

3. 炎症及感染　手术创伤必然有炎症反应，在反应过剧、细菌污染或机体抵抗力差的情况下，可导致感染。一旦感染，就延缓了伤口愈合时间，引起各种并发症，甚至使手术失败或危及生命。故手术应尽量减少加重炎症反应的因素，并严格按无菌技术规范操作。

4. 瘢痕　手术创口的愈合必然会留下瘢痕，手术切开、缝合等技巧和个人体质，都会影响到瘢痕大小，而瘢痕必然会影响美观或造成某些功能障碍。

二、全身性反应

全身性反应以神经内分泌系统效应为主要环节。由于疼痛、精神紧张、失血、失液等刺激，下丘脑-垂体系统和交感神经-肾上腺髓质系统则会出现应激活动。前者的促肾上腺皮质激素（ACTH）、抗利尿激素（ADH）、生长激素（GH）等释放增多。促肾上腺皮质激素增多使肾上腺皮质激素释放增多。交感神经和肾上腺髓质则释放大量儿茶酚胺。此外，有效循环血量减少、5-羟色胺（5-HT）增多等，可促使醛固酮释放增多。上述应激反应可引起多种器官功能和代谢方面的改变。

1. 对神经系统的影响　手术过程中的器械操作，即切开、剥离、切除、牵扯及缝合等，对机体都是创伤。这种创伤对神经系统有强烈的刺激。因此，手术操作需要准确、轻柔，尽可能减少对组织的创伤。较大的手术创面给予机体以温度和湿度改变的刺激，如外界冷空气进入体腔、体液的不断蒸发，有时术中使用电刀、电灼器等器械对于机体的刺激亦很强烈。在某些手术中，如严重腹胀和腹水的患者，当剖开腹腔后，会引起体腔内压力急剧变化，所有这些刺激都能通过神经反射引起功能紊乱。因此，手术中应注意用生理盐水湿敷料覆盖创面；腹腔内置入盐水纱布垫以使手术区与周围的器官或组织隔离，减少创面暴露的范围和时间。某些腹腔内手术能导致交感神经兴奋，使胃肠道功能受到抑制，术后可出现腹胀和肠麻痹。术后出现的急性胃扩张、尿潴留，也是由于交感神经、副交感神经失调所致。术中麻醉及使用药物都可引起血液酸碱度的改变和电解质平衡的失调。上述生理、生化上的改变，又能通过神经反射进一步引起功能代谢的紊乱。

2. 对循环系统的影响　手术时除通过肺与皮肤使体液正常蒸发外，还由于术中体腔的开放、组织和脏器的暴露而丢失更多的水分。失血也伴随着失水，失水到一定程度易致酸中毒。因此，如果手术范围较大、手术时间较长，应及时采取输液、输血等措施。由于肾上腺素、去甲肾上腺素等增多，心率加快、心肌收缩加强，皮肤、肾、胃肠道等的血管收缩，而心和脑一般能保持血液灌流，血压可保持或接近正常。但如果损伤严重或失血、失液过多，可导致休克。麻醉或手术时牵扯内脏而引起的血管舒缩反射等可造成血压下降，严重时也可导致患者休克而发生机体缺血、缺氧。

3. 对呼吸系统的影响　最常见的是肺活量减低和呼吸道中分泌物的积聚，因而使呼吸功能降低，直接影响氧和二氧化碳的交换，继发呼吸性酸中毒，体内耗氧量增加，儿茶酚胺等血管活性物质释放增多，可使肺动脉压增高、血管壁通透性增高，引起换气与灌流的比例失调，动脉血氧分压降低，故呼吸加快、加深。因此，手术时保持呼吸道通畅极为重要。

4. 对消化系统的影响　手术可使消化系统功能降低，尤其是腹腔内手术最易影响胃肠道的功能，主要表现为胃肠道和有关消化器官动力功能、分泌功能以及吸收功能的降低。因此，术后出现腹胀、便秘，有时出现肠麻痹、胃扩张等现象。这些现象在腹内手术尤为显著。产生这种影响是由于各种刺激因素引起自主性神经系统平衡失调所致。

5. 对泌尿系统的影响 主要表现为肾的泌尿功能和膀胱的排尿功能降低。抗利尿激素释放增多使肾小管回收较多的水分，故尿量减少。醛固酮释放增多，使肾脏保钠排钾。有时术后尿量的减少和尿潴留也可能与麻醉反应和不适当的输液有关。

6. 代谢方面的变化 机体能量需要增加，而患者术后进食少或不能进食，一般的输液只能提供有限的能量，即使输入大量葡萄糖，但因在糖皮质激素、儿茶酚胺等增多的影响下，仅能使血糖明显增高，细胞对糖的利用率并不增高。因此，术后机体因能量的需要会动用体内的能源；体内可利用的糖原储备300～500g，不足以提供较大手术后24小时的能量需要。由于生长激素、皮质激素等可促进脂肪和蛋白质的分解，因此，作为能源一部分的脂肪和蛋白质为手术机体提供了大量的能量；血浆蛋白和肌组织蛋白均可发生变化，白蛋白降低，球蛋白和纤维蛋白原常有所增加。白蛋白分解为氨基酸，可重新组成损伤修复所需的细胞成分和其他生物合成的前体。肌组织蛋白分解加速，一部分可提供能量，另一部分分解成氨基酸后也可重新合成蛋白质。但手术后一定的时间内，蛋白质分解多于合成，尿中排出的含氮物质增多，为负氮平衡；术后抗利尿激素、醛固酮、肾上腺皮质激素释放增多，同时，还可能有失液、饮食不足、细胞破坏、脂肪和蛋白质分解的内生水等不同的因素，使体液代谢变化比较复杂。

以上所述手术后反应，取决于手术创伤刺激的强度。轻者，一般只出现局部反应；重者，不仅局部反应较重，而且会出现明显的全身反应，影响机体正常生理功能和术后恢复。

第五节 创口愈合过程及影响因素

一、创口愈合过程

机体创口包括切口、内镜洞口和伤口等愈合过程可分为三个阶段：

1. 炎症反应期 创缘内毛细血管及小血管破裂出血，创口周围毛细血管扩张，血液中纤维蛋白原及以白细胞为主的血细胞渗出，纤维蛋白原迅速形成凝血块，白细胞和巨噬细胞消化和吞噬无活力细胞。

2. 修复期 此期需4日，幼稚成纤维细胞进入凝血块变为成纤维细胞，并形成结缔组织，结缔组织中的胶原纤维连接两侧创缘，上皮细胞分化增生，覆盖创面。

3. 愈合期 此期需2～3日，特点是结缔组织中细胞成分减少，胶原纤维束增加，形成瘢痕。基于以上情况，一般创口4天以内主要靠缝线维持张力，6～7天形成较牢固的愈合即可拆线。

二、影响手术创口愈合的因素

外科手术创口愈合的速度取决于机体的全身因素和局部因素。因此，要根据患者具体情况，采取各种措施，消除影响手术创口愈合的因素，促进创口愈合。

（一）全身因素

1. 年龄　青少年患者的创口愈合快，老年患者则慢。

2. 营养情况　长期疾病造成身体衰弱、贫血、低蛋白血症、维生素C缺乏症、肝肾疾病等均可影响患者创口愈合。低蛋白血症可降低成纤维细胞成熟的速度，延迟网状细胞形成胶原纤维的时间。维生素C缺乏时，创口的抗张力降低50%，影响胶原纤维成熟过程，创口难以形成一期愈合。

3. 激素　肾上腺皮质激素或促肾上腺皮质激素有抑制新生血管和纤维组织增生的作用，使肉芽组织不能形成而延缓创口愈合。

4. 脱水和失血　严重外伤时大量体液丧失或大量出血对创口愈合有一定影响。

（二）局部因素

1. 局部血液循环不良　如止血带应用过久，创口包扎过紧，局部血肿压迫，缝合过紧、过密等，都会影响局部血液循环，影响创口愈合。

2. 异物和感染　手术操作粗暴，创口内组织损伤坏死，止血不彻底，异物存留，线头过多，缝合留有无效腔和坏死组织未彻底清除，无菌操作不规范，细菌繁殖，导致创口感染，甚至裂开等，也会影响创口愈合。

3. 制动与活动　术后早期应适当休息和制动，稍后应进行适当的活动。过早地活动或持久地制动对创口愈合不利。为争取创口的顺利愈合，减少其不利因素，术中应注意以下几点：①尽力减少和防止组织的破坏和出血。组织破坏严重，出血较多，局部坏死多，可使炎症反应期延长，出血多也为感染创造了条件。因此术中要尽力做到操作细致，减少组织破坏及出血，止血彻底，缝合时防止过松和过紧，使创口良好对合。②防止感染。血肿和污染是发生感染的两个重要因素，术中应彻底进行止血，严格遵守无菌原则。因为感染可使局部pH偏向碱性，碱性环境可使凝血块液化。同时感染可使毛细血管栓塞，破坏成纤维细胞，影响愈合过程。创口感染使创口失去一期愈合机会。③注意矫正患者的营养状态。如低蛋白血症的患者成纤维细胞生成减少，成熟时间长，影响胶原纤维形成，从而影响创口愈合；维生素C缺乏影响胶原纤维成熟，降低吞噬细胞的作用和毛细血管的新生，使愈合时间延长。维生素K与凝血机制有关，如果缺乏维生素K不利于创口愈合，应及时给予补充。此外，贫血、脱水、水肿、年龄大的患者愈合的功能均较差，应给予一定的处理措施。

第六节　手术切口愈合的记录、分类及统计

一、切口的愈合

清洁切口、污染切口和感染切口经过治疗后，有两种结局：

1. 一期愈合　经过缝合的切口，边缘对合良好，组织破坏轻微，愈合较快，切口处疤痕组织很少，没有感染的发生，称一期愈合，又称初期愈合，常见于外科无菌切口或清创缝合的切口。这样愈合的切口，一般很少影响功能。

2. 二期愈合　切口的组织缺损较多，创缘间的距离较宽而难以缝合；或严重污染，甚至已感染的切口不能缝合者。这些切口的愈合要经过肉芽组织生长，切口上皮细胞不断向切口中心生长覆盖才能完成的愈合，称二期愈合，又称疤痕愈合。所需时间较长，疤痕组

织较多，有时能影响关节功能，甚至出现畸形。

二、切口愈合统计的范围

只限于初期完全缝合的切口。切开引流或部分缝合的切口，以及片状植皮的切口，其愈合均不在统计范围之内。

三、切口的分类

切口分为三类。

1. 无菌手术切口 用“Ⅰ”字代表。

2. 污染手术切口 用“Ⅱ”字代表。

3. 感染手术切口 用“Ⅲ”字代表。

在个别病例中切口分类有困难时，一般可推下一类，即不能确定为“Ⅰ”者可以按照“Ⅱ”计；不能确定为“Ⅱ”者可以按照“Ⅲ”计。

四、愈合的分级

1. 甲级 愈合优良，没有不良反应的初期愈合，用“甲”字代表。

2. 乙级 愈合欠佳，即愈合有缺点但切口未化脓。用“乙”字代表。为了统计缺点的性质，可以在“乙”字后加括弧注明具体情况。例如，切口处有红肿、硬结、血肿、积液；皮缘坏死；切口分裂和其他。

3. 丙级 切口化脓，并因化脓需要分开切口及组织或切开引流，经二期愈合者。用“丙”字代表。

五、记录及统计的方法

按上述分类、分级的方法，临床医生应于术后严密观察切口愈合的情况并予记录。例如单纯疝修补术切口愈合优良，则记录为Ⅰ/甲；胃大部分切除术切口发生血肿，则为Ⅱ/乙（血肿）；甲状腺次全切除术切口化脓，则为Ⅰ/丙；胃肠穿孔并发腹膜炎腹部切口愈合优良，则为Ⅲ/甲。对于使用引流的切口，一般于 24 小时内取出引流物者，即按一般切口分类原则分类；引流物存留 48 小时以上的切口，其愈合情况可不在统计之内。为了提高医疗质量，对每一个手术切口愈合情况都要按统一标准进行鉴定，如有愈合不良或感染应找出原因，制订改进措施。以上切口类别和愈合等级作为切口统计的方法，是传统的统计法，确实能说明一定问题。克鲁斯（Cruse）指出：清洁手术切口（即无菌手术切口）的感染率小于 1%应赞赏；如为 1%～2%尚可容忍；如大于 3%则应批评。外科医生应做好手术切口愈合的记录及统计，为清洁手术切口的感染率小于 1%而努力。

第七节 手术前准备

尽管手术的种类繁多，术前患者的住院时间也有差异，但进入手术室之前准备工作的基本内容是一致的，要有相应的医疗制度加以规范和落实。

一、手术治疗方案的确定

（一）诊断的确定和手术适应证的掌握

解决患者的疾病是否应当手术治疗的问题，是术前各项准备工作的前提。明确诊断是选择合理治疗方法的基础。因此，应通过详细地询问病史，全面的体格检查，结合化验检查和必要的影像学检查，尽可能在术前明确诊断。应注意：①尽管目前各种先进的检查手段不断出现，日益普及，但仍应重视病史采集和体格检查，绝大多数有价值的诊断资料来源于此。②诊断不仅包括外科疾病本身，还包括可能影响患者治疗的其他潜在的疾病。在明确诊断的基础上，必须结合患者的生理和心理状况综合考虑，当确定手术是患者当前治疗的最佳或唯一手段时，才能认为患者应当手术治疗。任何手术对患者都会带来痛苦和创伤，因此在决定手术治疗时必须十分慎重，手术适应证的掌握应当合理；掌握过紧，则可能使部分患者失去有效治疗的机会；掌握过松，则可能会使手术并发症的发生率和死亡率增高。

（二）手术方法的选择

解决做何种手术对患者最有利。由于同一种疾病手术治疗的方法（也称术式）可能有多种，带来的创伤和疗效也可能有所不同，如胃十二指肠溃疡的早期穿孔，既可作单纯穿孔修补，也可作胃大部切除术；即使是胃大部切除术，胃肠道重建时还有胃和十二指肠吻合（Billroth Ⅰ式）、胃和空肠吻合（Billroth Ⅱ式）两种不同的方式。在选择时应结合患者的病情、术者的经验、物质条件等作全面分析，以简便、微创、疗效好为基本标准。多数患者应在术前确定手术方法，少数患者因诊断还需通过术中探查、术中冰冻切片的病理检查才能明确诊断，或术中有意外发现。因此，手术方法也需根据病情考虑多种，并在术中做必要的修改，有时甚至需要临时组织手术台边会诊。

（三）手术耐受力的判断

解决患者能否耐受将要施行手术的问题。患者能够耐受手术创伤才能达到治疗目的，否则可能加重病情，导致死亡。因此，术前对手术耐受力的正确评估和尽量改善手术耐受力十分重要。对手术耐受力的正确评估，建立在对患者的全身情况和手术创伤的大小这两个因素综合分析的基础上。根据患者的全身健康情况、外科疾病对全身的影响程度、重要脏器的功能状况等，一般可将患者分为两类。第一类患者身体素质好，能够耐受大、中型手术的创伤，仅需作一般性的术前准备；第二类患者身体素质差，常见为伴有心、肺、肝、肾等重要脏器的器质性疾患以及糖尿病、高血压病等，尤其当重要脏器的功能濒于或已经处于失代偿状态时，即使很小的手术也可能发生生命危险，因此需要在术前作相应的特殊性准备工作。尽管目前具体的各类手术对手术耐受力的要求在教科书或文献中均有介绍，但临床实际工作中还需根据患者个体的特点加以分析和评估。

二、患者的生理和心理准备

在确定了手术治疗方案的基础上，应着手进行患者的生理和心理准备，最大限度地提高患者对手术的耐受力。一般而言，对上述第一类患者仅需作一般性的生理准备，但这类患者有时会出现意外的病情变化，需要特殊的处理。而对第二类患者则必须在一般性准备的基础上，有针对性地做好特殊性的准备。

（一）一般性生理准备

目的是维护患者的生理状态，使患者能在较好的状态下度过手术创伤期。

1. 功能性锻炼 主要是使患者进行适应手术后变化的锻炼，如训练在床上大、小便；交代清楚咳嗽、咳痰的重要性，并教会患者如何正确咳嗽、咳痰的方法；鼓励患者作深吸气和呼气，增加肺活量；骨科患者术前训练其正确的肌肉锻炼等；吸烟的患者应在术前两周戒烟。

2. 输血和补液 对于慢性病贫血患者，术前应适当输入全血或红细胞悬液，使血红蛋白不低于 10g/L。许多外科疾病伴有水和电解质平衡紊乱，术中又会出现水、电解质的丢失，因此在术前需进行纠正。轻度的紊乱以口服纠正即可，重度的紊乱或不能口服者需进行静脉补充。

3. 改善心、肺、肝、肾功能 对准备施行较大手术的患者或老年患者等，术前均应对主要器官功能做全面检查和评估。如发现有心血管疾病、呼吸功能障碍和肝、肾疾病或糖尿病等，除急诊手术外，均应将手术暂停或延期，作相应的特殊处理，待改善或控制之后才可手术。

4. 营养的补充 小型手术且患者全身状况较好者可不作特殊要求，大型手术则必须在术前予以充分的营养补充。可进食者术前尽量予以高蛋白、高热量和富含维生素的饮食，不能进食者可经外周静脉或深静脉高价营养提供热量、蛋白质和足够维生素。某些对维生素具有特殊需要的患者如阻塞性黄疸的患者，术前应常规补充维生素 K，以利于凝血功能的改善。

5. 预防感染和术前抗生素的预防性应用 术前应采用各种措施预防感染的发生，包括：①补充营养，尽量提高患者的体质；②及时发现潜在的感染病灶并积极控制；③对肝功能障碍、代谢性疾病以及免疫缺陷等易感的患者进行必要的治疗，以提高抗感染能力；④对医院内感染进行有效的监测和控制；⑤保护患者免于接触已感染的患者，避免交叉感染；⑥术前的任何诊断或治疗性操作均应严格遵循无菌原则。

对术前抗生素的预防性使用应持慎重态度，一般认为下列情况可考虑预防性应用：①涉及感染病灶或切口接近感染区域的手术；②肠道手术的准备；③估计手术时间较长的大型手术；④污染的创伤，清创时间较长或难以彻底清创者；⑤术中放置永久性植入物；⑥重要脏器手术，一旦感染将引起严重后果者；⑦大出血、休克、接受免疫抑制剂治疗等导致免疫功能低下的患者等，应用的方法一般以术前 1 小时予以足量广谱抗生素为宜。

（二）特殊性生理准备

术前特殊性生理准备适用于：患者的重要脏器处于病理状态。如心脏病、高血压病、呼吸功能障碍、肝脏疾病、肾脏疾病、糖尿病等，脏器功能濒于或已处于失代偿状态；生理状态较特殊的群体，如老年、小儿、妇女和妊娠患者等，通常这些患者对手术耐受力较差。

1. 心脏疾病 一般患者术前应做心脏病史的详细询问、心脏物理检查和心电图检查。有心脏病病史者应根据病情做心脏彩色多普勒超声检查，24 小时动态心电图监测及其他特殊检查。临床上常采用简便易行的屏气试验，即让患者深吸气后屏气，测定其耐受的时间；与临床表现相对照，能较准确地估计患者的心脏代偿功能。由于不同类型心脏疾病对手术的耐受能力有所不同，经内科治疗后心脏疾病的缓解和康复也有一个过程，因此对患者能否手术及何时手术这两个问题应慎重决定，请心脏内科和麻醉科等专科医师共同会诊十分必要。一般而言，任何类型的心脏病一旦出现心力衰竭，除急诊抢救外，手术须在心衰控制后 3～4 周进行；心肌梗死的患者，病情控制后 6 个月内如没有心绞痛症状，此后手术较为安全。

2. 原发性高血压病 术前应全面了解心、脑、肾的功能，如尚未出现上述器官病变的早期高血压，收缩压低于 21.3kPa（160mmHg），舒张压低于 13.3kPa（100mmHg），手术危险性与正常人相仿；如术前已出现上述器官的病变，或血压过高者，手术危险性较大，可能诱发脑血管意外、心力衰竭和肾功能衰竭。术前准备的要点为：①高血压的降压治疗应在门诊或入院时即开始；②降压的幅度要适当，术前舒张压控制在 13.3～14.6kPa（100～110mmHg）或再稍低一些即为适宜；③轻度或中度高血压患者术前最好停药，以避免术中低血压或升压困难；舒张压超过 16.0kPa（120mmHg）者及伴有缺血性心脏病者，术前停药应慎重。

3. 呼吸功能障碍 术前除病史采集、体格检查以及胸部平片等常规检查外，有呼吸道病史者或老年患者还需做肺功能检查和血气分析等。全面了解呼吸功能状况。测量深呼气和深吸气时胸腔周径的差别，如超过 4cm 以上，常提示肺部并无严重病变。在考虑手术耐受力时，一般认为当肺功能显著下降，即肺功能检查中，最大通气量为 40%～60%，血气分析提示氧分压低于 6.7kPa（50mmHg），氧饱和度低于 84%，二氧化碳分压高于 7.2kPa（54mmHg），或肺功能下降伴有感染者，手术并发症的发生率和死亡率都较高，宜施行择期手术。

术前改善肺功能的处理视呼吸道疾病类型的不同而异，要点为：①戒烟，练习深呼吸和咳嗽；②应用支气管扩张剂；③雾化吸入祛痰药物以及体位引流等促使痰液排出。根据病情有时需预防性应用抗生素。

4. 肝脏疾病 术前全面了解患者的肝炎、肝硬化、血吸虫病等病史，并系统进行肝功能检查，其中血清总胆红素、白蛋白/球蛋白值、凝血酶原时间和肝炎病毒感染等指标的测定最为重要。肝脏具有较强的代偿能力，轻度肝功能损害对手术的耐受力影响不大；如肝功能严重损害，濒于失代偿时或伴有活动性肝炎，则对手术的耐受力显著下降，一般宜施行择期手术；如已出现显著黄疸、大量腹水或肝昏迷等症状，除急诊抢救外，不宜施行任何手术。经一段时间的保肝治疗后，肝功能可得到不同程度的改善。

术前准备的要点为：①保肝治疗，如给予高碳水化合物、高蛋白饮食，人体白蛋白和新鲜血液、血浆，多种维生素和其他保肝药物等；②有活动性肝炎者，视肝炎病毒的类型予以拉美呋啶、干扰素等抗病毒治疗。

5. 肾脏疾病 有肾脏病史者，或老年人有高血压、动脉硬化、前列腺肥大、糖尿病等病史者，应注意对其肾功能进行全面评价。在评价肾脏疾病对手术耐受力的影响时，主要通过测定 24 小时内生肌酐清除率和血尿素氮两项指标，推测肾功能损害的程度。一般将肾功能损害程度分为轻、中、重三类。轻、中度损害的患者经适当内科治疗后，一般都能良好地耐受手术，重度损害的患者须在有效的透析治疗下才能安全进行手术。

术前准备的要点为：①注意补足血容量，避免使用血管收缩剂等，保证肾脏的有效血流灌注；②纠正水、电解质平衡紊乱和酸碱平衡失调；③避免使用肾毒性药物；④有效控制尿路感染等。

6. 糖尿病 糖尿病并不是手术的禁忌证，但糖尿病患者对手术的耐受力差、易感染、创伤愈合能力差、易出现酮症酸中毒和昏迷等，使手术的危险性成倍增加。糖尿病患者多数在术前已有明确诊断，并经长期内科治疗，少数患者为隐性糖尿病，在术前检查时才被发现，或在手术后才出现。糖尿病患者在术前应作充分的准备，尤其在施行大手术前，应将糖尿病作适当的控制。

术前准备的要点为：①改善营养状况，提供碳水化合物以增加糖原的储备，纠正水、电解质代谢紊乱和酸中毒。②有感染可能的手术，术前应用抗生素。③对糖尿病已被控制的患者，术前血糖的控制宜适当，一般维持在轻度升高状态，尿糖（+）。④在施行大手术前，应停用口服降糖药物或长效胰岛素等，改用普通胰岛素取代，利于术中、术后血糖的控制；手术应在当日尽早施行，以缩短手术前禁食的时间和避免酮体生成。⑤对糖尿病未被控制的患者，尤其是处于酮症酸中毒和昏迷状态的患者，除了如脓肿切开引流术等对病情控制有利的小型手术以及抢救性手术外，其他手术均应待纠正酸中毒和水、电解质平衡失调且病情得到控制后再施行。应当注意，重症糖尿病的处理相当复杂，胰岛素的用法和用量，水、电解质失调和酸中毒的纠正措施等均应在血糖、尿糖、血液生化、血气分析等严密监测下进行，处理不当，极易酿成严重后果；经验不足者，宜请内科或内分泌专科医师会诊，协同处理。

7. 老年人 老年人的重要生命器官常有退行性变化，并常伴有慢性器质性疾病，对手术的耐受力降低，手术的危险性随年龄的增长而加大。选择手术治疗时一般需要谨慎，但也不应因为是老年人而一味放弃积极、有效的手术治疗，应根据个体情况权衡利弊，作充分的术前准备，尽量提高手术的安全性和有效性。

术前准备的要点为：①对重要脏器的功能状况要做全面、细致的检查，客观评价其对手术的耐受力。②确定手术方案时，根据患者的个体状况，选择对老年人更为合理的手术方法，尽量以低创的方法取得相对较好的疗效，如急性坏疽性胆囊炎可行胆囊切开取石、胆囊造瘘引流术，待急性炎症控制、患者全身状况改善后，再考虑行择期胆囊切除术；溃疡病穿孔也可选用穿孔单纯修补术等。③注意改善老年人的营养状况。对贫血、低蛋白血症、维生素缺乏等老年人常见的营养不良状态，予以积极地纠正。

8. 婴幼儿 对手术的耐受力较差，其生理特点是基础代谢率高；肾脏浓缩功能差，尿量多，易致脱水；糖原储备少，手术中糖原消耗快，易致酮症酸中毒；总血容量少，少量出血即可影响机体循环。

因此，婴幼儿患者的术前准备应注意：①水、电解质平衡紊乱和酸碱平衡失调须及时纠正；②术前常规应用维生素 K，防止出血倾向；③术前应静脉滴注 5%～10%葡萄糖溶液，增加糖原的储备；④施行较大手术前，应做好输血的准备。

9. 妇女和妊娠 妇女月经期机体抵抗力差，应尽量避免手术，择期手术最好在月经停止数日后施行。

妇女在妊娠期合并外科疾病时，在选择手术和考虑手术方案时应注意：①一般情况下，妊娠妇女应尽量避免手术，特别是在妊娠 3 个月以前和妊娠后期，以免影响胎儿的正常发育。择期性手术宜在产后适当时间施行；②必须手术时，有保留妊娠和终止妊娠两种选择，取决于外科疾病和手术对孕妇的危害程度及对胎儿正常发育的影响程度，以保护孕妇的生命安全作为首要考虑因素；③急性阑尾炎是妊娠期最常见的外科疾病，应积极手术治疗，以免阑尾穿孔导致弥漫性腹膜炎，给母婴带来更大的危险。一般认为保留妊娠的阑尾切除术对母婴均较安全；④术前用药应尽量避免使用对胎儿有毒性作用和致畸作用的药物。

10. 营养不良 营养不良者对手术的耐受力显著降低，蛋白质的缺乏对有效循环血量、组织修复能力、免疫功能等都有很大的负面影响。术中、术后易导致低血容量性休克、脓毒血症和败血症、吻合口水肿性梗阻和吻合口漏、伤口愈合迟缓、肝功能障碍等后果。对营养不良的患者，应尽可能在术前作营养补充，其中蛋白质和多种维生素的补充最为重要。补充的方式，首选口服并辅以适当的外周静脉输注；对严重营养不良，估计需作较长时间术前准备的患者，应采用深静脉高价营养支持，并适当给予新鲜血液、血浆或白蛋白。

（三）心理准备

新的医学模式对患者心理状况的注重和改善提出了很高的要求。

术前患者的心理准备主要包括：①医生应全面了解患者的思想、生活习惯和相关的社会状况，给予最大的同情心和关怀，使患者信任医院和医生。②避免可能引起患者焦虑的言谈和举止，尽量消除患者对手术的疑虑和恐惧心理。③创造病房内良好的气氛，使患者乐观向上。病房内一旦出现危重患者的抢救、死亡等情况，其他患者难免会出现程度不同的悲观情绪，要及时发现并通过查房、谈话等方式加以引导；危重患者与普通患者分住。④重视术前与患者和家属谈话的质量。⑤不轻易变更手术日期，以免引起更多的焦虑不安。⑥保证患者在术前有充足的睡眠和休息。

三、手术前其他常规性准备工作

在手术方案确定、患者已做好充分的生理和心理准备的基础上，经管医生就应该有条不紊地进行一系列常规性的术前准备工作，这些工作一般在手术前1～3日和当日实施。

（一）术前小结

对手术方案，患者的生理、心理准备情况，以及术前讨论的结果作全面的总结，是术前准备中必须完成的病案资料。

（二）术前谈话和签字

在术前讨论取得一致意见的基础上，必须与患者和家属进行术前谈话，内容包括手术的必要性、可能取得的效果；麻醉和手术的危险性；可能发生的并发症；术后恢复过程及预后等问题。术前谈话的质量至关重要，应注意的事项如下。①严肃性：谈话前医生要有充分的准备，不允许任何信口开河或支吾含混。②客观性：对家属应清楚地告知诊断、手术和预后的真实情况；对患者本人的谈话也应真实，某些特殊的疾病如恶性肿瘤的手术，应视患者的心理承受情况委婉地告知，即使善意地隐瞒病情也应慎重。③一致性：多次谈话或不同医生谈话的内容应一致，病情确有变化时亦应交代清楚，获得患者和家属的理解。④鼓励性：应使患者和家属对治疗持有较大希望，积极配合。⑤通俗性：尽量少用医学术语，语言易懂；必须在患者和家属明确同意手术并完成签字手续后才可手术。

（三）逐级审批

重大、重危、可能致死或致残的手术，新开展的手术，以及特殊病例的手术，需按医疗行政管理的规定完成逐级审批手续，经审批同意后才可实施手术。

（四）胃肠道的准备

胃肠道手术患者，手术前一天开始进流质饮食。其他手术饮食不必限制，但都是从术前12小时开始禁食，术前4～6小时开始禁止饮水，以防因麻醉或手术过程中的呕吐而引起误吸或窒息。如幽门梗阻患者，术前 3 日每晚洗胃，并限制饮食或仅给无渣流质。对一般性手术，术前一日应采用缓泻剂或灌肠等通便措施。如果拟施行的是结肠或直肠手术，术前 2 日进流质，术前晚应行清洁灌肠，并在手术前 1～3 日开始口服肠道抑菌药物，以减少肠道内细菌，防止感染。但颅内压增高的开颅手术患者不应行高压灌肠，可口服缓泻药物。

（五）备血

术前、术中和术后可能需要输血的患者，预先送血液标本和申请单至血库，做好血型鉴定、交叉配血试验，准备好血源。

（六）手术通知单

择期手术应至少提前一天将手术通知单送至手术室。需用的特殊器械应预先通知手术室做好消毒处理，术前手术人员应熟悉特殊器械的正确使用方法；需用的特殊药品亦应做好使用的准备。提前通知相关科室做好术中冰冻切片、术中 B 超、术中造影等准备。

（七）药物敏感试验

应在术前一日做好，并将结果记录在病历上。普鲁卡因、青霉素、链霉素、造影用碘剂等药物使用前均应作过敏试验。

（八）手术区皮肤的准备

为了避免术后感染，术前一日如病情允许，可让患者洗澡，更换内衣。手术区域皮肤作适当洗涤除去污垢和油脂，尤应注意皮肤皱褶、脐部及会阴部的清洁，用肥皂及清水刷洗干净。可不剃毛或在术前即刻（但在进入手术室之前）剃毛。对骨、关节部位手术，皮肤准备的要求应更为严格。准备皮肤时，应避免使患者受凉，防止损伤皮肤。手术区皮肤如有感染病灶，则应延期手术。

（九）手术前夜的准备

手术前夜，应对全部术前准备工作检查一遍。如发现患者有体温升高，或女性患者月经来潮等情况，应延迟手术。手术前夜一般给予镇静剂，以保证患者有充分睡眠。

（十）麻醉前用药

根据不同麻醉方法，术前 1 小时内，给予麻醉前用药。一般手术前均给予巴比妥类镇静剂肌内注射。全身麻醉者，术前还应肌内注射阿托品或东莨菪碱以减少呼吸道分泌物。需预防性应用抗生素者也可在此时给予。

（十一）送往手术室前的准备

患者被送往手术室前应排尽尿液。估计手术时间较长，或者施行的是盆腔手术，还应留置导尿管。胃肠道手术等一般术前需放置胃管。应将患者的活动义齿取下，以免麻醉或手术过程中脱落或咽下；所有金属装饰品均应取下，以免术中应用电刀时将患者灼伤。主管医生应对准备工作做最后一次检查，然后将病历、影像学资料以及其他术中需要的材料如引流管等带入手术室。手术人员自身在生理和心理上也应有充分的准备，保证有良好的精力做好每一台手术。

四、三级查房制度和术前讨论制度

手术适应证的确定、手术方式的选择，进入手术室前的准备工作是否完备，对保障手术的安全和治愈都至关重要，临床医疗工作中有多项相应的制度对此加以规范和强化，其中三级检诊制度和术前讨论制度的落实十分重要。三级检诊制度规定对每一个住院患者，主管的住院医师、主治医师和主任医师必须在限定的时间内检查患者，即查房。查房质量十分重要，除常规性的医疗、教学查房内容外，术前患者的查房内容必须包括：①疾病的诊断、鉴别诊断和手术适应证的掌握；②治疗原则和具体的手术治疗方案及患者对手术耐受力的判断和改善，手术前后可能出现的问题及其防治等。三级检诊一般由医疗组或科室组织实施，重点是对术前准备进行全面的安排和落实，并在医疗组或科室范围内进行讨论和确认。

术前讨论制度规定对每一例手术，必须经过集体讨论，一般由科室组织实施。但对于重大、复杂或新开展的手术，对于重危、疑难患者的手术，有时需由医院医疗行政机构组织，邀请院内外相关科室的专家会诊和参加术前讨论。术前讨论的内容主要包括：①诊断的确立和手术适应证的掌握；②术式选择和手术方案的确定；③患者对手术耐受力的判断和改善；④检查患者术前准备工作是否完备；⑤术中、术后可能发生问题的预测及其防治的方法；⑥麻醉方法的选择；⑦手术人员的组织安排；⑧特殊器械、药品等物质条件的准备；⑨手术时间的确定等。术前讨论的重点是对术前准备进行全面的总结和补充，并在科室或全院范围内进行检查。三级检诊和术前讨论的情况应在医疗文书中有翔实的记载。

第八节　术后常见并发症的防治

一、呼 吸 系 统

呼吸系统术后常见并发症主要有呼吸功能障碍、肺膨胀不全和肺水肿。呼吸功能障碍的原因有多种，如通气不足（麻药、止痛药对呼吸的抑制；疼痛影响患者呼吸；气管、支气管分泌物积存；肺炎、肺不张、包扎过紧或腹胀等）；再如气体弥散障碍（肺充血水肿）等。呼吸功能障碍可引起缺氧和二氧化碳蓄积，严重时可造成呼吸困难、血压降低，甚至昏迷。可根据情况进行处理，必要时可行气管切开以降低呼吸道阻力，减少呼吸道无效腔，便于吸出气管、支气管内分泌物，并予吸氧治疗。肺不张主要是由于气管内有大量黏稠的分泌物不能排出，阻塞呼吸道，肺泡内压力减低所致。肺不张可形成血氧不足、呼吸障碍、纵隔移位、继发影响循环系统，并可合并感染。术后协助患者咳痰和进行床上活动是最好的预防和治疗肺不张的方法。术后发生肺水肿虽较少见，一旦发生则很严重。其主要原因是心功能不全和血容量骤然增加，二者均可使肺毛细血管渗透性发生改变，从而使小支气管壁增厚及渗出增加，严重肺水肿可以引起患者死亡。肺水肿主要在于预防，在治疗方面主要是维护心肺功能、利尿，须停止输液，迅速降低血容量，如使用肢体止血带以减少回心血量，严重者应考虑静脉放血 300～500ml，进行气管切开，用人工呼吸机辅助呼吸。

二、循 环 系 统

循环系统常见并发症主要有休克、下肢深静脉血栓和肺栓塞。术后休克的原因很多，常见有失血导致血的容量不足；呼吸功能障碍引起的缺氧；水、电解质和酸碱平衡失调等。其中多见的是失血和液体补充不足所形成的低血容量休克。低血容量休克的治疗主要是补足血容量。

特别是术后长期安静卧床的患者，下肢深静脉血栓形成的并发症并不少见，一般多发生于髂股静脉，并以左侧居多，常发生在术后 2 周以内（据统计 1 周内发生者占 1/4，2 周占半数），主要是因为血流缓慢、血液凝固性增加所致。如有静脉内膜损伤（高位静脉插管补液、中心静脉压测定等），可使发生率增加。血流缓慢的原因为术后长期卧床，高坡位下肢屈曲压迫静脉，术后腹胀等。另外髂股静脉位于腹股沟韧带深面，髂总动脉跨行于静脉之上，都是影响静脉回流的不利因素。下肢深静脉血栓又可继发血栓性静脉炎和肺栓塞等严重并发症，故这一并发症必须予以重视。其预防方法是术后早期鼓励患者进行活动，多在床上进行深呼吸动作，以利静脉回流，这些措施还可预防肺部并发症。对已发生深静脉血栓的患者，早期（48 小时以内）发现的患者，可行手术摘除血栓，此种手术时间越早效果越好。超过 48 小时的患者，可采用非手术方法进行治疗。如抬高肢体早期制动，中后期可使患者在床上练习活动。药物方面可应用脉通、潘生丁等，亦可应用中药进行活血化瘀的治疗。术后肺栓塞虽不多见，但为术后严重的并发症，常继发于下肢深静脉栓塞，预防下肢深静脉栓塞即可预防肺栓塞的发生。

三、消 化 系 统

消化系统常见并发症主要是急性胃扩张及腹胀。发生急性胃扩张的原因尚不十分清楚，一般认为是由于手术刺激或神经因素引起胃的运动功能障碍，胃壁肌肉张力降低或消失，而使胃过度膨胀的结果。术后发生急性胃扩张，可给机体带来比较严重的危害，如水、电解质失衡，胃黏膜发生多发小出血点甚至出现溃疡，胃内存蓄混有食物的液体发生腐败、产生有毒物质等，患者多呈烦躁不安，脉搏加快，频繁经口腔溢出棕色臭味的液体，有的患者可迅速出现休克。近年来由于术前、术后处理措施完善，术后急性胃扩张的发生率已明显减少。腹部手术患者放置胃管减压是预防急性胃扩张的有效措施。对已发生急性胃扩张的患者，放置胃管减压，适当应用温水经胃管反复洗胃，及时纠正水、电解质和酸碱平衡失调，常可使患者很快恢复。

四、泌 尿 系 统

常见的并发症有急性尿潴留、无尿或少尿，正常成人平均每小时排尿量为 30～50ml，比重为 1.015～1.020。如果 24 小时尿量少于 400ml（每小时在 20ml 以下）称少尿；少于 100ml 称为无尿。术后少尿或无尿原因可分为以下几类：①肾血流量不足，亦可称肾前性少尿或无尿，多见于脱水及血容量不足；②肾性少尿或无尿，原因比较复杂，手术创伤使蛋白质分解产物增多，其他对肾脏有害产物（超氧自由基等）也相应增多，休克、溶血反应、激素（抗利尿激素等）分泌亢进等，均可导致少尿或无尿；③肾后少尿或无尿比较少见，原因如留置的尿管扭曲、脱落，术中误伤膀胱等。术后由于机体应激反应，可能出现一过性少尿，但一般平均每小时不少于 20ml。术后留置尿管，排尿正常的患者突然发生少尿，应首先考虑尿管是否通畅；如术后从未排尿、膀胱空虚，应考虑膀胱等受损伤的可能。逐渐发生的少尿或无尿，可先区别是肾前原因还是肾脏原因。肾前原因可伴有血压低、尿比重增高（在 1.020 以上）现象，经输血补液尿量即可恢复正常。对补足血容量后尿量仍少的患者，可试用呋塞米和甘露醇等药物，如仍无改善，应考虑已有肾功能损害。

五、手术后切口的并发症

手术后切口的并发症主要是切口感染和裂开。后者常见于腹部手术，有完全裂开和不完全裂开两种。发生切口裂开的原因主要有：①患者营养状态欠佳，组织愈合能力差，如贫血、低蛋白血症、瘦弱的老年人等。②突然增加腹压，如剧烈咳嗽、呕吐、用力排便等。③切口的选择及缝合技术上的欠缺，如缝线过细、结扎不牢固、腹膜闭合不充分；对营养欠佳患者应用正中切口时，术后没有给腹带保护，及逐层缝合不完善留有死腔、血肿等。手术切口的完全裂开多并发肠管或大网膜脱出，有继发腹腔内感染、肠麻痹的危险。术后切口完全裂开的患者，应在无菌条件下立即进行缝合。

（马　戎）

第三章　外科无菌技术

第一节　手术野的细菌来源和控制途径

为了有效地灭菌，防止细菌进入手术野或伤口，必须对细菌的来源有所了解，才能有针对性地采取措施。细菌的来源大致有五个方面：

一、皮肤上的细菌

人体皮肤上附有大量的细菌，这些细菌可以由外伤性皮肤破裂进入伤口，或通过医护人员在治疗过程中（手术、换药等）传播到患者的伤口而引起感染。皮肤上的细菌不仅存在于皮肤的表面（称暂存菌），而且还可深居于毛囊、汗腺、皮脂腺及皮肤皱纹处（称常住菌），其上有皮脂掩盖。暂存菌存在于皮肤一定时期后，可深入毛囊、汗腺、皮脂腺或皮肤皱纹处转化为常住菌；常住菌可随汗液、皮脂分泌而移行至皮肤表面转化为暂存菌。因此，医护人员的手如接触患者创口脓液或其他污物后，应立即用肥皂洗手，为的是不使存在于皮肤表面的暂存致病菌转化为常住菌，而在医治过程中给患者带来危害。①皮肤有开放性化脓性病灶时，可以由此散播大量的致病菌，是危险的感染来源，所以，皮肤有化脓性病灶的医护人员不应进入手术室和其他要求无菌隔离的区域。②患者皮肤上的细菌也是自身感染的可能来源，因此，手术区的皮肤在手术前应进行清洁处理，手术前还需要进行彻底的抗菌消毒处理。③头发也附有细菌，所以每一个外科工作人员应勤洗头发，并戴好工作帽，不让头发外露。

二、鼻咽部的细菌

人的鼻咽部有大量的细菌，这些细菌每当深呼吸、说话、咳嗽、喷嚏时随着飞沫排到空气内，落在伤口或与伤口接触的物品上而引起感染。口罩是防止细菌飞沫散播的有效方法，阻菌效果可达90%以上，发挥口罩的最大阻菌效果在于正确使用：①口罩应盖住鼻孔和口。②戴得松紧要适当，过松则飞沫可能不完全附着在口罩上而折向空气内；过紧则妨碍呼吸，引起不适。③口罩潮湿后会降低阻挡飞沫的效力，必须及时更换，口罩戴过一段时间，即使不潮湿也应该经常更换，否则，细菌遗留在口罩上，越积越多；实验证明：大声讲话、嬉笑、咳嗽、喷嚏时，仍有大量细菌透过口罩。因此，手术中应避免高声谈笑；不得已咳嗽或喷嚏时，应背向无菌区，面向地面；有急性上呼吸道感染者不能进入手术室参观手术或参加手术操作。

三、空气中的细菌

空气中的细菌除附着于飞沫外，主要附着于空气中的微尘上，飞沫中的细菌最终也必然附着于微尘，当微尘落到伤口和与伤口接触的器械、物品上，就会进入伤口而有可能引起感染。在新鲜的空气中细菌数量少，但在扫地或过多人员走动时，微尘飞扬细菌明显增多。在手术室内，微尘的主要来源是由工作人员的衣物、患者的用物（包括被褥）以及从门窗吹进的风带入。因此，要减少室内尘土和避免尘土飞扬的具体措施有：①保持室内清洁、门窗严密；②工作人员进手术室前须更换手术室专用衣、裤、鞋、帽及口罩；③室内人数不宜过多，动作须轻巧；④患者进手术室前，亦应更换衣、鞋，戴好手术室专用帽子，特别是病室的被褥禁止带入手术室内；⑤外科病室应保持清洁。换药和做其他治疗前不宜进行扫地或铺床等活动，控制空气中细菌还可采取通气措施和采用物理或化学方法。前者是与室外新鲜空气交换，用新鲜空气代替室内混浊空气；后者是用紫外线照射、药物喷雾（新洁尔灭、苯酚）或气体熏蒸（乳酸、甲醛）等杀灭或减少空气中的细菌。手术室控制空气中细菌的另一方法——“超滤”，在有条件的医院逐渐被采用，它是用压气装置使空气通过滤器进入手术室内，以减少空间的微粒，这是净化手术室的有效方法之一，据检测，这种超滤波可使空气内细菌数减少到 $10CFU/m^3$，其中金黄色葡萄球菌仅有 0.015 个。由于空气中含有细菌，因此，无菌物品只有在不与大气交流的条件下，才能在一定时间内保持无菌。从这个概念出发，保存无菌物时必须注意不透气。密闭的程度如何，决定着无菌物品可以保存无菌状态的时间。一般认为，以双层布包的无菌包，可保存 7～10 天，如需继续保存，应重新灭菌；以金属或玻璃、搪瓷等容器盛放并加盖储存的，可保存 15～30 天；以金属或玻璃器材密封灭菌（如注射液）后原封保存，可保存一年。保存的无菌物打开包后，虽再包好或加盖，仍需及早用完，不能储存。

四、器械、用品、药物、溶液等带入的细菌

这些物品都可用灭菌或抗菌等处理达到无菌，不该成为感染的细菌来源。但在下列情况下，这些物品仍可成为感染的来源。例如，①个别工作人员责任心不强，没有按照操作规程进行灭菌消毒处理。②灭菌器发生故障或消毒溶液失效而未及时发现。③使用了过期的灭菌物品。④灭菌后又被重新污染。杜绝上述感染来源的主要方法是加强责任心、严格遵守规章制度。

五、感染病灶或有腔脏器内容物中的细菌

这些细菌是手术后感染的重要来源，一般不可能用灭菌、消毒的方法达到无菌状态。只能在手术操作时严格遵守隔离技术的规程，避免污染；污染的器械用品应与无菌的用品分开；污染的手套须使用无菌生理盐水冲洗或更换无菌手套，手术将要结束时，用无菌生理盐水反复冲洗污染手术区和切口。

第二节　外科灭菌与消毒

手术器械和物品的灭菌和消毒是外科无菌技术最重要的环节。将一切与手术区域或伤口接触的物品，预先消灭其附有的细菌（一般以物理方法为主），以防止接触感染的发生，称为无菌术（asepsis）。灭菌（sterilization）是指能杀灭一切活的微生物（包括细菌芽孢等）。应用适宜的措施（主要是化学消毒剂）消灭伤口、皮肤、物品、空气中的细菌，称为消毒（disinfection）。消毒只能杀灭病原菌与其他有害微生物，但不能杀死细菌的芽孢。采用灭

菌比消毒对细菌的杀灭更为彻底可靠。但因灭菌法并不适应所有手术器械物品的灭菌，必须结合消毒法应用。实施时，原则上能用灭菌法灭菌的器械物品不用消毒法处理。无菌术的内容不仅涉及各种灭菌和消毒的方法，相关操作规则及管理制度也非常重要。医务人员在医疗及护理操作过程中，需遵循无菌操作规程，保持无菌物品、无菌区域不被污染，防止病原微生物侵入人体。所有医护人员都必须自觉遵守、严格执行这些规则及制度，确保无菌术的实施。

一、物理灭菌法

物理灭菌法是利用高热高压或照射破坏微生物体内蛋白质、核酸中的氢键，使蛋白质变性、核酸破坏、酶失活，而致微生物死亡，从而达到灭菌。其中高温灭菌法是应用最广泛和最有效的物理灭菌方法，其灭菌机制可能为：高温能凝固蛋白质，破坏细菌生存必需的酶，并破坏细菌细胞膜，使其死亡。高温灭菌法又可分为高压蒸汽灭菌法、煮沸灭菌法、火烧灭菌法及流动蒸汽灭菌法。

凡能耐热、耐湿而且体积不大的物品，如金属器械、搪瓷玻璃用具、橡胶塑料制品都可以用煮沸灭菌法，但锐利的器械（刀、剪），煮沸后锋刃变钝，不宜应用。高压蒸汽灭菌法的原理是用饱和水蒸气在高温、高压下杀死微生物，是目前最有效的灭菌方法。火烧灭菌法因其简便、快速，可在紧急情况下使用，用于搪瓷、钢罐的灭菌。

（一）高压蒸汽灭菌法

1. 高压蒸汽灭菌法的原理 用饱和水蒸气在高温、高压下杀死细菌，是目前最有效的灭菌方法。本法为外科应用最普遍、效果最安全可靠的灭菌方法。因而，高压蒸汽灭菌器是现代外科不可缺少的无菌设备。高压蒸汽灭菌器的型号、形状和加热方式有多种，但它们主要是通过水加热后蒸汽压力增加来提高温度的一种灭菌方法。当蒸汽压力达到1.06～1.40kg/cm^2（15～20磅/英寸^2）时，温度可达到121～126℃，维持30分钟，不但可以杀灭一切细菌，且能杀灭有顽强抵抗能力的细菌芽孢，达到完全灭菌的目的。对布类用品的灭菌最为适宜。但精密内窥镜、金属锐利器械、特殊材料制成的导管、有机玻璃制品、生物制品等不宜用高压蒸汽灭菌法。至于易燃和易爆的物品（如氯化汞，俗称升汞、碘仿），绝对忌用本法灭菌。采用这种方法灭菌的物品可于2周内使用。

高压蒸汽灭菌法用于能耐受高温、高压的物品灭菌，各种物品所需时间、温度和压力，详见表3-1。

表3-1 高压蒸汽灭菌所需时间、温度和压力

物品种类	所需时间（min）	蒸汽压力（kPa）	饱和蒸汽相对温度（℃）
橡胶物品	15～20	1.06～1.10	121
金属器械	30	1.06～1.40	121～126
玻璃器皿	30	1.06～1.40	121～126
瓶装溶液	20～40	1.06～1.40	121～126
布类、敷料	30～45	1.06～1.40	121～126

大型高压蒸汽灭菌器不应设在手术室内和病房楼内。使用时应有专人负责，严格执行

操作规程和灭菌要求。每次灭菌前要注意检查各种部件是否失灵、安全阀性能是否良好。加热过程中要随时掌握压力和时间，以免压力过高发生爆炸事故。

2. 高压蒸汽灭菌的注意事项

（1）需要灭菌的包裹不应过大，也不要包得过紧，一般应小于55cm×22cm×33cm。

（2）放于灭菌器内的包裹不要排得太紧、太密。以免阻碍蒸汽透入，影响灭菌效果。

（3）包裹内的中间应放入灭菌效果监测剂，进行灭菌效果监测，这一点对不参加灭菌操作的手术人员最为重要。常用的监测剂有1%新三氮四氯的琼脂密封玻璃管，该物在压力达到1.06kPa，温度达到120℃，并维持15分钟时，管内琼脂变为蓝紫色，表示已达到灭菌要求。也有使用硫黄粉纸包放于包裹内中间的监测方法，一旦熔化表示达到消毒要求，但因为所用硫黄的品种、纯度不同，多数熔点为114～116℃，故用此物监测结果并不可靠。

（4）易燃和易爆炸物品如碘仿、苯类等禁用高压蒸汽灭菌法。

（5）锐利器械，如刀、剪等不宜用此方法灭菌，以免变钝。

（6）已灭菌物品应做记号，标明时间，以便使用时识别。

（二）煮沸灭菌法

一般细菌在100℃沸水中，持续15～20分钟可被杀灭，但带有芽孢的细菌至少需1小时才能杀灭。如果在水中加入碳酸氢钠，使之成2%碱性溶液时，沸点可高达105℃，灭菌时间可缩短10分钟，并能防止金属生锈。高原地区气压低，水的沸点亦低，煮沸时间应适当延长。一般海拔每高出300米，需延长灭菌时间2分钟。为了节省时间和保证灭菌质量，可用压力锅进行煮沸灭菌，压力锅的气压一般可达到1.3kPa，锅内水的温度能达到124℃左右，10分钟即可达到灭菌目的。

凡能耐热、耐湿而且体积不大的物品，如金属器械、搪瓷玻璃用具、橡胶塑料制品都可以用煮沸灭菌法，但锐利的器械（刀、剪），煮沸后锋刃变钝，不宜应用。在进行煮沸时，物品必须完全浸没在水中，并严密关闭煮沸器盖，不仅能防止其他物品落入，还能保持沸水的温度。灭菌时间应从水沸开始计算，如果途中加入其他物品，应重新计算时间。

（三）火烧灭菌法

在紧急情况下，金属器械可用此灭菌法。操作时，在搪瓷或金属盆内倒入95%的乙醇适量，点燃后，用长钳夹持所需灭菌的器械，在火焰上部烧烤，即达到灭菌目的。不得把需灭菌器械放在盆内，倒上酒精燃烧，因为火焰底部温度低，达不到灭菌目的。火烧灭菌对器械的损害大，非紧急情况尽量不用。

（四）流动蒸汽灭菌法（蒸笼灭菌法）

本法只在缺少高压蒸汽灭菌器时使用。操作时将灭菌物品放在蒸笼的最上格内，并与沸水保持一定距离，以防过潮。时间应从水沸上气开始计算，并蒸1～2小时。一般多用于敷料、手术衣、手套的灭菌。①采用流动蒸汽灭菌，温度不易控制。为监测可将熔点为85℃的明矾末装入玻璃管内密封，然后放在灭菌包内。如蒸后明矾熔化成为白色液体，证明达到操作要求。②流动蒸汽对于带有芽孢的细菌不能一次杀灭，需用间歇灭菌法才能杀灭，即每天灭菌5次，每次2小时，连续3天，才可达到完全灭菌。

（五）干热灭菌法

适用于耐热、不耐湿，蒸汽或气体不能穿透的物品灭菌。如粉剂、油剂等物品的灭菌。干热温度达到160℃，最短灭菌时间为2小时；170℃为1小时；180℃为30分钟。

（六）照射灭菌法

照射灭菌法是指用紫外线和放射线的照射杀灭微生物的方法。前者常用于手术室、换药室的空气消毒；后者可用于不耐热的某些药物（如抗生素、激素、维生素等）、不耐热的塑料制品（如导管、注射器）以及缝线等，常用γ射线灭菌。无菌医疗耗材（如一次性注射器、丝线）和某些药品，常用γ射线或者加速器产生的电子射线起到灭菌作用。

二、化学消毒法

利用某些化学试剂的杀菌作用进行消毒的方法。一般只限于不能应用高热灭菌的物品，如各种内镜的光学部分，锐利器械（刀、剪），特殊原料制成的导管等。化学消毒法有两种，一种是溶液浸泡法，另一种是气体熏蒸法。前者是较常用的方法，适用于器械的消毒；后者是利用化学剂在气体或蒸发状态下杀死细菌，适用于不耐高热和浸泡的器械和室内空气的消毒。

（一）药物浸泡消毒法

1. 常用化学药物消毒剂　有以下几种。

（1）乙醇（alcohol）：常用浓度为70%～75%，浓度过低不足以使细菌蛋白质凝固变性，减弱杀菌作用；浓度过高，又能使细菌蛋白质凝固过快，妨碍作用深入。外科常用于皮肤消毒，并有脱碘作用。消毒锐利器械时，须浸泡40分钟至1小时。酒精易挥发、应每周更换一次，并核对其浓度是否达到要求。

（2）新洁尔灭（bromogeramine）溶液：是表面活性抗菌剂，为阳离子清洁剂。能吸附于细菌的细胞膜，改变其通透性，使细菌内重要成分外溢而起到杀菌作用。浸泡消毒的浓度为1∶1000，无刺激性，对金属制品无腐蚀性，常用于浸泡刀片、剪刀、针等，浸泡时间为30分钟以上。但对人体细胞有一定毒性，使用时要用无菌盐水冲洗。另外还要注意这类阳离子表面活性剂与碱、肥皂、碘酊、酒精等多种物质接触后会失效。

（3）碘酊（iodine tincture）：它是碘和碘化钾的酒精溶液，能氧化细菌原浆蛋白的活性基团，使之失去活力，并与菌体蛋白质的氨基结合而使其变性。碘酊杀菌力强，可杀死菌体芽孢，常用作皮肤消毒剂。常用的浓度为2%～3%。使用碘酊消毒皮肤时，应待其挥发变干后再以酒精脱碘，以增加药物的穿透力，加大杀菌作用。

（4）碘伏（聚维酮碘，povidone iodine）：是碘与表面活性剂的不定型复合物，常用0.3%～1%的溶液，能迅速杀灭细菌繁殖体、真菌和病毒，但对细菌芽孢、真菌孢子作用较弱。其适用于皮肤、器皿与医疗用品的消毒。

（5）甲醛（formaldehyde）：40%的甲醛水溶液又称福尔马林，10%福尔马林溶液含甲醛4%，能使蛋白质变性，不仅杀菌力强，且能杀灭细菌芽孢，即有灭菌作用，但有强烈的刺激性气味和对人体细胞的损害作用。消毒内镜时用10%福尔马林浸泡60分钟，消毒塑料导管用 10%福尔马林浸泡 4～6 小时。使用时应彻底用无菌盐水冲洗干净。本品亦常用来消毒手术室。

（6）来苏（lysol）：可与菌体蛋白结合并发生沉淀而杀灭细菌。不溶于水，易溶于肥皂液中，故制成 5%煤酚皂液备用。浸泡金属器械需 1 小时，使用该器械时要用灭菌盐水冲洗干净。

（7）度米芬（domiphen bromide）：本品为粉剂，便于携带，其 1∶10000 溶液可用做外科洗手。本品也是一种季铵盐消毒剂，杀菌机制同新洁尔灭。

（8）石炭酸（苯酚，carbolic acid）：本品溶液能凝固细菌蛋白质，使之变性而起到杀菌作用。常用浓度为 3%～5%，消毒器械应在 30 分钟以上。

（9）升汞：常用浓度为 0.1%～0.5%，用于浸泡膀胱镜、胶质导尿管等，时间为 30 分钟，使用前须用无菌盐水冲洗，以防汞对人体的毒性。

（10）乳酸（lactic acid）：乳酸加热蒸发有较强灭菌作用，刺激性较甲醛小。其用量为 $12ml/100m^3$。

（11）戊二醛（glutaraldehyde）：常用 2%溶液，为广谱灭菌剂，能杀灭各种细菌繁殖体、芽孢以及真菌和病毒，灭菌效果可靠，腐蚀性小。多作为内镜消毒和商品用洗消剂。其杀菌时间为细菌 1～2 分钟、真菌 5 分钟、病毒 15～30 分钟、芽孢 2 小时。

（12）过氧乙酸（peracetic acid）：本品为高效、快速、广谱灭菌剂，对细菌繁殖体与芽孢以及真菌、病毒等均能迅速杀灭。常用 0.1%～0.5%溶液，用于皮肤、物品清洁消毒。本溶液可用于室内熏蒸消毒。

（13）器械消毒液：配方是 3%～5%苯酚 20ml、甘油 266ml、95%乙醇溶液 26ml、碳酸氢钠 10g，加蒸馏水至 1000ml。浸泡锐利器械，时间为 30 分钟。

2. 消毒剂浸泡消毒注意事项

（1）应用化学消毒剂浸泡器械物品时，在浸泡前应将物品洗净并擦去油脂（有机脂类可影响消毒效能），内外套管分开。

（2）消毒物品须全部浸入溶液内，有轴节器械（如剪刀），应将轴节张开。

（3）空腔管瓶须将空气排净，管腔内外均应有消毒液浸泡。在浸泡消毒过程中如加入物品，应从加入物品时重新计算时间。

（4）浸泡消毒剂应定期检查更换。

（5）因化学消毒剂对人体大多有毒性和侵蚀性，故在器械使用前，须用无菌盐水将附着其上的药液冲洗干净，以免组织受到损害。

（二）化学气体灭菌法

这类方法适用于不耐高温、湿热的医疗材料的灭菌，如电子仪器、光学仪器、内镜及其专用器械（如心导管、导尿管及其他橡胶制品等）。目前主要采用环氧乙烷气体灭菌法、过氧化氢低温等离子体灭菌法和甲醛蒸气熏蒸消毒法等。

1. 甲醛蒸气熏蒸消毒法　用直径 24cm 的有蒸格铝锅，蒸格下放一量杯，加入高锰酸钾 2.5g，再加入 40%甲醛 5ml，盖紧熏蒸 1 小时，即可达到消毒目的；如果部件较大而采用大型熏蒸器时，可参照上述比例用药。

2. 环氧乙烷（epoxyethane）气体灭菌法　本品为优良的广谱气体消毒剂，能杀灭细菌繁殖体、芽孢以及真菌、病毒等。其穿透力强、灭菌快，常用于人工肾、心肺机、起搏器、内镜等的灭菌。气体有效浓度为450～1200mg/L，灭菌室内温度为37～63℃，需持续1～6小时方能达到灭菌要求。物品以专用纸袋密封后放入灭菌室，灭菌的有效期为半年。环氧乙烷气体灭菌法处理后残留气体的排放，不能采用自然挥发，而应设置专用的排气系统排放。

3. 过氧化氢低温等离子体灭菌法 该方法的原理是在灭菌设备内激发产生辉光放电，以过氧化氢为介质，形成低温等离子体，发挥灭菌作用。过氧化氢作用浓度为6mg/L，温度为45～65℃，时间为28～75分钟。灭菌前物品应充分干燥。

使用后的手术器械和用具等都必须经过一定的清洁处理后才能重新进行灭菌、消毒，供下次手术使用。处理方法随物品种类、污染性质和程度不同而定。金属器械、玻璃、搪瓷类物品使用后都需清洗干净，特别注意沟、槽、轴节等处的去污，金属器械还需擦油、防锈。橡皮和塑料等管腔要注意腔内冲洗。在感染手术中使用过的器械用具等用品，应做特殊处理。

对铜绿假单胞菌感染手术后，要先用乳酸进行空气消毒再清扫，清洗时用0.1%新洁尔灭溶液，并以此液擦洗室内物品后再通风。对破伤风、气性坏疽手术后，可用40%甲醛溶液，按每立方米空间2ml，高锰酸钾1.0g计算。将甲醛倒入高锰酸钾内即产生甲醛蒸气，封闭房间12小时后打开通风。对HBsAg阳性患者手术后，地面和手术台等可洒0.1%次氯酸溶液，30分钟后清扫。

三、机械除菌法

一般是指用肥皂水刷洗，通过摩擦作用，除掉物品和皮肤上的污物和附着的细菌。通过肥皂的皂化作用，可以除去油垢和所附着的细菌；水的作用主要是冲洗。其除菌的效果与刷子的软硬、肥皂产生泡沫的多少、刷擦时所用力的大小、刷洗时间的长短等因素有关。一般来说，机械方法可以有效地除掉用品表面和皮肤表面暂存的细菌，但不能达到彻底灭菌的目的，所以不能单独应用，而需要与其他灭菌方法结合应用。近年来使用的超声波灭菌器也属于机械除菌法，其机制是超声波在介质（水）中形成周期性的压缩与疏松的振动，疏松部分形成无压力的空洞区，而紧密部分则出现强烈的机械性压缩，致使介质中的细菌发生剧烈碰撞，每秒钟达几万至百万次强烈的冲击，可将细菌细胞膜破坏而除菌。

超滤：此法在外科则主要用以净化手术室空间，但亦用于某些药液的除菌，属机械除菌的方法。

从临床角度出发，无论灭菌或消毒，都必须杀灭所有致病微生物，达到临床无菌术的要求。通常对应用于手术区域或伤口的物品按灭菌要求处理，即预先用物理或化学方法把相关物品上所有的微生物彻底消灭掉；患者的皮肤、手术人员手臂、某些特殊手术器械、手术室的空气等按消毒的标准进行处理，去除有害微生物。

第三节 手术人员的术前准备

参加手术的人员在进行手术之前要做好准备工作，包括洗手前准备、洗手（手臂消毒）和穿无菌手术衣、戴无菌手套等三个步骤。

一、洗手前准备

手术人员在洗手前必须更换手术室专用衣、裤、鞋，戴好消毒口罩、帽子。口罩必须遮住口与鼻孔，帽子完全遮住头发。修剪指甲、倒刺，除去甲缘下积垢。将双侧衣袖卷至上臂上 1/3 处。上衣的下摆塞在裤腰内。然后进入洗手间。戴眼镜者为了防止呼吸时的水蒸气使镜片模糊，可在镜片上涂少许肥皂液，然后用布擦干，或用宽胶布将口罩之上缘粘于面部皮肤（效果较好）。

二、外科洗手方法（手臂消毒）

洗手的目的是尽可能消灭手及臂部皮肤表层与深层细菌。外科洗手方法很多，其中最传统的洗手法为肥皂水洗手法，下面介绍几种方法供手术人员选择应用。手术人员必须正确地掌握外科洗手方法，这是对手术初学者的基本要求。

（一）肥皂洗刷酒精浸泡法

利用肥皂刷洗，通过皂化作用，使皮肤浅表细菌的数量大为减少；刷手后再浸泡化学消毒剂消灭深层细菌。

1. 将双手、双臂部先用肥皂及清水按普通洗手法清洗一遍（图 3-1）。

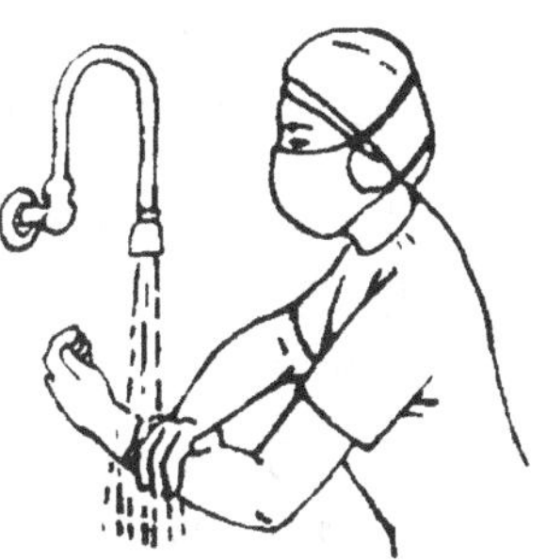

图 3-1　普通洗手法

2. 取消毒毛刷沾肥皂水，按顺序交替刷洗双侧指尖、手指、手背、手掌、前臂、肘部及肘部以上 10cm。刷洗时应特别注意刷洗甲缘、指蹼、掌纹及腕部的皮肤褶皱处。刷洗动作要稍用力并稍快，刷完一遍后用自来水冲洗干净。在刷洗和冲洗的过程中，应保持手指在上，手部高于肘部，使污水顺肘部流下，以免流水污染手部（图 3-2）。

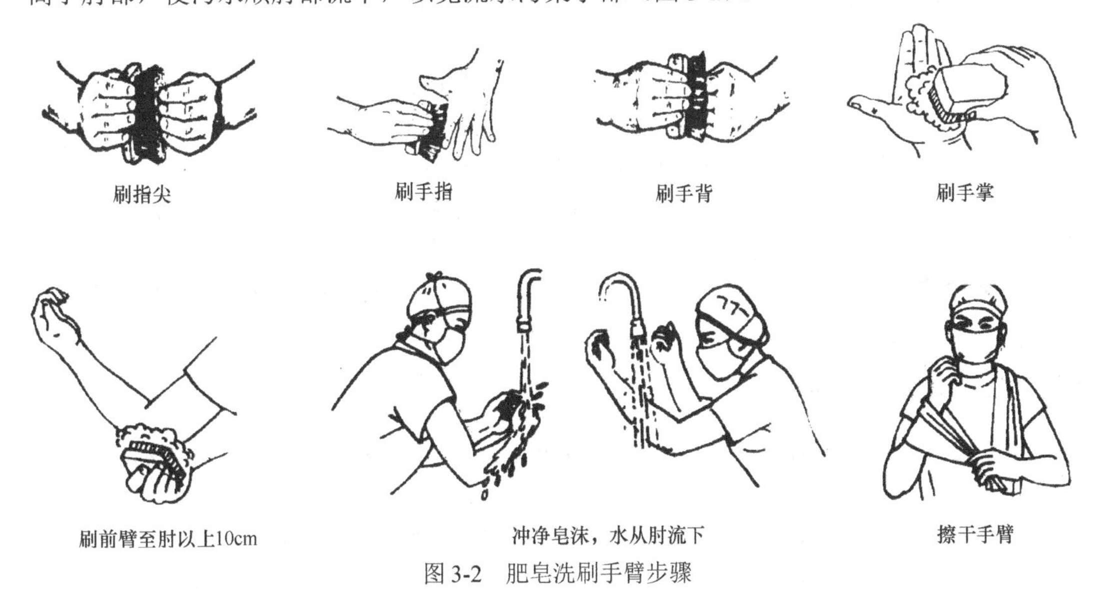

图 3-2　肥皂洗刷手臂步骤

3. 另换一个毛刷，按上法再刷洗两遍。即前后共刷洗 3 遍，刷洗 3 遍的时间共计 10 分钟。

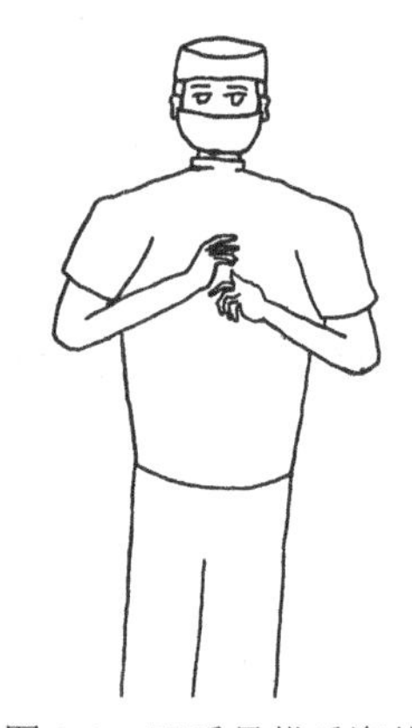

图 3-3 双手呈拱手姿势

4. 用无菌毛巾自手指向上臂方向依次拭干已刷洗过的部位。

5. 将手和臂部浸泡于 70%乙醇溶液中 5 分钟，浸泡范围到肘上 6cm。

6. 在刷洗过程中，如不慎污染了已刷洗的部位，则必须重新刷洗。如经消毒液浸泡处理后不慎被污染，必须重新刷洗 5 分钟，拭干，并再在 70%乙醇溶液中浸泡 5 分钟。浸泡手臂时，手在乙醇溶液中手指要张开、悬空，并适时移动。

7. 浸泡 5 分钟完毕，悬空举起双手前臂，使手上乙醇溶液沿肘流入浸手桶中，双手上举胸前呈拱手姿势（图 3-3），手要远离胸部 30cm 以外，双手向上不能高于下颌，向下不能低于剑突，进入手术间。穿手术衣、戴手套。担任对患者皮肤消毒者，应在消毒皮肤后再在乙醇桶里浸泡 1～3 分钟后，穿手术衣、戴手套。

（二）外科免洗消毒剂洗手法

目前应用于临床上的外科免洗消毒剂或消毒凝胶种类繁多，根据需要选用，洗手的具体步骤如下：

1. 普通洗手 取普通肥皂一般洗手，冲去肥皂液。

2. 取消毒手刷 从无菌盘内取出毛刷，汲取消毒剂或消毒凝胶 5～10ml。

3. 刷手 将双侧手臂分为双手、双前臂、双侧肘上三段，用手刷从指尖甲缘、手指、手掌、手背、前臂、肘部及肘上 10cm，两侧手臂顺次分段交替刷洗。刷洗时应特别注重甲缘、指蹼、掌纹及腕部的皮肤褶皱处。

4. 冲洗 刷手完毕屈肘，手指朝上、肘朝下，自来水冲洗手臂上的消毒剂或消毒凝胶；更换毛刷再次刷洗双侧手臂，每刷 1 遍则自来水冲洗 1 次。总共刷洗 2 遍，共计 3～5 分钟。

5. 擦手 取无菌巾擦干双手，用其一面从手腕开始擦至肘上部，再用另一面以同法擦干对侧手臂。毛巾呈拉锯式从上向下擦干手臂，不可逆回。

6. 取消毒凝胶 取 5～10ml 消毒凝胶，依次仔细搓擦指尖及指缝处、前臂至肘上 6cm（或上臂下 1/3），同法涂抹另一侧手臂。最后再取消毒凝胶以 7 步洗手法按步骤搓擦双手，双手呈拱手姿势，进入手术间。

7. 入手术间 保持拱手姿势进入手术间，穿手术衣、戴手套。在洗手过程中，手臂不应下垂，也不可接触任何未经消毒的物品，否则重新刷手。

（三）聚维酮碘刷手法

先用肥皂和水按七步洗手法清洗手、前臂和肘上 10cm 一遍，最少 15 秒，清水冲净，无菌小方巾擦干。

用持物钳夹取浸有 0.5%聚维酮碘的纱布涂刷手及手臂，采取由远及近，交替上升，沿一个方向顺序刷洗的原则。具体采用三段法：第一段交替刷双手，顺序依次为指端、甲缘及甲沟，由拇指到小指依次刷五指和指蹼、手背、手掌；第二段前臂，顺序为交替刷手腕、前臂、肘窝、肘关节；第三段上臂，交替刷到肘上 6cm 处。聚维酮碘刷手时间为 3 分钟。注意刷手要求适当用力、均匀一致，交替上行，不可逆行，不可留白，时间安排不是均匀分配的，在指甲缝、指蹼、皮肤褶皱、肘部等区域应着重刷洗。

手直接拿取浸有聚维酮碘的纱布第二次涂刷手，方法与第一次相同，上臂范围不超过第一次，时间同为 3 分钟。

拿取无菌小方巾，先擦拭双手，之后对折小方巾成三角形，放置于腕部，使三角形尖部朝向指尖，另一只手牵住下垂的两角，拉紧旋转擦拭，从一侧腕部擦拭至上臂，注意聚维酮碘消毒范围；翻转三角巾，从另一侧腕部擦拭至上臂，此时可超过聚维酮碘消毒范围。注意擦拭的目的是为戴手套方便和防止浸湿手术衣，因此聚维酮碘不要求擦拭十分干燥，适当留一些聚维酮碘可在手臂形成一层保护膜。

（四）新洁尔灭洗手法

新洁尔灭为阳离子表面活性消毒剂。一般情况下，细菌表面带负电荷，新洁尔灭的阳离子部分和细菌的细胞膜融合，改变其通透性，使菌体内的酶、辅酶、代谢中间产物溢出而死亡。杀毒力强、性能稳定，但对芽孢作用甚弱。新洁尔灭遇肥皂可减弱灭菌效果，因肥皂中硬脂酸为阴离子表面活性剂，与新洁尔灭的阳性离子结合，使新洁尔灭无法再与细菌结合。①先用肥皂水和灭菌毛刷洗刷手、前臂和肘上 10cm 处，约 3 分钟，用自来水冲洗干净，用无菌毛巾擦干；②在 1∶1000 新洁尔灭溶液中浸泡 5 分钟，然后悬空举起双手待其自干，再穿手术衣、戴手套。

注意事项：

（1）泡手前，肥皂必须冲洗干净。

（2）泡手桶内不可放入小毛巾或纱布，以免吸附阳离子而减弱新洁尔灭消毒功能。

（3）浸泡毕举起手臂，要任其自干，不必用毛巾擦干，以免影响新洁尔灭在皮肤表面上所形成的药膜。

（4）每桶新洁尔灭最多只能浸泡 40 人次，超过无效。

（五）超声波新洁尔灭溶液洗手法

用肥皂洗净双手和臂部之后，用无菌巾擦干，在盛有 1∶1000 新洁尔灭溶液的超声波灭菌器内浸泡 1 分钟即可。其灭菌效果与肥皂洗刷酒精浸泡法相似，而所需的时间大为缩短，对于紧急手术的手臂消毒有明显的优点。

（六）度米芬洗手法

这种洗手方法与新洁尔灭洗手法相同，采用 1∶10 000 度米芬溶液泡手。

（七）氯己定（双氯苯双胍乙烷）洗手法

按常规肥皂水刷洗手臂 3 分钟，流水冲净，用无菌巾擦干。用氯己定溶液泡手 3 分钟（也可取少许氯已定溶液，均匀涂擦手臂一遍），待干。

上述外科洗手法各有优劣，其中肥皂洗手法是最经典的洗手方法，外科免洗消毒剂或凝胶洗手法是目前最常用的外科洗手方法。除此之外，如果连台手术或急诊手术刷手方法略有不同。

（八）连台手术洗手法

如有几台手术连续进行，手套与手术衣更换以及泡手的方法如下：

手术后洗净手套上的血渍，先脱手术衣，后脱手套。脱手术衣时，可将手术衣自背部向前反折脱去，此时，手套的腕部就随着手术衣翻转于手上。先用仍戴手套的右手脱去左手手套，不触及左手的皮肤；后以左手拇指伸入右手手套掌部之下，并用其他各手指协助提起右手手套的翻转部，将右手手套脱下。总的要求是使手部皮肤不与手套外部接触。手、前臂在75%乙醇（或其他消毒液）内浸泡5分钟后，悬空举起双手前臂，待干并穿无菌手术衣、戴无菌手套。进行第一台手术时，如双手已被污染（脱去手套时发现手上有血迹），则在做第二个手术之前，必须重新洗手，消毒手臂。

（九）急诊手术洗手法及术前准备

在病情十分紧急的情况下，来不及做常规准备，可按下列步骤于2～3分钟内即可参加手术。

1. 换手术衣、裤、鞋，戴好手术帽及口罩。

2. 用肥皂洗手臂，只要求一般清洁，也不用酒精灭菌。

3. 戴干手套，将手套上端翻转部展平盖于腕部，然后穿无菌手术衣，将衣袖留在手套腕部外面，由手术护士用无菌纱布将衣袖扎紧。

除上述方法外，也有在紧急情况下用0.5%～1%碘伏涂擦手及前臂一次，再用75%乙醇擦净碘伏，然后如上法戴无菌手套和穿无菌手术衣，但不用纱布扎紧衣袖，最后再戴第二副手套，把手套口翻折部翻转并包盖于手术衣的袖口上。采取这些方法，注意手套必须完整。除非病情十分紧急，以不用为宜。

三、术前穿无菌手术衣、戴无菌手套

任何一种洗手的方法都不能完全消灭皮肤深处的细菌（常住菌），这些细菌在手术过程中逐渐移行到皮肤表面并迅速繁殖生长，故洗手之后必须穿上无菌手术衣、戴上无菌手套方可进行手术，以减少伤口污染。

（一）穿无菌手术衣的传统方法

从已打开的无菌衣包内取出无菌手术衣一件，在手术室内找一较空的地方，先认出衣领，双手提起衣领的两角，充分抖开手术衣，注意勿将手术衣的外面对着自己。看准袖筒的入口，将衣服轻轻抛起，双手迅速同时伸入袖筒内，向前平举伸直，此时由巡回护士在后面拉紧领带，双手即可伸出袖口，然后双手在前交叉提起腰带，由巡回护士在背后接过腰带，并协助系好腰带和后面的衣带（图3-4）。

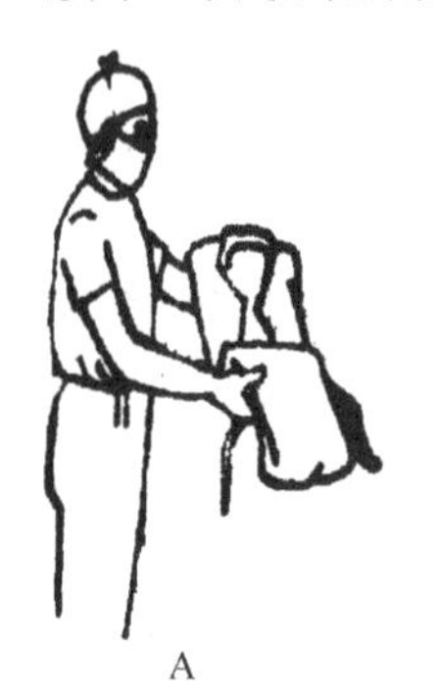

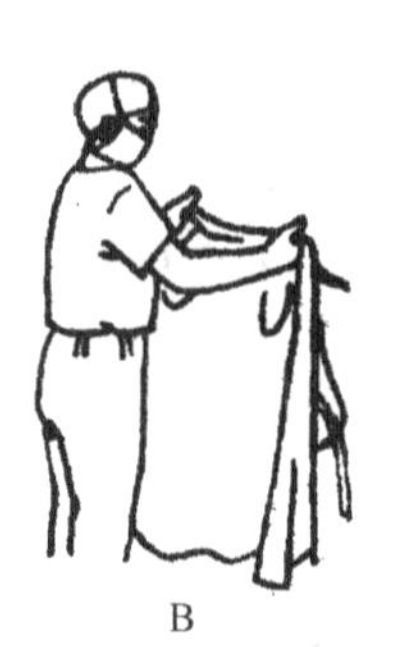

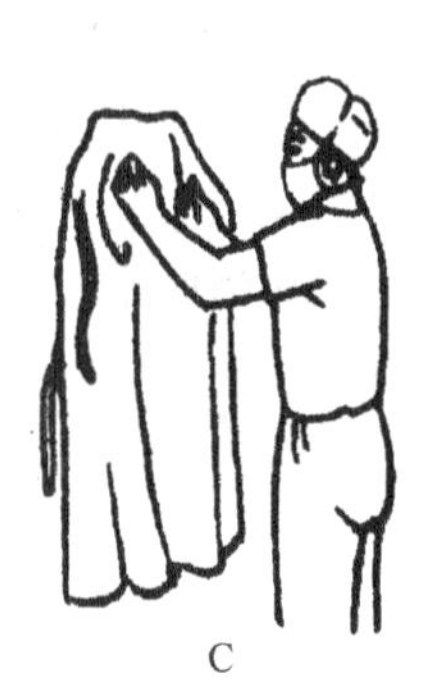

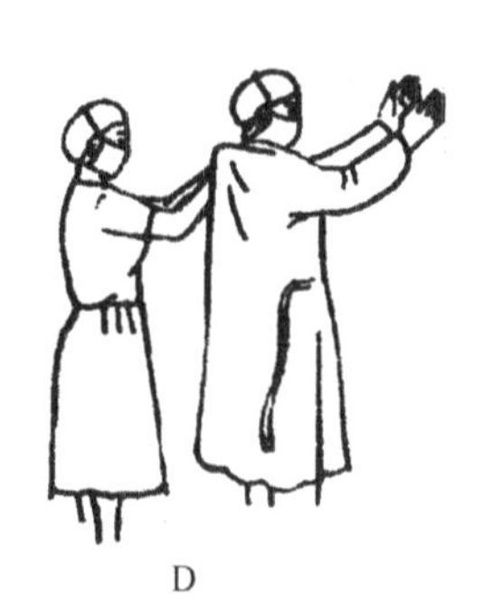

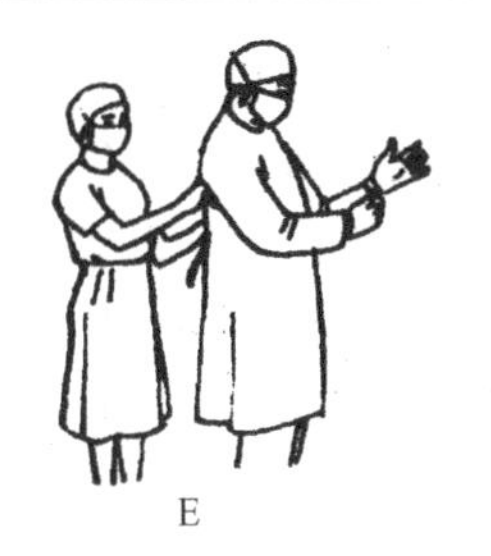

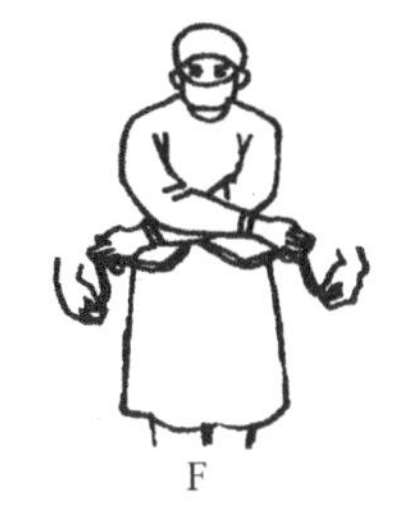

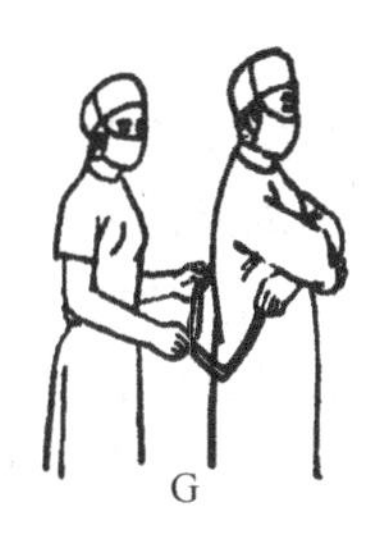

图 3-4　穿无菌手术衣

A. 拿取手术衣；B. 提起衣领抖开；C. 向空掷起，双手插入；D. 巡回护士协助提衣；E. 巡回护士协助系好衣带；F. 双手交叉，提起腰带；G. 巡回护士协助系好腰带

有时由于手术衣宽大、袖长，穿衣时双手不能伸出袖口，避免用手去拉，可用左、右前臂尺侧交替往上搓，使手完全伸出袖口。注意穿好手术衣后，双手半伸置于胸前，避免碰触周围的人或物。

（二）穿无菌手术衣的包背式方法

穿法基本同上，只是术者穿上无菌手术衣、戴好无菌手套后，已穿好手术衣戴好手套的器械护士将腰带递给术者自己系扎，或巡回护士用持物钳将腰带递给术者，包背式无菌手术衣的后页盖住术者的身后部分使其背后亦无菌。

（三）戴无菌手套的方法

戴干无菌手套和戴湿无菌手套的方法见图 3-5。

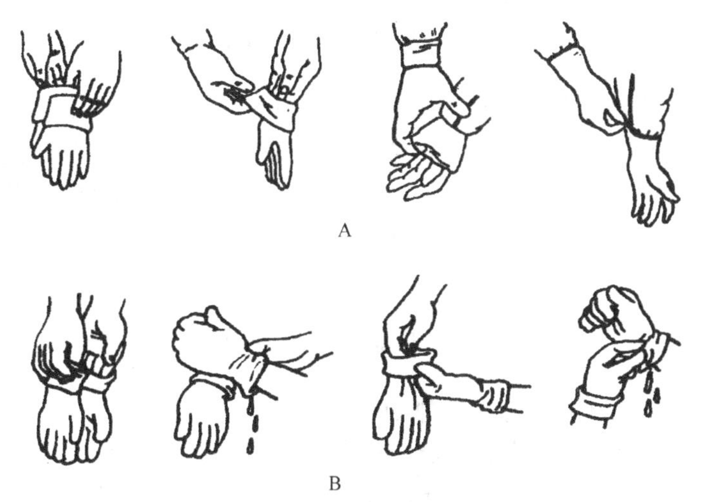

图 3-5　戴无菌手套

A. 戴干无菌手套；B. 戴湿无菌手套

1. 戴干无菌手套法　穿好无菌手术衣后，取出手套包（或盒）内的无菌滑石粉包，将滑石粉涂在手心，然后均匀地涂抹在手指、手掌、手背上，再从手套包（或盒）内取出无菌手套。取无菌手套时只能捏住手套套口翻折部，不能用手接触手套外面。戴手套时，先对好手套使双侧拇指对向前方并靠拢，右手提起手套，左手插入手套内并使各手指插入手套相应的指筒末端。再将已经戴无菌手套的左手手指插入右侧手套套口翻折部之下，将右

侧手套拿稳，然后再将右手插入右侧手套内，最后将手套套口翻折部翻转并包盖于手术衣的袖口上。用消毒生理盐水洗净手套外面的滑石粉，以免刺激组织，产生异物反应。

2. 戴湿无菌手套的方法　要点是双手经消毒后即戴湿无菌手套。先戴手套，后穿手术衣。方法是先自盛手套盆中取出无菌手套一副，用右手提起两只手套的翻转部的内面，先戴左手手套。继用已戴手套的左手自右手手套的翻转部之下提起，戴右手手套。最后，挤出手套内的水，举起双手使水由前臂沿肘流下。无菌手套戴好后，再穿无菌手术衣。

戴无菌手套注意事项：手套有各种不同的号码，常用的有 6 码、6.5 码、7 码、7.5 码和 8 码，手术人员应根据自己手的大小选择合适的手套。一定要掌握戴无菌手套的原则，即未戴手套的手，只允许接触手套向外翻折的部分，不可触及手套的外面，已戴手套的手则不可触及未戴手套的手或另一手套的内面。手套破损须更换时，应以手套完整的手脱去应更换的手套，但勿触及该手的皮肤。

第四节　患者手术区皮肤清洁、消毒与巾、单铺放铺序

任何手术都要通过患者一定区域的皮肤（或黏膜）作切口，进入病变部位进行操作。为了防止皮肤上的细菌进入手术创口内，手术区域一定要做特殊的准备，包括五个步骤：手术区皮肤清洁、手术区皮肤消毒、铺无菌巾（单）隔离、切开皮肤前再消毒和无菌巾（单）保护切口。

患者进入手术室前均按护理常规，在手术前一日，手术区剃除毛发并清洁皮肤；常用方法：①用滑石粉涂擦后剃毛备皮，②用肥皂温水清洗，剃除毛发。方法②清洗程度为佳，故常用。

一、手术区皮肤清洁

手术区皮肤术前剃毛约始于 1850 年，20 世纪初已列为常规，但对它的除菌效果，有人提出怀疑。不同研究，结果不统一。现在认为术前不必一律剃毛，如果擦洗比较彻底，毛发并不带有大量细菌。但切口位于腋部、会阴部或头部者，必须剃除该部毛发和粗汗毛，以免阻碍清洁和消毒剂涂擦。如需剃毛，剃毛时间以术前一日为佳，剃毛时严忌损伤皮肤，即使是显微镜下可见之破口，亦易导致感染。

二、手术区皮肤消毒

各部位手术皮肤的准备及消毒范围（图 3-6）。

一般由第一助手在手臂消毒后，未穿手术衣和未戴手套前进行。用海绵钳夹折叠纱布（或棉球）蘸取碘伏原液涂擦手术皮肤 2～3 遍，待干后，再用酒精涂擦 2～3 遍，脱尽碘渍，然后准备无菌巾、大单和有孔大单（剖腹单）等。

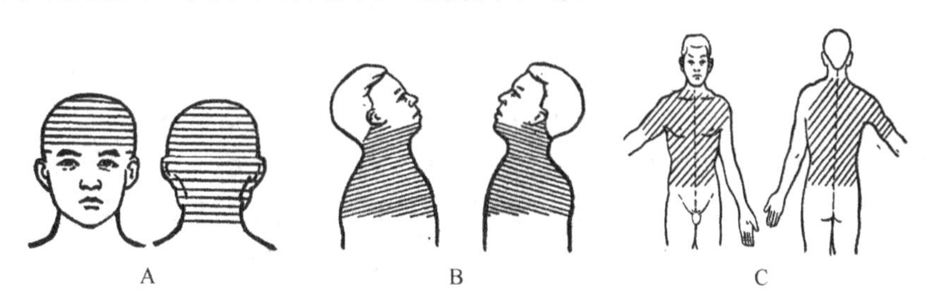

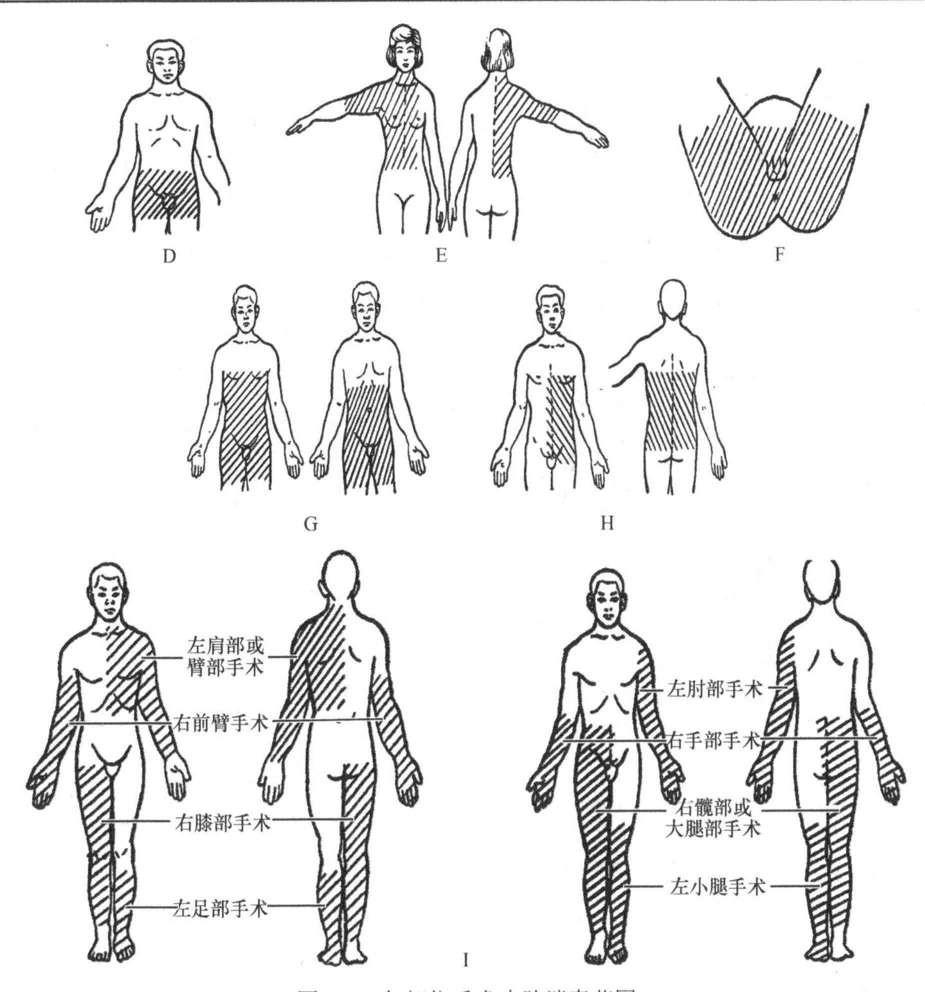

图 3-6　各部位手术皮肤消毒范围

A. 颅脑手术；B. 颈部手术；C. 胸部手术；D. 腹股沟手术；E. 乳腺手术；F. 会阴部手术；G. 腹部手术；H. 肾脏手术；I. 四肢手术

（一）消毒原则

由清洁区向相对不清洁区消毒。如系清洁手术，消毒液应自手术中心部（切口处）向四周涂擦，即通常称之为离心性消毒。如系肛门会阴及感染伤口的手术，消毒顺序与之相反，即消毒液应由外周向中心部涂擦，通常称之为向心性消毒。

（二）消毒范围

至少在已确定手术切口处向四周延展到周径 15～20cm 的区域。这样既可预防因手术巾移动或手术时患者流汗而污染手术区，也为必要时延长或改变切口留有余地。

（三）消毒方式

有环形（或螺旋形）消毒和平行消毒两种。前者适用于小手术，后者适用于大手术。现以腹部正中切口为例，其具体操作方法如下，用海绵钳夹纱布或棉球蘸取碘伏原液，首先自上而下涂擦手术切口部位，然后依次沿手术切口两侧自上而下对称地涂擦，最后涂擦

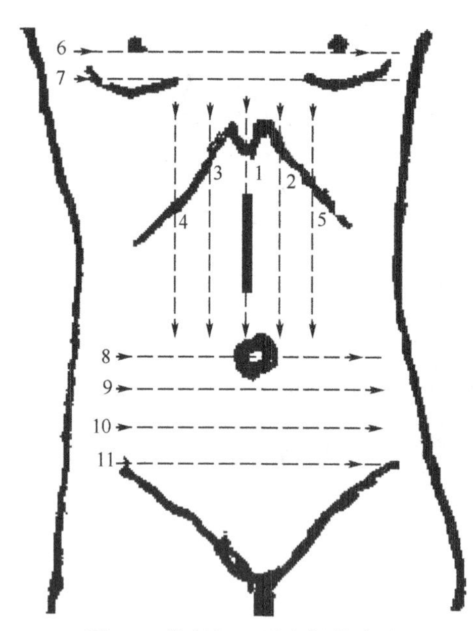

图 3-7 腹部切口消毒操作步骤

1. 自上而下涂擦手术切口部位；2～5. 依次向手术切口两侧自上而下左右对称地涂擦；6～11. 自内向外涂擦手术区的外周皮肤

手术区的外周皮肤（图 3-7），已经接触外周部位的纱布或棉球不要再返回中心区域，涂擦时注意不留空白点。待碘伏干后，再用 75%乙醇溶液（以下称酒精）以同样的操作方法将碘渍拭净，用酒精涂擦范围开始应在碘伏所涂范围之内，最后涂至外围部位时酒精范围应超过碘渍。腹部手术消毒范围，一般是上界达乳头水平，下界达耻骨联合平面，两侧至腋中线。值得注意的是，脐孔又深又脏，要注意消除积垢后并在消毒前用汽油、松节油或乙醚等洗净。消毒时先滴入碘伏原液浸泡，增加局部浓度及杀菌时间，用纱布（或棉球）拭净。继用酒精滴入脐孔，最后用纱布（或棉球）拭净，如遇手术区皮肤有膏药、胶布污迹时，亦可用同法拭净。

（四）注意事项

1. 每次纱布（或棉球）浸蘸的消毒液不要过多，以免流散四周，损伤组织，涂擦、消毒皮肤时适当用力，以增加消毒液渗透力。

2. 进行皮肤消毒时，最重要的是助手应持长柄海绵钳（环钳）夹住纱布或棉球进行消毒，注意双手勿与患者皮肤或其他有菌物体接触。

3. 涂擦时要从清洁区向相对不清洁区消毒；向切口上、下、两侧依次对称进行，不留空白区；消毒范围宜大不宜小。

4. 婴幼儿、口腔、面部、肛门会阴部、外生殖器等处皮肤和黏膜娇弱，不能用碘酊消毒术区皮肤或黏膜，可用 0.5%氯已定、0.1%硫柳汞或 0.1%新洁尔灭溶液、0.5%～1%碘伏消毒，方法同上。植皮供皮区的消毒可用酒精涂擦 2～3 遍即可。眼部周围皮肤可用 4%的红汞溶液消毒。会阴部的消毒前须用肥皂水及无菌生理盐水冲洗干净，再用 2%～4%红汞溶液、0.1%硫柳汞酊或 0.1%新洁尔灭溶液消毒。碘过敏者忌用碘酊、碘伏。

三、铺无菌巾（单）隔离

皮肤消毒后需要铺无菌巾（单），用来分隔有菌与无菌区。铺单的原则是：先遮盖相对“不洁”处，后盖“清洁”处。不同部位的手术，铺单的方法亦不相同，以腹部手术为例，总共铺三层巾（单），第一层铺四块无菌巾（切口巾），第二层铺两条中单，第三层铺一条有孔大单（图 3-8，图示以站于患者左侧为例）。

（一）四块无菌巾的铺序与铺法

一般由第一助手在手臂消毒后、未穿手术衣和未戴手套前，站于患者右侧或左侧进行手术皮肤消毒后，铺无菌巾，以腹部手术一助站于患者右侧为例第一块先盖切口下方（患者脚侧），第二块铺盖铺单者对侧（患者左侧），第三块铺盖上方（患者头端），第四块铺患者右侧，按“逆时针方向”的铺放，符合无菌操作原则。亦有主张下列铺序者，即第一块铺在切口的下方（脚侧），第二块铺在切口的上方（头端），第三块铺在切口的左侧，第四块铺在切口的右侧。两种铺切口巾顺序均可采用。无菌巾遮盖处距切口约 2cm。铺无菌巾的方法是先将无菌巾一边折叠 1/4，然后铺于切口四周，翻折面向下，折边对向手术切口，用布巾钳夹住无菌巾围成的四边孔的交角处。图示一助站于患者左侧并用薄膜手术巾覆盖固定无菌巾（图 3-8G、H）。

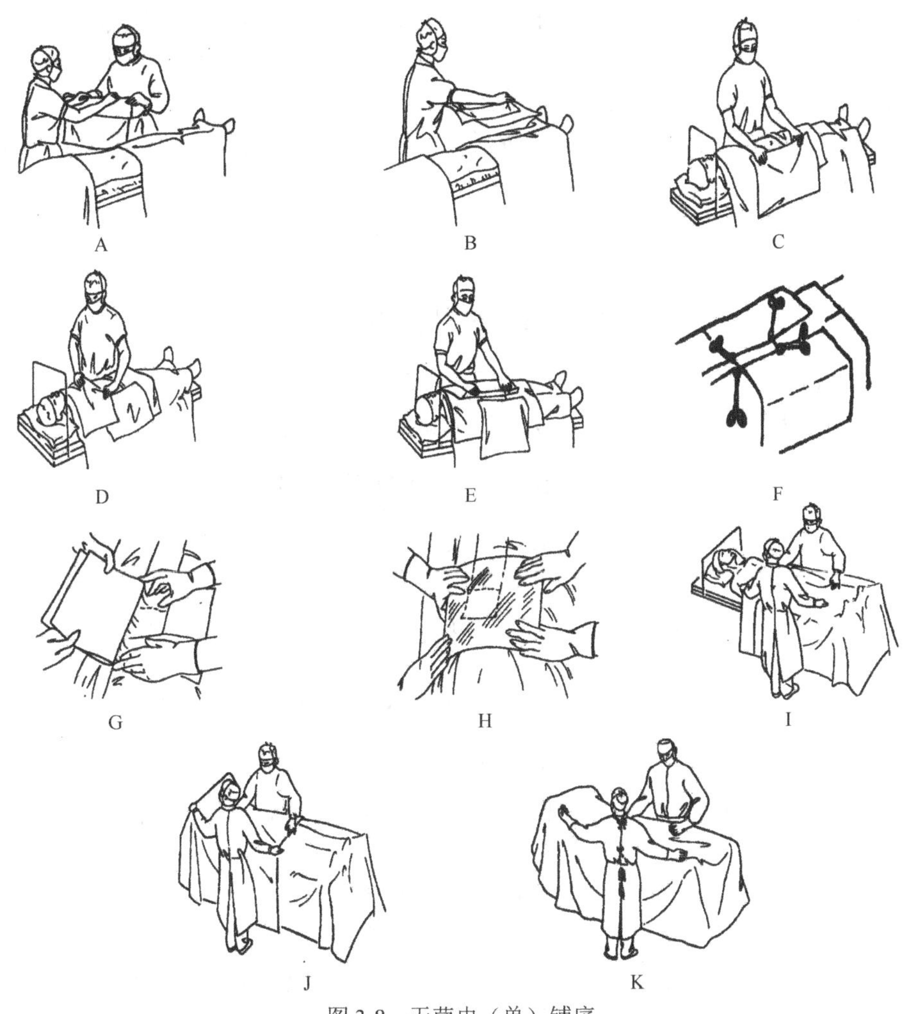

图 3-8　无菌巾（单）铺序

A. 器械护士向一助传递手术巾；B. 第一块铺盖下方；C. 第二块铺盖对侧；D. 第三块铺盖上方；E. 第四块铺盖术者同侧；F. 布巾钳固定；G. 薄膜手术巾覆盖切口；H. 薄膜手术巾覆盖切口固定手术巾；I. 先铺下方中单；J. 后铺上方中单；K. 再铺有孔大单

（二）铺中单的方法

由已穿好手术衣、戴好手套的两位手术人员共同执行，先铺下方，后铺上方（图 3-8I、J）。

（三）铺有孔大被单（双层）

由铺中单的手术人员执行。先将有孔被单的孔对准手术切口部，然后将被单向手术床两侧（左、右侧）展开，再向手术床两端（脚、头端）展开，使被单上端遮盖过患者头部和麻醉架，下端遮盖过患者足端，两侧部应下垂过手术床沿 30cm 以下（图 3-8K）。

（四）铺放无菌巾（单）注意事项

1. 铺无菌巾（单）时，操作者双手应保持在手术台面和腰部平面以上进行，不得进入有菌区。

2. 无菌巾（单）遮盖范围的大小和层次，因手术性质和部位而不同，例如，表浅小手术（浅表小肿瘤切除）仅需铺一层无菌巾或小孔巾；稍大手术在手术区周围，一般应有 3～4 层无菌巾（单）遮盖，其外周至少有两层。

3. 无菌巾（单）铺下后，只允许将巾（单）自手术区向外移动，不允许向内移动，以免污染手术区。

4. 无菌巾（单）已经被水或血渗湿，失去无菌隔离作用，则应另外加无菌巾（单）遮盖，不能忽视。

四、切开皮肤前再消毒

切开皮肤前再消毒，一般用有齿镊夹酒精棉球进行消毒，消毒范围仅限于切口及其附近，其目的是杀灭铺巾（单）过程中从空气中新落入切口区的细菌。

五、无菌巾（单）保护切口

当皮肤、皮下组织切开后，用止血钳钳夹各出血点，用细丝线结扎。应在切口两侧各置无菌巾一块，以遮盖切口周围的皮肤，并用巾钳或缝合法固定，严密隔离和保护切口，其目的是防止皮肤附件（毛囊、汗腺、皮脂腺）中隐藏的细菌进入切口引起感染。

第五节 患者手术时的体位

体位是指患者手术时在手术台上的姿势。应根据具体的手术选择不同的体位，如腹部手术常用平卧位，脊柱后路手术用俯卧位，会阴部手术选截石位等。总的安置原则如下：①患者要安全舒适，骨性突出处要衬海绵或软垫，以防压伤。②手术部位应得到充分显露，并利于术者操作。③呼吸道要通畅，呼吸运动不能受限。④大血管不能受压，以免影响组织供血和静脉回流，如肢体需固定时要加软垫，不可过紧。⑤重要的神经不能受压或牵拉损伤，如上肢外展不得超过 90°，以免损伤臂丛神经；下肢要保护腓总神经不受压；俯卧位时小腿要垫高，使足尖自然下垂（图 3-9）。

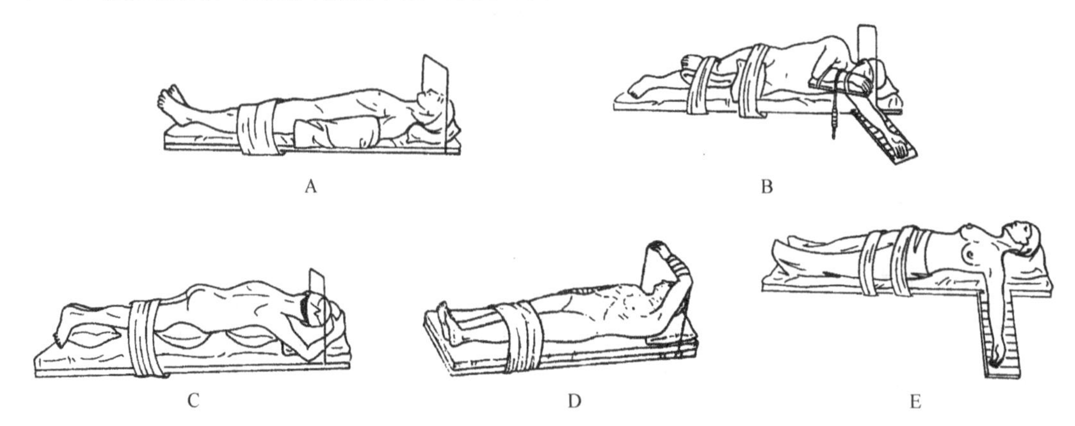

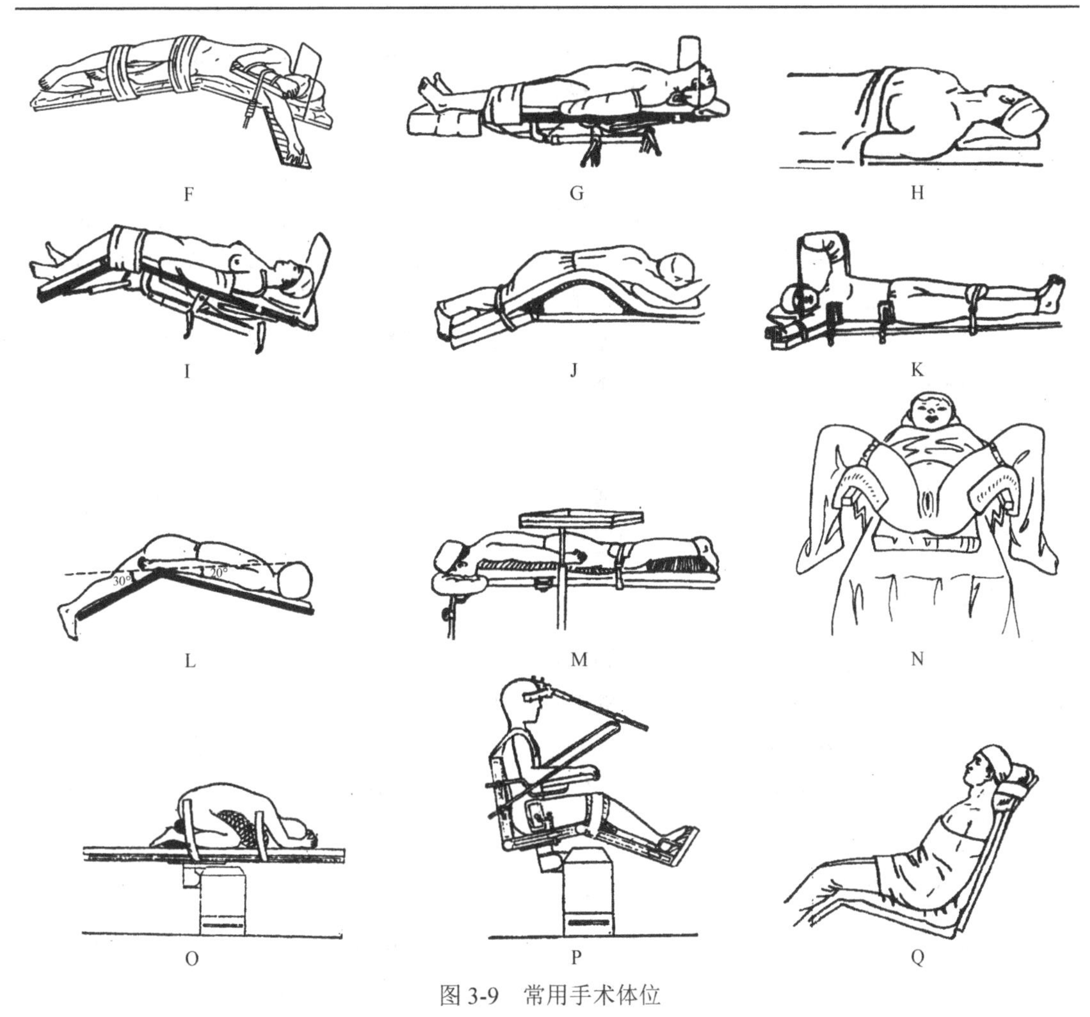

图 3-9　常用手术体位

A. 仰卧位；B. 左侧卧位；C. 俯卧位；D. 左前胸外侧切口体位；E. 乳房、腋区手术体位；F. 左侧俯卧位；G. 头后仰卧位；H. 头侧仰卧位；I. 下腹部、盆腔手术体位；J. 弓形俯卧位；K. 半侧卧位；L. 折刀位；M. 头低俯卧位；N. 膀胱截石位；O. 胸膝卧位；P. 后颅窝开颅术体位；Q. 半坐位

第六节　手术人员的职责、分工与配合

在手术中，手术人员为统一的团队，在手术进行过程中既要有明确的分工以完成各自的工作任务，又必须做到密切配合，以发挥整体的力量，共同完成手术任务。外科手术组成员一般由 4～7 人组成，除手术者和第一助手外，还有第二助手、第三助手和器械护士，麻醉师和巡回护士。参加手术人员的基本分工如下：

（一）手术者（主刀）

对所进行的手术全面负责。术前必须详细全面地了解病情，拟定手术方案并了解和落实术前准备情况，向患者及家属说明病情。手术者右手持刀，一般站在易于看清手术野和有利于操作的位置，如进行上腹部手术时，手术者一般站在患者（或动物）的右侧；进行盆腔手术时，手术者则站在左侧。手术者应负责切开、分离、止血、结扎、缝合等各项操作。手术完毕后书写手术记录。在手术过程中如遇到疑问或困难时，应征询带教老师或上级医生和其余参加手术人员的意见，共同解决问题。

（二）第一助手

术前查对患者信息，审核手术器械，确定手术部位，摆好手术体位，应先于手术者洗手，负责手术区域皮肤的消毒与铺巾。手术时站在手术者的对面，为手术者创造有利的操作空间。负责显露手术野、止血、拭血、结扎等，全力协助手术者完成手术。手术完毕后负责包扎伤口，如有特殊情况，手术者无法完成手术，应负责完成手术。负责术后的医嘱处理及病理检查申请单填写，也可在手术者授权后完成手术记录。

（三）第二、三助手

根据手术的需要，可以站在手术者或第一助手的左侧。负责传递器械、剪线、拉钩、吸引和保持手术野整洁等工作，术后护送患者回病房。

（四）器械护士

最先洗手，在手术开始之前，清点和安排好手术器械。在手术过程中，器械护士一般站在手术者右侧，负责供给和清理所有的器械和敷料，手术者缝合时，将针穿好线并正确地夹持在持针钳上递给术者。器械护士尚需了解手术方式，随时关注手术进展，默契适时地传递手术器械。此外，在手术结束前，仔细地核对术后器械和敷料的数目是否与术前一致。手术完毕后将器械及用品洗净，放归原处。

（五）麻醉师

负责接、送患者（在实习中负责接、送动物）。实施麻醉并观察和管理手术过程中患者（或动物）的生命体征，如呼吸或循环的改变，如有病情变化应立即通知手术者，并及时急救。术中负责填写麻醉记录单，如患者行全麻术，应伴送患者回病房并与病房医护人员做好交接，说明注意事项。

（六）巡回护士

负责准备和供应工作，协助麻醉师摆好患者体位，打开手术包，准备手套，协助手术人员穿好手术衣，随时供应手术中需要添加的物品。清点、记录与核对手术器械、缝针和纱布，负责手术污染物的处理及手术室的清洁和消毒等。

以上尽管列出了参加手术人员明确具体的分工，但是在临床上给患者实施手术，实际上是一个以患者为中心，高质量顺利完成手术为目的的集体活动。参加手术人员切不可拘泥分工的教条，而应该相互尊重、相互帮助、团结一致、精诚合作、默契配合。

第七节　手术人员之间的配合

一、手术者与助手的配合

手术者的每一个操作几乎都离不开助手的配合，心领神会的配合是手术者与其助手长期同台磨合的结果，直接关系到手术的进程和效果。这种娴熟默契地配合不仅有利于顺利完成高质量的手术，而且还可以避免手术人员之间的意外损伤。作为手术者应熟练掌握手术常规步骤，并及时给予助手以如何配合的暗示，不可一人包揽全部操作；作为助手更应主动积极地领会手术者的意图和操作习惯，正确做好配合操作，不可随意发表意见扰乱手术者的思绪，更不可代替手术者操作。例如，手术者在切割皮肤和皮下组织时，伤口出血，助手应立即用纱布压迫并持血管钳钳夹出血点；手术者在作深部组织切开时，助手应及时用纱布或吸引器清理手术野，以便手术者在直视下完成下一步操作；手术者分离组织时，助手用血管钳或手术镊作对抗牵引，以更清楚地显露组织层次；手术者在游离带有较大血管的网膜、系膜、韧带时，手术者先用血管钳分离出要切断的血管，助手应持血管钳插入手术者所持血管钳的对侧，用两钳夹住血管，手术者在两钳之间将血管切断，然后将血管结扎；手术者在缝合时，助手应抓住线尾并及时清理手术野，可用纱布擦拭，吸引器清除渗血、渗液，充分显露缝合的组织，在缝针露出针头后应夹持固定在原处，避免缝针回缩，以便手术者夹针、拔针；助手结扎时，手术者轻轻提起血管钳，将夹持组织的尖端固定在原处，待助手抽紧缝线做第一个单结可靠后，才可撤去血管钳。遇张力较大时手术者还要帮助夹住近线结处，以免在做第二个单结时前一个单结松滑。术中的配合需要手术者和其他参加手术人员灵活机动地进行。然而，手术者是手术小组的核心，助手的任何操作都不应影响手术者的操作，所以，助手的操作动作应在尽可能小的范围里进行，为手术者提供充分的操作空间。

二、器械护士与术者的配合

器械护士密切注意手术进程，及时准备和递送手术所需的物品，最好熟悉手术者的操作习惯，领会手术者的暗示性动作，主动递送各种适当的手术用具。

三、麻醉师与术者的配合

麻醉师只有使患者无痛和肌肉松弛，手术者才能更好地手术，术中密切观察患者的生命体征，如有异常，及时通报手术人员做出相应的处理，保障患者的生命安全。

第八节　手术记录的要求和格式

手术记录是对手术过程的书面记载。不仅是具有法律意义的医疗文件，也是医学科学研究的重要档案资料，所以，术者在完成手术以后，应立即以严肃认真、实事求是的态度书写。在书写手术记录时，首先要准确填写有关患者的一般项目资料如姓名、性别、年龄、住院号，还要填写手术时间、参加手术人员和手术前后的诊断及手术名称（术式），然后书写最为重要的手术经过。手术过程一般包括以下内容：

（1）麻醉方法及麻醉效果。

（2）手术体位，消毒铺巾范围。

（3）手术切口名称、切口长度和切开时所经过的组织层次。

（4）术中探查肉眼观察病变部位及其周围器官的病理生理改变。一般来说，急诊手术探查从病变器官开始，然后探查周围的器官。如腹部闭合性损伤，应首先探查最可能受伤的器官，如果探查到出血或穿孔性病变，应立即作出相应的处理，阻止病变的进一步发展以后，再探查是否合并有其他器官的损伤。择期手术探查应从可能尚未发生病变的器官开始，最后探查病变器官。如肿瘤手术应首先探查肿瘤邻近器官，注意是否有肿瘤的转移或播散，在进行肿瘤探查时尚需保护好周围的器官，以免导致医源性播散。

（5）根据术中所见病理改变，作出尽可能准确的诊断，及时决定施行的手术方式。

（6）使用医学专业术语，实事求是地描写手术范围及手术具体步骤。

（7）手术出血情况，如术中出血量、输血、输液总量，术中引流方式及各引流管放置的位置等。

（8）清理手术野和清点敷料、器械结果。确认手术野无活动性出血，清点并确认敷料、器械与术前数量相符后，才能缝闭手术切口。

（9）术中患者发生的意外情况及术后标本的处理。

（10）患者术后的处理及注意事项。

第九节　手术人员的基本素质与安全防护

一、手术人员的基本素质

（1）加强个人手术基本操作的训练，不断提高医疗业务水平。

（2）术前访视患者，详细了解病情，做好各方面的准备工作，充分估计手术中可能发生的意外情况。

（3）以手术者（主刀）为中心，相互尊重，精诚合作，积极配合。及时完成手术者所下医嘱，随时向手术者汇报病情。

（4）手术中各司其职，有条不紊，遇到意外情况一定要沉着冷静。

（5）聚精会神，以充沛的精力和旺盛的热情完成手术。

（6）严格执行无菌、无瘤、微创原则，避免因违反操作原则所致手术野的病原污染、肿瘤播散或不必要的组织损伤。

（7）尊重患者及患者的隐私，实行保护性医疗制度。

二、手术人员的安全防护

手术人员在对疾病的手术诊疗过程中，难免接触患者的机体、组织、血液、分泌物或污染的医疗器械。如果手术人员在进行诊疗操作时不注意自身的安全防护，就有可能导致自身的损伤或染上疾病。手术人员的安全防护应包括以下内容：

（1）被手术的患者应视为血源性病原（如细菌、病毒、肿瘤等）的携带者。

（2）处理血液、体液或污染的手术用品，均应戴手套。进行有关操作，如需接触患者的黏膜或患者皮肤时需戴手套。

（3）在对患有严重传染性疾病的患者进行手术操作时，应穿防护服、戴护目镜或面罩。

（4）手套破损、手术衣渗湿后无防护作用，应立即更换。

（5）所有锐器均应妥善放置，以防误伤。

（6）所有人员在接触患者或其体液后，即使已戴手套，亦应洗手或更换手套。

（7）术中弃去污染的用品时，应扔在医疗垃圾收容器内，不可随意丢弃。

（8）手术标本、组织、血液、体液，应放置于两层独立的标本袋内或瓶内。

（9）当有血液或体液溅出时，应先喷洒消毒剂，然后擦净。

（10）手术操作人员在进行操作配合时，既要避免自身的损伤，也要防止损伤他人，万一被尖锐污染物刺伤后，应立即进行相应处置，并动态观察。

（11）医护人员应该接种乙肝疫苗、新冠疫苗等防疫疫苗。

（12）如有皮肤破损则不应参加手术。

第十节　手术室的条件及管理制度与消毒

现代手术室应具备手术治疗、预防感染、教学和科学研究的综合功能。手术室的总体设计、选址、布局要合理，建筑规模要与医院相适应，要有示教和科研的场所与设施。随着现代科技的进步，洁净手术部和洁净手术室已在国内医院相继建成并投入使用，为手术治疗质量的提高和医学事业的发展提供了有利的条件和保障。外科手术学教学实验室的主要工作是利用动物进行模拟性临床手术教学。所以，其整体设计与建设应尽可能接近临床手术室。

一、手术室的条件

医院住院部和门诊部都设有手术室，一个现代化的手术室应具备以下几个基本条件。

1. 安静　手术室的地点，首先要有安静的环境，使手术人员能专心进行手术。

2. 清洁　最为重要。自天花板到地面上的一切用具，都需彻底保持清洁，各种建筑和用具的质料应坚固耐洗。地面须有一定的倾斜度，并设有排水的地漏。墙角及其与天花板相接处应呈圆角，以便清洁。为了防止发生侵入，要有双层窗户，室内不应有不必要的装置或凹凸雕刻。总之，手术室的一切构造力求不积灰尘又便于清洗。

3. 采光　手术室内的采光甚为重要，是保证手术顺利进行的重要因素之一。室内应避免日光直接射入，以免手术时影响视力，一般在手术台上方的室顶悬吊可转动的无影灯，并备有能搬动的照明立式灯。无影灯的光源经多方面的反射镜反射到手术区，操作时不会挡住灯光，便于进行手术，无影灯产生的热量较少，不致影响室温，因而可减少手术人员出汗。

4. 通风与调温设备　手术室内应有良好的通风设备和调温设备，温度以 20～25℃为宜，而湿度以 48%左右为宜。

5. 手术间及其附属用房　一般来说，手术间的多少根据外科床位的数字决定，如 100 张床左右，最好有 3～4 间。除手术间以外，手术室内应有一些附属用房，如办公室、更衣室、器械室、敷料室、洗手室、消毒室、麻醉室、复苏室等。

手术室位置的选择要符合安静、清洁、便于与其他科室往来、便于接送患者等要求。在相邻关系上，手术室应靠近输血科、病理科、影像科、实验诊断科等，以便工作联系。手术室应备有发电装置，便于停电时保持照明和电气设备的正常运转，不致影响手术的进行。为便于手术室内、外的通信联系，手术室内应设置对讲系统、闭路电视设施有利于病情传达、医院管理和开展教学工作。为预防麻醉气体意外点燃，除换气通风设施外，所有电源设备均应采用暗式结构，以免产生电火花。另外，手术室内还应安装消火栓、备有灭火器。

二、手术室的管理制度

（1）凡进入手术室的人员必须换手术室准备的鞋、帽、衣裤和口罩，参观手术人员数目不宜太多，一般为 2 人，参观人员应待手术准备完毕后方可进入。

（2）无菌手术和有感染的手术必须严格分开，在不同的手术间内施行。同一日内一个手术间里需做数个手术时，应先做无菌手术、后做感染手术。

（3）手术室工作人员必须遵守时间，一般应提前半小时进入手术室，进行必要的准备。

（4）手术室必须经常保持清洁，每次手术完毕后和每日工作结束时都应彻底洗净地上污液，清除地上的敷料及其他杂物，擦洗手术台及器械台。每星期应进行大扫除一次，彻底清洁墙角、窗台、房顶、橱顶等处。

（5）手术室内应定期进行空气消毒。

（6）患有急性感染或上呼吸道感染者，不得进入手术室。

（7）现代手术室还应用空气过滤器、高效能的空气调节装置、层流装置、电子监护仪器等先进设备仪器，均应正确使用、妥善管理。

三、手术室的清洁与消毒

（一）手术室的清洁

保持手术室的清洁和无菌环境，是预防和杜绝手术污染与手术感染的重要措施。手术室的清洁工作应定期、严格执行，以尽可能减少空间及物品上的细菌。手术间应在手术完毕后使室内外空气对流，保证手术间空气清新。每日手术后应进行清洁扫除，每周进行彻底清扫，包括刷洗地面、墙壁、手术台、桌柜等。

（二）手术室的消毒

手术室内应定期进行空气消毒，常用下列方法：

1. 乳酸消毒法 按 $100m^2$ 空间用 80%乳酸 12ml 倒入锅内，再加等量的水，将锅置于三脚架上，架下点燃酒精灯使乳酸溶液蒸发，待蒸发完后，将火熄灭，紧闭门窗 30 分钟，再打开门窗通风。

2. 紫外线消毒法 按每平方米地面面积使用紫外线电功率 1～2W 计算，照射 2 小时，照射距离不超过 2m。

3. 甲醛消毒法 按每立方米空间用 40%甲醛溶液 2ml 和高锰酸钾 1g 计算，将甲醛溶液倒入高锰酸钾内，即能产生蒸气，12 小时后打开窗户通风。

4. 喷雾消毒法 可用 0.1%新洁尔灭溶液、1∶2000 氯己定溶液、0.2%～0.3%过氧乙酸溶液等化学药液喷雾消毒室内空气及物品。墙围、地面的消毒可选用 2%～3%来苏、1%～3%漂白粉、0.5%氯己定溶液擦洗。使用过氧乙酸溶液时，避免接触金属物品以防生锈。

5. 非洁净手术室的空气消毒法 可采用物理和化学消毒方法。

（1）循环风紫外线空气消毒器：由高强度紫外线灯和过滤系统组成，可以有效滤除空气中的尘埃，并可杀灭空气中的微生物。

（2）静电吸附式空气消毒器：采用静电吸附原理，加过滤系统，可以过滤和吸附空气中带菌的尘埃和微生物，对空气进行消毒。

（3）紫外线照射：每次术前、术后紫外线照射灭菌 0.5～1 小时，每立方米≥1.5W，但紫外线照射 0.5～11 小时后空气中的细菌数量仍恢复至照射前的水平，所以灭菌效果不理想。

（4）臭氧消毒法：要求臭氧浓度达到≥20mg/m^3，在湿度≥70%的条件下，照射超过 0.5 小时。

（5）过氧乙酸熏蒸法：一般有效浓度为 0.2%过氧乙酸 10～20ml/m^3，湿度应控制在 70%～90%，温度控制在 18℃以上，作用 0.5 小时后通风。

我国的洁净手术室从级别上可分为四类：超洁净手术室、标准洁净手术室、一般洁净手术室、准洁净手术室。我国的手术室标准严格规定了不同类型手术室的技术指标。从无菌要求的静态指标数值上讲，我国现行的标准是高于欧美发达国家的。在洁净手术室的划分标准要求中，有两个主要技术保障条件：空气中的微生物（主要是细菌）的过滤清除；室内物品表面的灭菌处理。手术室空气净化程度是目前洁净手术室建设最难控制和实现的指标，设计难度大、造价高、运行维护成本大。

手术层流系统即层流手术室，是采用空气洁净技术对微生物污染采取程度不同的控制，达到控制空间环境中空气洁净度，适于各类手术要求。层流手术室是对进入手术室的空气通过初、中、高效过滤，以控制室内的尘埃含量，对空气中直径 0.3μm 以上粒子具有去除 97%～99%的能力，使恒温、恒压、恒湿、洁净的空气进入室内，以等速流过房间后流出，室内产生的尘埃或微生物不会向四周扩散，随气流方向经回风口排出室外，可使室内空气有一定的生物洁净度，手术环境更科学、更安全，适应外科治疗的需要。

（马　戎）

第四章　手术操作的基本原则

第一节　手术进行中的无菌原则

参加手术人员在手术过程中，必须树立严格的无菌观念，严格注意无菌操作，否则已建立的无菌环境、已经灭菌的物品及手术区域，仍有受到污染、引起伤口感染的可能，甚至可使手术因细菌感染而失败，从而危及患者生命。术中如果发现有人违反无菌原则，必须立刻纠正。在整个手术进行中，必须按以下规则施行：

1. 手术进行中，全体人员必须严肃认真，注意力高度集中，避免发生任何失误。

2. 手术人员穿灭菌手术衣和戴灭菌手套后，肩以上和腰以下、背部都应该视为有菌区域，手和前臂不能触碰手术台以外物品，手术台头架以上布单也不能接触。

3. 传递器械时，不可在手术人员背后或从头上越过传递器械及手术用品，凡坠落到手术台平面以下的器械及物品不准捡回再用，需重新灭菌处理才能使用。

4. 术中手术人员需要更换位置时，应背靠背进行交换。如助手由手术者左侧换到手术者右侧时，则先后退一步，再背靠背转过去。出汗较多时，应将头偏向于一侧，由其他人代为擦去，以免汗液滴落于手术区内。

5. 在手术操作中，如果灭菌单湿透，失去隔离作用，应另加无菌单遮盖。发现手套破损或被污染，应立即更换。衣袖被污染时须更换手术衣，或加戴无菌袖套。

6. 术中禁止高声谈笑和工作以外的谈论，避免强力呼气、咳嗽、喷嚏，不得已时须转头背向手术区，以防飞沫污染；口罩潮湿后，予以更换。

7. 做皮肤切口及缝合皮肤之前，需用酒精再次消毒皮肤，切皮用的刀、镊，不能再用于深部，应更换。切口边缘应以布巾或大纱布垫遮盖，并用巾钳或缝线固定于皮下。

8. 手术开始前要清点器械、敷料，手术结束时，认真核对器械、敷料（尤其是纱布块）。核对无误后才能关闭切口，以免异物遗留。

9. 手术进行中，如果台上需增加器械、无菌物品，应由巡回护士用灭菌钳夹持；夹送器械、物品时手不能靠近器械台，并要将台上增加物品数记录，便于术后核对。

10. 切开有腔器官之前，要用纱布垫保护好周围组织，切开后立即用吸引器将其内容物吸净，以防止或减少污染。消化管吻合后，要用盐水冲洗手套或更换手套，该吻合器械一般不能再用于处理其他组织。

11. 参观手术人员不可靠近手术人员或站得过高，应远离手术人员或手术台至少20cm，尽量减少在室内走动和说话。有条件的医院应设立专门的隔离看台，或以手术现场录像供参观用。

12. 手术进行中，在等待冷冻病理切片报告或术中行X线摄片造影时，手术人员不得离开手术台，切口应用无菌巾覆盖，并注意保护手术台无菌区不被污染。

以上规则在外科手术中必须遵照执行并时刻予以重视，只要在一个工作的细节上违反无菌原则，就会造成感染的机会。

第二节　手术过程中的无瘤原则

无瘤原则是指在手术过程中，应用各种措施防止手术操作过程中离散的癌细胞直接种植或播散。不恰当的外科操作可以导致癌细胞的医源性播散，因此，肿瘤外科必须遵循无瘤原则。

一、侵袭性诊疗操作中的无瘤原则

（一）选择合适的操作方法

肿瘤的播散途径及形式各不相同，应根据肿瘤的类型、大小以及生物学特性等选择合适的操作方法。穿刺活检（needle biopsy）即借助穿刺针刺入瘤体，抽吸组织细胞进行病理学检查。穿刺活检有导致针道转移的可能，因此，经皮内脏肿瘤穿刺应慎用，特别是对血供丰富的软组织肉瘤不宜采用穿刺活检。切取活检（incisional biopsy）是指切除部分肿瘤活检，有可能导致肿瘤播散，应慎用。切除活检（excisional biopsy）即将肿瘤完整切除后活检。因不切入肿瘤，故可减少肿瘤的播散，是一般肿瘤活检的首选方式。体积小位于皮下、黏膜下、乳腺、淋巴结等处的肿瘤，宜行切除活检。无论何种操作方法，均应操作轻柔，避免机械挤压。

（二）活检术的分离范围和切除范围

在解剖分离组织时，尽量缩小范围，注意手术分离的平面及间隔，以免癌细胞扩展到根治术切除的范围以外或因手术造成新的间隔促进播散。在切除病变时，应尽量完整，皮肤或黏膜肿瘤的活检应包括肿瘤边缘部分的正常组织，乳头状瘤和息肉的活检应包括基底部分。

（三）活检操作时

必须严密止血，避免血肿形成，因局部血肿常可造成肿瘤细胞的播散，亦造成以后手术的困难。对肢体的癌瘤应在止血带阻断血流的情况下进行活检。

（四）活检术与根治术的衔接

活检术的切口，应设计在以后的根治性手术能将其完整切除的范围内；穿刺活检的针道或瘢痕也必须注意，要在以后手术时一并切除。活检术与根治术时间间隔衔接得愈近愈好，最好是在有冷冻切片的条件下进行，因为冷冻切片可在半小时左右便可获得诊断，有助于决定是否进一步手术。

二、手术进行过程中的无瘤原则

（一）不接触的隔离技术

活检后应更换所有的消毒巾、敷料、手套和器械，然后再行根治手术；切口充分，便于显露和操作；用纱垫保护切口边缘、创面和正常脏器；对伴有溃疡的癌瘤，表面应覆以塑料薄膜，手术中手术者的手套不直接接触肿瘤，手术中遇到肿瘤破裂，需彻底吸除干净，用纱布垫紧密遮盖或包裹，并更换手套和手术器械；若不慎切入肿瘤，应用高频电刀电凝烧灼切面、隔离手术野，并扩大切除范围；肠袢切开之前，应先用纱布条结扎肿瘤远、近端肠管。

（二）严格遵循不切割原则和整块切除的根治原则

禁止将肿瘤分块切除，切缘应与瘤边界有一定的距离，正常组织切缘距肿瘤边缘一般不少于 3cm。肌纤维肉瘤切除时，要求将受累肌群从肌肉起点至肌肉止点处完整切除。

（三）手术操作顺序

1. 探查由远至近　对内脏肿瘤探查应从远隔部位的器官组织开始，最后探查肿瘤及其转移灶，手术操作应从肿瘤的四周向中央解剖。

2. 先结扎肿瘤的出、入血管，再分离肿瘤周围组织　手术中的牵拉、挤压或分离等操作都有可能使肿瘤细胞进入血液循环，导致肿瘤细胞的血行播散，因此，显露肿瘤后应尽早结扎肿瘤的出、入血管，然后再进行手术操作，可减少癌细胞血行播散的机会。

3. 先处理远处淋巴结，再处理邻近淋巴结　减少癌细胞因手术挤压沿淋巴管向更远的淋巴结转移。

（四）尽量锐性分离，少用钝性分离

钝性分离清扫彻底性差，且因挤压易引起肿瘤播散，应避免或少用，尽量使用刀、剪等锐性分离。另外，手术时采用电刀切割，不仅可以减少出血，而且可以使小血管及淋巴管被封闭，且高频电刀有杀灭癌细胞的功能，因而可以减少血道播散及局部种植。

（五）术中化疗药等的应用

术中可定时用氟尿嘧啶、顺铂等抗癌药物冲洗创面和手术器械；标本切除后，胸腹腔用生理盐水冲洗；术毕可用 2%氮芥溶液冲洗创面，减少局部复发的机会。有报道表明，肠吻合之前应用氯化汞或5-FU冲洗两端肠腔，可使结肠癌的局部复发率由10%降低到2%。

第三节　手术进行中的微创原则

微创原则指手术操作过程中对组织轻柔爱护，最大限度地保存器官组织及其功能，减少手术创伤，促进伤口的愈合。事实上微创原则贯穿于手术操作的整个过程中，包括：严格的无菌操作，对组织轻柔爱护，准确、彻底、迅速止血，减少失血，仔细解剖避免组织器官不必要的损伤，用细线结扎组织，手术切口尽可能沿体表的皮纹走向，适应局部解剖和生理特点，使切口尽可能少地影响局部的功能和美观等。

一、选择适当的手术切口

不同类型的切口选择会影响创口的愈合。手术切口的选择应能充分显露手术野，便于手术操作，在切开时减少组织损伤，尽可能按皮纹线（Langer line）的分布切开皮肤，以便于切口愈合，最大限度地恢复功能和外观。一般腹部横行切口的愈合并发症概率小于直切口，清洁切口愈合率高于污染切口。腹部无论何种切口，均应尽量避免切断腹壁神经，以免腹肌

萎缩。在保证能较好完成手术治疗的前提下，可适当缩小切口，不可盲目扩大手术范围。

二、精细分离组织

手术分离，分为钝性分离和锐性分离。锐性分离利用刀刃和剪刀的切割作用，能将致密的组织切开，切缘整齐，其边缘组织细胞损伤较少。钝性分离使用血管钳、刀柄、手指或剥离子等，通过推离作用，能分开比较疏松的组织。但如操作粗暴，钝性分离往往残留许多失活的组织细胞，损伤较大，手术过程中，了解两种分离方法各自的特点，加上对局部解剖和病变性质的熟悉，就能正确运用，取得良好的效果。另外，解剖分离时尽量在解剖结构间固有的组织间隙或疏松结缔组织层内进行，这样比较容易，且对组织损伤较少。同时还应尽可能避免打开不必要的组织层面。分离解剖神经、血管时，应使用无齿镊或无损伤血管钳，避免使用压榨性钳或有齿镊，以防损伤神经和血管。手术显露过程中要轻柔，避免使用暴力或粗鲁的动作牵拉压迫，导致组织挫伤、失活。

三、严密地保护切口

手术中避免术后切口感染最有效的方法是保护切口，防止污染。除了遵循无菌原则外，打开切口后，用大的盐水纱布保护切口两缘及暴露的皮肤，对避免腹腔内感染病灶污染切口有一定的帮助。关闭切口前，用等渗生理盐水冲洗掉其中的细菌、脂肪碎片、血凝块等，也是预防感染的重要手段。

四、迅速彻底止血

术中迅速彻底止血，能减少失血量，保持手术野清晰，还可减少手术后出血并发症的发生。不彻底的止血和异物残留是切口感染的重要原因。创口局部积聚的血液、血浆，是细菌良好的培养基。伤口中残留异物显然将导致创口愈合的延期。另外，结扎残端亦是一种异物，因此，在可能的情况下，结扎的线越细，结扎的组织越少，由此产生的异物就越小，就越有利于创口的愈合。

五、分层缝合组织

创口缝合的时候，应按解剖结构逐层缝合，避免脂肪或肌肉夹在中间，影响愈合。缝合后不能存留无效腔，否则血液或体液积聚在里面，有利于细菌生长，导致切口感染。此外，皮肤缝合时两边要对合整齐，打结时应避免过紧，防止造成组织坏死。

六、不可盲目扩大手术范围

能够用简单手术治愈的疾病，不可采用复杂的手术治疗；能用小手术治愈的疾病，不可做大范围的手术。

总之，微创是外科手术操作的基本要求，也是手术治疗的重要原则。初学者一开始就应养成爱护组织的良好习惯。近年来，随着外科医生对微创重要性的认识逐渐加深，及现代影像系统的发展，以腹腔镜（laparoscope）技术为代表的微创外科（minimally invasive surgery）手术技术，使外科治疗进入了一个崭新的领域。

（赵兴荣）

第五章　麻　　醉

麻醉的基本意思是：在安全条件下，使手术患者的整个机体或机体的某部分痛觉暂时消失。随着医学科学的发展，麻醉已远远超出单纯解决手术无痛的范围，现代麻醉学的理论和技术是随着基础医学、临床医学和医学生物工程等现代科学技术综合发展而形成的，它主要包括临床麻醉、对症治疗、急救复苏和疼痛治疗四个部分，其中临床麻醉是现代麻醉学的主要部分。在围术期，麻醉医师使用各种监测技术最为频繁，尤其是对呼吸、循环及中枢神经系统功能的监测；对呼吸道的控制和呼吸管理最为熟悉，包括呼吸模式的观察、人工呼吸、机械通气等；术中经常进行大量地、快速地输液或输血；使用多种血管活性药物及强效、速效药物。麻醉学的理论和技术，包括术前对患者的评估、人工气道的建立、器官功能的监测以及心肺复苏和疼痛治疗等，不仅应用于手术中，而且广泛应用于手术室以外的诊疗工作中。对于临床医学生来说，无论将来从事何种专业，都可以应用麻醉学的基本理论和操作技术来处理各种临床问题。因此，学好麻醉学不仅可以拓宽临床思路，而且可在临床工作中提高发现问题、分析问题和解决问题的能力。

第一节　麻醉的方法和分类

随着麻醉药品、器材、仪器的不断进步，新的理论技术不断应用，特别是将几种麻醉药或方法互相配合、综合平衡、复合应用，使麻醉方法的分类更加复杂，现将麻醉方法简单分类如下：

一、局部麻醉

（1）表面麻醉；
（2）局部浸润麻醉；
（3）区域阻滞麻醉；
（4）神经阻滞麻醉。

二、椎管内麻醉

（1）蛛网膜下腔阻滞麻醉；
（2）硬脊膜外腔神经阻滞麻醉；
（3）骶管阻滞麻醉。

三、全身麻醉

（1）吸入麻醉；
（2）静脉麻醉；
（3）基础麻醉。

第二节 麻醉前准备

麻醉前准备的目的在于消除或减轻患者对麻醉与手术产生的恐惧与紧张心理，利于麻醉的诱导与维持，以减少麻醉并发症及意外的发生。

一、患者体格和精神方面的准备

（一）增强患者对麻醉和手术的耐受力

麻醉前应尽力改善患者的营养状况，纠正紊乱的生理功能与治疗潜在的内科疾病，使患者各器官功能处于最佳状态。

（二）麻醉前患者的准备

要特别注意呼吸道不受呕吐和误吸的威胁。因此，择期手术，成人一般应在麻醉前至少 6 小时，最好 12 小时前开始禁食水；小儿术前也应至少禁饮禁食 6 小时；乳婴儿术前可不禁食。对于急症患者，如果手术时间不过分紧迫，麻醉前也应做比较充分的准备，否则按饱胃患者麻醉处理。

（三）患者精神方面的准备

着重于消除患者对麻醉和手术的顾虑。手术麻醉师应在术前访视患者，并向患者做好解释工作，如麻醉方法、手术体位及术中可能出现的不适感，以解除患者思想顾虑，取得患者的信任和合作。

（四）为了适应手术后恢复期的需要

指导患者进行一些必要的训练，如体位训练、在床上大小便训练，特别是呼吸方面的训练，指导患者深呼吸和咳痰，以减少术后肺部并发症。

二、麻醉设备、监测仪器和药品的准备

对于常规设备、特殊用具、监测仪器和用物等都应认真准备并详细检查。对于危重患者所需要的特殊药品都应在麻醉前准备齐全，以保证麻醉过程中、手术中能及时地取用，防止并发症及意外事件的发生，提高麻醉的安全性。

三、麻醉前用药

麻醉前用药亦称术前用药，是手术麻醉前的常规措施，主要目的在于：解除焦虑、充分镇静和（或）产生遗忘；稳定血流动力内环境，减少麻醉药需求量；降低误吸胃内容物的危险程度；提高痛阈，加强镇痛；抑制呼吸道腺体活动；防止术后恶心、呕吐。临床上常用药物有：苯巴比妥、哌替啶、安定、吗啡、异丙嗪、氟哌啶、阿托品和东莨菪碱等。

第三节 局 部 麻 醉

用局麻药暂时阻断周围神经的冲动传导，使受这些神经支配的相应区域产生麻醉作

用，称为局部麻醉（简称局麻）。局麻适用于表浅局限的中小型手术，在这种麻醉下，患者保持清醒，对重要器官功能的干扰影响轻微，并发症较少且简便易行，是一种安全的麻醉方法。

一、常用局麻方法

（一）表面麻醉

将穿透力强的局麻药敷用于黏膜表面，使其透过黏膜而阻滞位于黏膜下的神经末梢，使黏膜产生麻醉现象，称表面麻醉。眼、耳、鼻、咽喉、气管及支气管、尿道等处的浅表手术或内窥镜检查常用此法。

（二）局部浸润麻醉

将局麻药注射于手术区的组织内，阻滞神经末梢而达到麻醉作用，称局部浸润麻醉。如药液内含肾上腺素，其浓度为 1∶40 万。因用药量大，一般应用最低有效浓度。

（三）区域阻滞麻醉

围绕手术区，在其四周和底部注射局麻药，以阻滞进入手术区的神经干和神经末梢，称区域阻滞。适用于一些小肿块切除或活检以及头皮手术和腹股沟疝修补术等。

（四）神经阻滞麻醉

在神经干、丛、节的周围注射局麻药，阻滞其冲动传导，使受它支配的区域产生麻醉作用，称神经阻滞麻醉。临床常用的有颈丛、臂丛神经阻滞，肋间、眶下、坐骨、指（趾）神经干阻滞等。

二、常用局麻药

局麻药有酯类和酰胺类，前者有普鲁卡因、丁卡因；后者有利多卡因、布比卡因。

（一）普鲁卡因

普鲁卡因又名奴佛卡因，是一种弱效短时间作用但较安全的常用局麻药。其黏膜穿透力很差，不用于表面麻醉。由于它毒性较小，适合用于局部浸润麻醉，常用浓度为 0.5%。其作用维持时间仅 0.75～1 小时。成人一次限量为 1g。

（二）丁卡因

丁卡因又名邦妥卡因，是一种强效长时间作用的局麻药。其黏膜穿透力强，适用于表面麻醉，常用浓度为 1%～2%，但用于滴眼的浓度为 0.5%～1%。由于此药起效较慢和毒性较大，一般不用于局部浸润麻醉，其作用维持时间 2～3 小时。成人一次限量表面麻醉 40mg、神经阻滞麻醉 80mg。

（三）利多卡因

利多卡因又名赛罗卡因，是效能和作用时间均属中等程度的局麻药。其组织弥散性能和黏膜穿透力都好，可用于各种麻醉方法。用于表面麻醉的浓度为2%～4%，局部浸润麻醉的浓度为0.25%～0.5%，它最适用于神经阻滞麻醉，其常用浓度为1%～2%。它起效较快，作用维持1～2小时。成人一次限量为表面麻醉100mg，局部浸润麻醉和神经阻滞麻醉400mg。

（四）布比卡因

布比卡因又名丁哌卡因，是一种强效和长效局麻药。此药用于神经阻滞，浓度为0.25%～0.5%，较适用于产科麻醉。它常用于分娩镇痛，浓度为0.125%，作用时间可持续5～6小时。成人一次限量为150mg。

三、局麻药内加肾上腺素

（一）配制

可配制成1∶40万～1∶20万的浓度，一次用量0.1～0.2mg。

（二）优点

收缩局部血管，延缓局麻药吸收，减少局麻药的毒性反应，延长麻醉作用时间；消除局麻药引起的血管扩张作用，减少创面渗血。

（三）注意事项

1. 末梢部如指（趾）、会阴部，局麻药中不加肾上腺素，以防组织坏死。

2. 气管内表面麻醉溶液中不加肾上腺素，因肾上腺素可引起支气管平滑肌扩张，加速局麻药吸收。

3. 老年人、高血压、甲状腺功能亢进、糖尿病及周围血管痉挛患者，局麻药中不加肾上腺素。

4. 氟烷麻醉时不加肾上腺素，以防心律失常。

四、局麻药的不良反应

局麻药的不良反应包括毒性反应和变态反应两种。

（一）毒性反应

局麻药吸收入血液后，当浓度超过一定阈值，就会发生药物毒性反应，严重者可致死。

1. 原因

（1）一次用量超过患者的耐量。

（2）局麻药误注入血管内。

（3）作用部位血供丰富，未酌情减量；或局麻药液内未加肾上腺素。

（4）患者因体质衰弱等原因而耐受力降低。临床上有患者用小量局麻药后即出现毒性反应症状，称为高敏反应。

2. 症状及体征 根据中枢神经系统症状及体征可分为轻、中、重三度。

（1）轻度：以精神异常为特征，患者失去理智，一般出现多言，烦躁不安，或沉默、嗜睡等。

（2）中度：以面部小肌肉震颤为特征，可出现恶心、呕吐等症状。

（3）重度：出现全身抽搐和惊厥，患者可因抽搐缺氧而死亡。

呼吸循环系统早期表现为兴奋，之后转为抑制，严重者呈现昏迷，肌肉松弛，面色苍白，皮肤湿冷，血压下降，脉搏细弱，呼吸浅慢。如抢救不及时，可因循环、呼吸衰竭而死亡。

3. 预防

（1）勿一次超最大剂量，力求小剂量，分次注射；对老、小、体弱、肝功能不全、营养不良者适当减量；几种麻药混合使用时，应按毒性大小换算成一类中的一种局麻药剂量，总量不能超过该种局麻药的极限量。

（2）对血管丰富的区域，如头、面、颈部或麻醉部位有炎性充血反应者，应适当减少局麻药用量。

（3）局麻时，无肾上腺素禁忌者，局麻药液内加用少量肾上腺素，减慢吸收。

（4）宜采用最低有效浓度；因为浓度越大，吸收越快，中毒机会越多。

（5）麻醉前用巴比妥类或苯二氮䓬类以提高患者对局麻药的耐受力。

（6）操作时必须回抽无血，方可注入，防止局麻药误注入血管。

（7）核对清楚药名及药物浓度。

4. 处理

（1）立即停止用药，并给予吸氧、静脉输液。

（2）轻者可用 0.1mg/kg 肌内注射或静脉注射。

（3）抽搐、惊厥者可用安定 10mg 或 2.5%硫喷妥钠静脉注射，必要时可用氯琥珀胆碱、气管插管控制呼吸。

（4）呼吸循环支持：根据不同情况应用升压药或强心药等。

（5）如心搏骤停，应立即按心、肺、脑复苏处理。

（二）变态反应

两类局麻药中，以酯类引发变态反应机会较酰胺类高，酰胺类极罕见。真正的变态反应是使用很少量局麻药后，出现荨麻疹、咽喉水肿、支气管痉挛、低血压以及血管神经性水肿等，可危及患者生命。对严重患者的抢救应立即静脉注射肾上腺素 0.2～0.5mg，然后给予肾上腺素糖皮质激素和抗组胺药物。预防变态反应一般采用皮内敏感试验，但有假阳性和假阴性，故不可靠。如结合病史和皮内敏感试验，发现患者对酯类局麻药如普鲁卡因有过敏可疑时，可做酰胺类如利多卡因的皮内敏感试验，在试验阴性基础上改用利多卡因。

第四节 椎管内麻醉

椎管内麻醉包括蛛网膜下腔神经阻滞麻醉、硬脊膜外腔神经阻滞麻醉及骶管麻醉。此类麻醉患者神志清醒，镇痛效果确切，肌松弛良好，但可能引起一系列生理紊乱，且不能完全消除内脏牵拉反应。椎管内麻醉为我国常用的麻醉方法，其中硬脊膜外腔神经阻滞麻醉应用尤为广泛，占麻醉总数 50%以上。

一、蛛网膜下腔神经阻滞麻醉

蛛网膜下腔神经阻滞麻醉又称脊椎麻醉，亦称腰麻，是将局药注入蛛网膜下腔脑脊液中，使一定范围内脊神经根暂时失去传导功能，产生麻醉效果，简称脊麻。阻滞平面达到或低于 T_{10}（胸椎 10）为低平面腰麻，高于 T_{10} 但低于 T_4 为中平面腰麻，高于 T_4 而在 T_2 以下为高平面腰麻。目前高平面腰麻已很少用。仅骶尾神经被阻滞称为鞍区麻醉。

（一）腰麻的方法及步骤

1. 体位 穿刺时患者一般可取侧卧位或坐位，以前者最常用。取侧卧位，两手抱膝，大腿贴近腹壁，头尽量向胸部屈曲，使腰背部向后弓成弧形，棘突间隙张开，同时背部与床面垂直，并平齐手术床边缘，避免前俯或后倾，以利于穿刺操作。

2. 定位 成人应选第 2 腰椎以下棘突间隙，常选用腰椎 3～4 棘突间隙；小儿选第 3 腰椎以下棘突间隙作为穿刺点。定位方法为：取两侧髂嵴的最高点作连线，与脊柱相交处即为第 4 腰椎或腰椎 3～4 棘突间隙。

3. 穿刺与注药 必须在严格无菌操作下实施。消毒范围应上至肩胛下角，下至尾椎，两侧至腋后线。在定位的穿刺点作局麻皮丘，并在皮下及棘间韧带逐层浸润。腰穿针自皮丘处刺入，与背部皮肤垂直方向逐层进入，针尖穿过黄韧带及硬膜与蛛网膜时各有一次阻力消失“落空”感，随即拔出针芯，如有脑脊液流出，穿刺即告成功。将预先准备好的麻药注入蛛网膜下腔，注药前后均应回吸脑脊液，确保药液全部注入蛛网膜下腔。

（二）常用腰麻药及其配制

腰麻较常用的局麻药有普鲁卡因、丁卡因、利多卡因和布比卡因。使用这些药物时有几点值得注意：①腰麻阻滞范围取决于局麻药的用量，为确保患者的安全，要严格控制，绝不超过最高剂量。②腰麻的阻滞时间，与局麻药的种类有关，但主要取决于药物的浓度，浓度高持续时间长，但浓度过高，可引起脊髓神经细胞损害，故应按临床上规定的浓度施行，不得为延长麻醉时间而任意提高浓度。麻药中加入适量肾上腺素，以减慢药物吸收，可适当延长作用时间，但用量不应超过 0.3mg。③腰麻的局麻药配制成“重比重”、“等比重”或“轻比重”溶液，配合体位的调节，使麻药向一定方向移动，从而有效地控制麻醉范围。例如使用“重比重”液时，取头低脚高位，可使阻滞平面上升；取头高脚低位，可使阻滞平面不再上升。用“轻比重”液，其结果则相反。目前临床上多主张将局麻药配成含 5%的葡萄糖溶液，其比重可增加到 1.024～1.026，成为“重比重”液，目前已很少采用“轻比重”液。

腰麻药液的配制方法如下：

1. 普鲁卡因 150mg（白色晶体）溶解于 5%葡萄糖液 2.7ml（或脑脊液 2.7ml）中，再加 0.1%肾上腺素 0.3ml。

2. 丁卡因 常用浓度 0.33%，常用剂量 10～15mg。其配法为 1%丁卡因 lml+10%葡萄糖 1ml+3%麻黄碱 1ml，配成所谓 1∶1∶1 溶液，为丁卡因“重比重”液的标准配方，使用安全有效。

3. 利多卡因 一般用量为 100mg，常用浓度为 1%～2%。

4. 布比卡因 为目前最常用药物，常用剂量为 8～12mg，一般用 0.5%～0.75%浓度，0.75%布比卡因 2ml 以 10%葡萄糖液 5～10ml 配成“重比重”溶液。

（三）并发症

1. 术中并发症

（1）血压下降和心率缓慢：由于麻醉区域交感神经节前神经纤维被阻滞，使小动脉扩张，同时静脉回心血量减少，引起血压下降。可先快速静脉输液200～300ml，根据情况也可用麻黄碱静脉或肌内注射予以处理。心率过缓时，可静脉注射阿托品以降低迷走神经张力。

（2）呼吸抑制：呼吸抑制的程度与麻醉平面密切相关，严重时可发生呼吸停止。其处理方法为根据轻重程度予以鼻导管给氧或面罩下给氧。一旦出现呼吸停止，应立即作气管内插管、人工呼吸进行急救。

（3）恶心、呕吐：可因麻醉平面过高，迷走神经亢进、牵拉腹腔内脏或术中辅助药物而引发。应针对原因采取治疗措施，如提升血压、吸氧、暂停手术或施行内脏神经阻滞等。若恶心、呕吐较剧，可用异丙嗪或氟哌啶等药物镇吐。

2. 术后主要并发症

（1）头痛：系脑脊液漏至硬膜外腔，使颅内压下降所致，常于术后24～72小时患者开始活动时发生，尤其坐起时头痛加重，一般3～7天可自愈。用24#～26#细针穿刺缩小硬膜裂口，可预防其发生；术后平卧6～12小时，术中、术后给予足量补液，亦为预防措施。有头痛者适当给予镇静止痛药或用针刺止痛，也可于硬膜外腔内注入生理盐水，或5%葡萄糖溶液或右旋糖酐15～30ml。

（2）尿潴留：主要是支配膀胱的骶神经被阻滞后恢复较晚引起。下腹部或肛门、会阴部手术后切口疼痛以及患者不习惯在床上排尿也都是发生尿潴留的重要因素。可用针刺、热敷、诱导等方法促其排尿，必要时导尿。

（四）适应证和禁忌证

腰麻适用于2～3小时以内的下腹部及以下手术。如阑尾切除，疝修补，膀胱、子宫及附件手术，肛门、会阴部手术，下肢手术。中枢神经系统疾患，严重的心血管、呼吸系统疾患，脊柱畸形，穿刺点局部有感染者等为禁忌。

二、硬脊膜外腔神经阻滞麻醉

将局麻药注入硬脊膜外间隙，阻滞脊神经根，使其支配的区域产生暂时性麻痹，称硬脊膜外腔神经阻滞麻醉。有单次硬脊膜外腔麻醉和连续硬脊膜外腔麻醉之分，一般采用连续硬脊膜外腔麻醉，此法安全，麻醉时间不受限制。

（一）硬膜外麻醉的方法及步骤

1. 体位 与腰麻醉同。

2. 定位 穿刺点的选择应根据手术部位选定，一般取支配手术范围中央的相应棘突间隙。

3. 穿刺与注药 其穿刺方法有直入法和侧入法两种。穿刺针到达黄韧带后，根据阻力的突然消失、负压的出现以及无脑脊液流出等现象，即可判断穿刺针已进入硬膜外腔内后，插入硬膜外导管，拔去穿刺针，留置导管3～5cm，用胶布固定于患者背部。导管尾端接注射器，便于给药。注药时应先注入试验剂量，观察5～10分钟，无腰麻醉现象继续注入首次总量，也称初量，以后可根据需要追加维持量。

（二）常用硬膜外麻药的配制

常用药物为利多卡因、丁卡因和布比卡因。临床上常利用几种药物混合，以提高麻醉效果和减少并发症。其中最可取的配伍是 1%利多卡因和 0.15%丁卡因混合液，再加肾上腺素。也可根据需要适当地提高或降低药物浓度。

（三）并发症

1. 术中并发症

（1）全脊髓麻醉：硬膜外阻滞时，穿刺针或硬膜外导管误入蛛神经网膜麻醉下腔而未能及时发现，超过蛛网膜下腔神经阻滞麻醉数倍量的局麻药注入蛛网膜下腔，可产生异常广泛的神经阻滞麻醉称为全脊髓麻醉，为最严重的并发症，可导致低血压、意识丧失及呼吸停止，多在注药后数分钟出现，若处理不及时，可能发生心搏骤停。其处理原则是维持患者呼吸及循环功能，如气管插管行人工通气，加速输液速度，注入血管收缩药以升高血压等。避免穿破硬膜的措施，是先注射试验剂量目的是预防脊髓麻醉，用药后密切观察，以便及早发现进行急救处理。

（2）局麻药的毒性反应：硬膜外腔内有丰富的静脉丛，可因导管插入后误入血管而未被及时发现或吸收过快以及一次用药剂量超过限量而引起。其处理及预防措施详见本章第五节。

（3）血压下降：机制以及处理方法与腰麻相同。

（4）呼吸抑制：硬膜外阻滞对呼吸的影响主要在储备功能，一般不削弱正常静息通气。平面越高，对呼吸的影响越大，但能控制局麻药的浓度，从而控制运动神经被阻滞的程度。因此，平面虽高，尚不致严重影响呼吸功能。

（5）恶心、呕吐：与腰麻同。

2. 术后并发症 硬膜外阻滞的术后并发症一般较腰麻少。少数患者出现腰背痛或暂时尿潴留，一般多不严重。但也可发生严重神经并发症，甚至截瘫，其致病原因有损伤、血肿、感染和脊髓血管病变等。对于严重神经并发症，应以预防为主。

（四）适应证和禁忌证

与腰麻相比，它的适应证范围要大得多。它最常用于横膈以下的各种腹部、腰部和下肢手术，且不受手术时间的限制。它也可用于颈部、上肢和胸壁手术，但麻醉操作和管理技术都较复杂，采用时要慎重。其禁忌证与腰麻相似。对老年、妊娠、贫血、高血压、心脏病、低血容量等患者应非常谨慎，减少用药剂量，加强患者管理。

三、椎管内麻醉的护理配合及注意事项

（一）护理配合

1. 检查术前用药是否已完成，备好升压药、急救药、氧气、硬膜外穿刺包及硬膜外导管。

2. 做好解释工作，取得患者配合，摆好麻醉体位。

3. 协助进行麻醉药配制并及时建立静脉通路。

4. 注意观察生命体征，适时调整输液、输血速度，协助麻醉师进行术中处理。

（二）注意事项

1. 术前应了解患者有无局麻药过敏史。

2. 穿刺时，护士应在麻醉师的对面固定患者头颈部及双腿，防止扭动，使麻醉师顺利操作。

3. 穿刺完毕，硬膜外导管应固定妥当，术后需行镇痛的患者尤为重要。

4. 腰麻患者在腰椎穿刺前应建立静脉通路，以扩充血容量，并适时调整输液速度。

5. 对麻醉的术中并发症应做到心中有数，配合处理时应及时、迅速、准确。

第五节　全 身 麻 醉

麻醉药经呼吸道吸入或静脉、肌内注射，产生中枢神经系统抑制，呈现神志丧失，周身不感疼痛，也可有反射抑制和肌肉松弛等表现，这种方法称全身麻醉。这种抑制是可逆的或可控的，手术完毕，患者逐渐清醒，不留任何后遗症。全身麻醉药的种类较多，使用方法也不相同。全麻过程主要有：全身麻醉诱导（患者由清醒到神志丧失的过程）、气管内插管（将一气管内导管经口或鼻腔进入声门，插入气管内）、全身麻醉的维持（在手术过程中，根据手术的需要和患者的耐受能力，将麻醉维持在一定的深度，既保证患者安全又满足手术的需要）。

一、吸 入 麻 醉

吸入全身麻醉是将麻醉气体或麻醉蒸气吸入肺内，经肺泡进入血液循环到达中枢神经系统而产生的全身麻醉。常用的吸入麻醉药有安氟醚、异氟醚和氧化亚氮（笑气），偶尔也使用氟烷。

（一）安氟醚、异氟醚

系无色透明液体，麻醉效能强，诱导迅速，苏醒快而平稳，无燃烧爆炸的危险，对气道无刺激性，分泌物不增多，肌肉松弛作用好，对肝肾的毒性低，对循环系统抑制轻微，尤其使用安氟醚时，心律稳定，与肾上腺素共用也不引起心律失常；麻醉方法多用紧闭法。

（二）氧化亚氮（笑气）

氧化亚氮是一种不燃烧、不爆炸的气体麻醉药。笑气的麻醉作用较弱，笑气与氧常作为安氟醚、异氟醚、氟烷、乙醚、硫喷妥钠或芬太尼等麻醉的辅助麻醉措施。笑气于短时内使用，是毒性最小的吸入麻醉药，对循环系统基本上无抑制，不引起心律和血压的变化；对呼吸道无刺激性，不增加分泌物和喉部反射；对肝肾器官也无影响。但笑气吸入后可弥散于含有气体的体腔内，而使这种体腔成倍地增大，给体内其他重要系统带来危害；同时长时间高浓度吸入笑气，可对红细胞生成系统有一定损害，补充维生素K，可减少此副作用。

（三）氟烷

氟烷为无色透明液体，带有苹果香味，对呼吸道无刺激性，用药后无不适感。其麻醉效能强，咽喉反射消失快，不易诱发喉痉挛及支气管痉挛。但麻醉稍深血压即下降，下降程度与吸入浓度成正比。麻醉后心率多减慢，使用阿托品可预防。易发生心律不齐，因此氟烷麻醉时禁用肾上腺素类药。因能抑制子宫收缩，故在难产、剖宫产等手术中禁用，以免增加产后出血。肌肉松弛不良，对肝脏有损害作用。麻醉方法可用开放点滴法、紧闭法、半紧闭法等。

（四）乙醚

乙醚具有镇痛好、麻醉效能强、安全范围广、有肌肉松弛作用、使用简单方便的优点。但乙醚有强烈的刺激味，患者难以接受，且易燃烧、易引起爆炸，目前已基本不用。

麻醉方法有开放点滴法、紧闭法、半开放法、半紧闭法等，以开放点滴法最为常用。

二、静脉麻醉

将全麻药注入静脉，经血液循环作用于中枢神经系统而产生全身麻醉的方法称为静脉全身麻醉。常用的静脉麻醉药有巴比妥类如硫喷妥钠，非巴比妥类如氯胺酮、异丙酚、静脉辅佐麻醉药如γ-羟基丁酸钠、依托咪酯（乙咪酯）及咪唑安定等。

（一）硫喷妥钠静脉麻醉

硫喷妥钠为超短效的巴比妥类药，易通过血脑屏障，静脉注射后 1min、肌内注射后 2～5min 即入睡，静脉诱导快而平顺，但对循环和呼吸有明显的抑制作用（与用药剂量、注射速度有关）。因此对呼吸道有梗阻、危重患者及循环代偿功能差的患者慎用或禁用。此药还能抑制交感神经、兴奋副交感神经，麻醉可诱发喉痉挛和支气管痉挛，因此哮喘患者禁用。

1. 适应证 硫喷妥钠可用于麻醉诱导、小儿基础麻醉、复合麻醉的辅助药。亦可用于小手术，如脓肿切开、人工流产等。

2. 给药方法

（1）静脉注射：麻醉诱导用 4～6mg/kg，小手术可分次少量用药。当患者神志丧失、眼睑反射消失、眼球固定、针刺或划皮无反应时即可手术。一次总量不超过 1g。

（2）肌内注射：配制硫喷妥钠浓度为 2%～2.5%，以 15～25mg/kg 肌内注射作为小儿基础麻醉，一次最大剂量不超过 0.5g，45～60min 后可追加原剂量的 1/2。硫喷妥钠基础麻醉仅为药物睡眠，止痛必须靠局麻或其他麻醉方能完成手术。

3. 护理措施

（1）硫喷妥钠应现配现用。

（2）硫喷妥钠为强碱性药物，不能与酸性药物混合。

（3）注射时应避免漏到皮下或注入动脉，以免引起组织局部坏死。

（二）氯胺酮静脉麻醉

氯胺酮可选择性地抑制丘脑-新皮层系统及大脑联络径路，而延脑及边缘系统则呈兴奋状态。注射后表现为意识与感觉分离，外观似浅麻醉或浅睡眠状态，或清醒而表情淡漠。眼睑或睁或闭，眼球水平震颤，但有深度镇痛作用，这种选择性地抑制与兴奋作用被称为分离麻醉。该药清醒过程中可出现幻觉与噩梦，辅用安定类药有一定预防作用。氯胺酮对循环与呼吸系统有兴奋作用，并增加颅内压、眼内压和肺动脉压，因此有上述情况者禁用。

1. 适应证 适应于小儿基础麻醉、复合麻醉辅助药、烧伤切痂植皮术及表浅手术。

2. 给药方法

（1）静脉注射：1～2mg/kg，1min 起作用，维持 10～15min，以后根据手术需要每10～15min 追加 1/2 剂量，或用 0.1%溶液静脉滴注维持。

（2）肌内注射：用于小儿，3～6mg/kg，注射后 3～5min 起效，维持 30～40min，以后可追加 1/2 量。

（三）γ-羟基丁酸钠静脉麻醉

为中枢递质 γ-氨基丁酸的中间代谢产物，毒性低，镇静催眠作用强。用药后产生类似自然睡眠的基础麻醉状态，副交感神经系统功能亢进，可出现心动过缓，阿托品可预防。该药用后可促使钾离子进入细胞内，使血清钾降低，故低血钾患者禁用。

1. 适应证 此药适应于小儿基础麻醉、麻醉诱导及其他麻醉辅助药。

2. 应用方法 静脉注射，小儿按 80～100mg/kg 缓慢注射，以每分钟 1g 为度，维持时间 45～60min。

（四）异丙酚静脉麻醉

异丙酚是快速、短效静脉麻醉药，临床制剂是乳剂。麻醉作用起效快，时限短，苏醒迅速而完全，无兴奋现象，无蓄积作用，无毒性作用。一次静脉注射按 1.5～2mg/kg 后，眼睑反射消失，进入麻醉状态，维持时间为 4～5min。此时血压有短时下降，心率稍增速，有时呼吸有短暂抑制或暂停。它既可作麻醉诱导，也可与安定、氧化亚氮（N_2O）同用作复合麻醉，或按每分钟 50～150μg/kg 速度作静脉滴注以维持麻醉。

（五）依托咪酯（乙咪酯）静脉麻醉

依托咪酯为一种人工合成非巴比妥类快速作用的静脉麻醉药，按 0.3mg/kg 静脉注射后几秒钟内患者便入睡，麻醉维持时间 3～5min，麻醉效果强于硫喷妥钠 5mg/kg 静脉注射。依托咪酯对循环系统几乎无不良影响，常用于有心脏疾病患者的麻醉诱导。依托咪酯对呼吸系统无明显抑制，它也不释放组胺。依托咪酯麻醉后有可能发生肌震颤和局部注射处静脉疼痛，事先用芬太尼可预防。诱导剂量的依托咪酯注射完毕后，再以 0.1～0.2mg/kg 剂量持续静脉滴注以维持麻醉。

（六）咪达唑仑静脉麻醉

咪达唑仑具有抗焦虑、镇静催眠、抗惊厥、抗癫痫、降低肌张力和顺行性遗忘等作用。其特点是起效快、半衰期短、安全性大，常用于静脉复合麻醉。小剂量咪达唑仑对血流动力学影响小，且能改善冠脉循环；对呼吸影响也很小；对大脑皮层功能几乎无影响，却能降低脑血流和大脑的氧耗。小剂量咪达唑仑对肝几乎没影响，因此是肝功能不良患者麻醉时的首选药物。咪达唑仑可用作门诊小手术麻醉、诱导麻醉和静脉复合麻醉。诱导麻醉时以咪达唑仑 0.15～0.3mg/kg 静脉注射，可导致类似自然睡眠的麻醉状态，起效时间为 3 分钟。

（七）神经安定镇痛麻醉

是以神经安定药丁酰苯类如氟哌啶和强效镇痛药如芬太尼为主的一种静脉复合麻醉

方法。患者表现为安静不动、对环境漠不关心、闭目嗜睡、唤之能应。多作为局麻的辅助，以减轻患者的不适。

三、全麻的护理配合及注意事项

（一）护理配合

1. 备好麻醉用物，包括麻醉插管盘、麻醉药品、急救药品、麻醉机等。协助麻醉师检查麻醉机、氧气及吸氧用管，备好吸引器及吸痰用物。吸引器应处在良好备用状态。

2. 建立静脉通路，协助进行麻醉诱导，气管插管。

3. 注意观察生命体征、术中失血情况，适时调整输液、输血速度，协助麻醉师进行各种处理。

4. 做好麻醉患者的护理。

（二）注意事项

1. 患者入手术室后，检查并核对患者术前禁食禁饮、术前用药情况。

2. 麻醉前应取下患者的活动假牙，松开衣领、裤带，女患者应取下发夹及装饰物。

3. 麻醉诱导时，护士应与麻醉师密切配合，保护患者，防止麻醉意外。

4. 与麻醉师核对静脉用药，所有静脉用药物均应有明显标记，以防与其他药物混淆。

5. 全麻患者应特别注意手术体位的摆放及体位护理。各种体位的摆放应按各体位摆放的要求进行，同时注意不使肢体、神经受压，不影响呼吸、循环功能（各体位具体摆放方法及注意事项详见第三章第五节）。

（周云松）

第六章　常用手术器械及使用方法

外科手术器械是手术操作的必备物品，手术器械的种类和名称虽然很多，其中一些更是各种手术都必须使用的基本器械。正确掌握各种手术器械的结构特点和使用方法并能熟练运用是外科手术的基本要求和保证，也是外科手术学的基本功。常用的基本器械有手术刀、手术剪、手术镊、血管钳、持针钳、牵开器、缝合针和缝合线等。

第一节　手　术　刀

手术刀由刀柄和可装卸的刀片两部分组成。刀柄一般根据其长短及大小来分型（图 6-1），刀柄可以安装不同型号的刀片。刀片的种类较多，按其形态可分为圆刀、弯刀及三角刀等；按其大小可分为大刀片、中刀片和小刀片（图 6-2）。

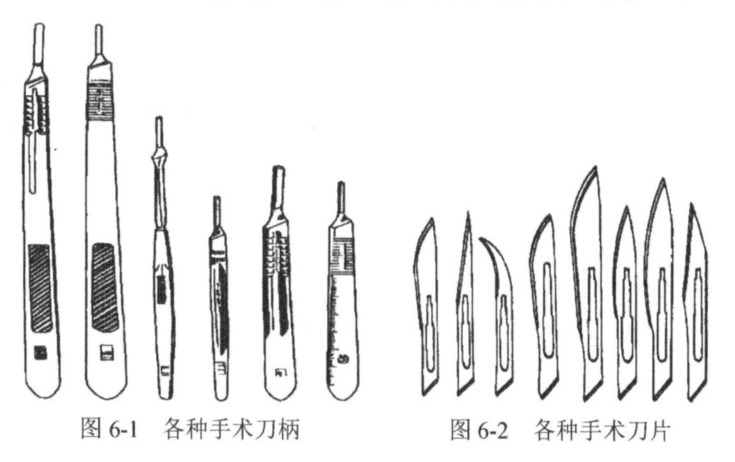

图 6-1　各种手术刀柄　　　　图 6-2　各种手术刀片

手术时根据实际需要，选择合适的刀柄和刀片。刀柄通常与刀片分开存放和消毒。刀片应用持针器夹持安装，切不可徒手操作，以防割伤手指。装载刀片时，用持针器夹持刀片前端背部，使刀片的缺口对准刀柄前部的槽缝推进即可装上。取下时，用持针器夹持刀片后端背部，稍用力抬起刀片向前推即可卸下（图 6-3）。手术刀主要用于切开或解剖组织，刀柄还可做钝性分离组织。

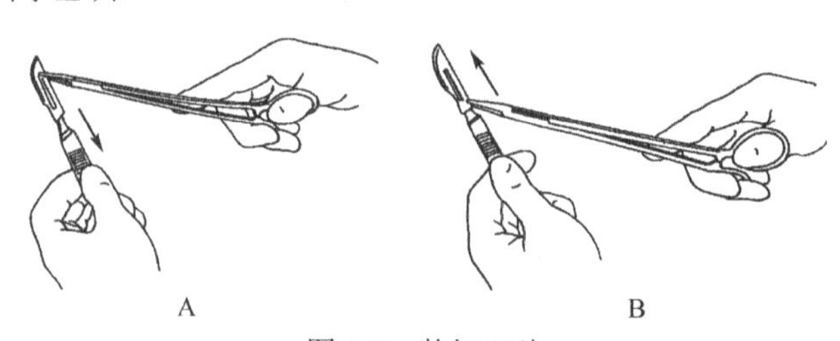

图 6-3　装卸刀片

A. 刀片的装载；B. 刀片的卸取

一、执刀姿势

一般有四种（图 6-4）。

1. 执弓式（指压式）　是最常用的一种执刀方式，动作范围广而灵活，用力涉及整个上肢，主要在腕部。用于较长的皮肤切口和腹直肌前鞘的切开等。

2. 执笔式　用力轻柔，操作灵活准确，其动作和力量主要在手指。用于短小切口及精细手术，如解剖血管神经及切开腹膜等。

3. 握持式　全手握持刀柄，拇指与食指紧捏刀柄刻痕处。此法控刀比较稳定。操作的主要活动力点是肩关节。用于切割范围广、组织坚厚、用力较大的切开，如截肢、肌腱切开、较长的皮肤切口等。

4. 反挑式　是执笔式的一种转换形式，刀刃向上挑开，以免损伤深部组织。操作时先刺入，动点在手指。用于切开脓肿、血管、气管、胆总管或输尿管等空腔脏器。

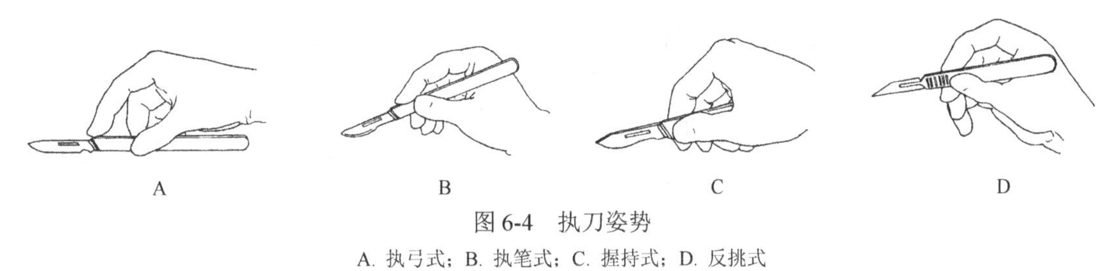

图 6-4　执刀姿势

A. 执弓式；B. 执笔式；C. 握持式；D. 反挑式

二、手术刀的传递

传递手术刀时，传递者应握住刀柄与刀片衔接处的背部，将刀柄尾端送至手术者的手里，不可将刀刃指着手术者传递以免造成损伤（图 6-5）。

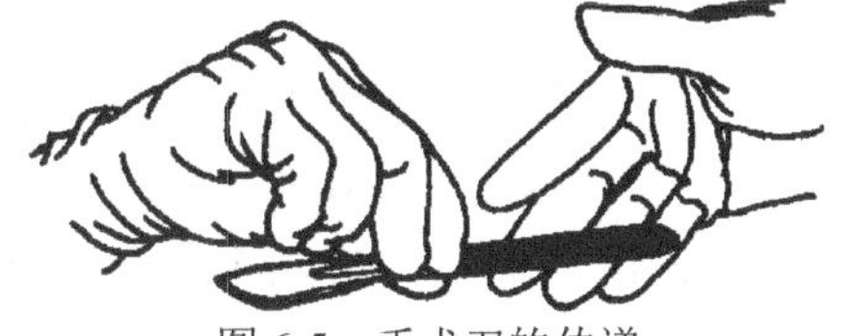

图 6-5　手术刀的传递

三、其他的刀类

其他刀类有截肢刀、骨刀、轴式取皮刀、鼓式取皮刀等。此外，还有各种电刀、氮气刀、超声刀和激光刀等，通过特定的装置来达到切割组织同时止血的目的。

目前高频电刀在外科领域中使用很广泛，其工作原理是高频电流对组织细胞产生电解、电热和电刺激效应。在医学应用中，主要利用其电热效应来进行组织切割、解剖、间接或直接电凝，使手术出血量减少到最低程度。高频电刀类型很多，使用前必须了解其性能及使用方法。

手控开关的高频电刀具有切割和电凝两个按钮。使用高频电刀有一定的危险性，为预防意外，使用时应注意：①事先检查电器元件有无故障；②移去手术室内易燃物质；③安置好患者身体的负极板，应尽量靠近手术部位，以便使电流通过最短的途径安全地返回电凝器；④注意不要弄湿负极板，防止烧伤；⑤电凝器的功率不应超过 250W，电凝前用纱布吸去创面的积血；⑥作一般切割分离时不要使用单纯电凝，电凝刀头未与组织完全接触前不能通电；⑦通电时电刀头和导电的血管钳不应接触出血点以外的其他组织或其他金属器械，尽量减少组织烧伤；⑧随时剔除电刀头末端的血痂、焦痂，使之导电不受障碍；

⑨重要组织器官或其附近慎用或禁用电刀。

第二节　手　术　剪

手术剪分为组织剪和线剪两大类。组织剪刀薄、锐利，有直、弯两型，大小长短不一（图 6-6），主要用于分离、解剖和剪开组织。通常浅部手术操作使用直组织剪，深部手术操作一般使用中号或长号弯组织剪。线剪多为直剪，又分剪线剪和拆线剪。组织剪的刃较薄，线剪的刃较钝厚，使用时不能用组织剪代替线剪，以免损坏刀刃，缩短剪刀的使用寿命。拆线剪的结构特点是一页钝凹，一页尖而直。

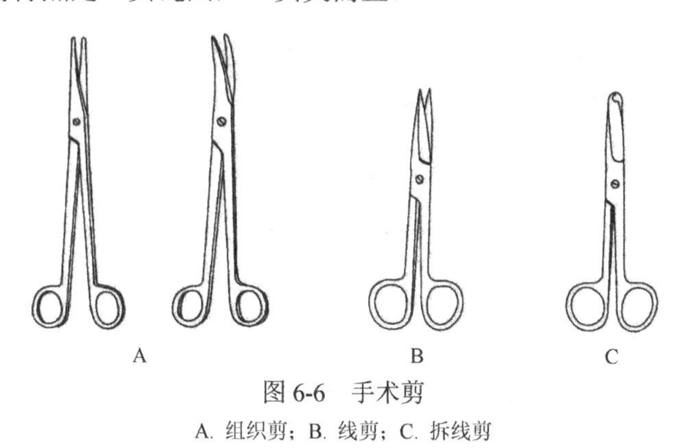

图 6-6　手术剪

A. 组织剪；B. 线剪；C. 拆线剪

正确的执剪姿势为拇指和无名指分别扣入剪刀柄的两环，中指放在无名指的剪刀柄上，食指压在轴节处起稳定和导向作用。初学者执剪常犯错误是将中指扣入柄环，而这种错误的执剪方法不具有良好的三角形稳定作用，从而直接影响动作的稳定性。剪割组织时，一般采用正剪法，也可采用反剪法，有时为了增加稳定性，还可采用扶剪法（图 6-7）。

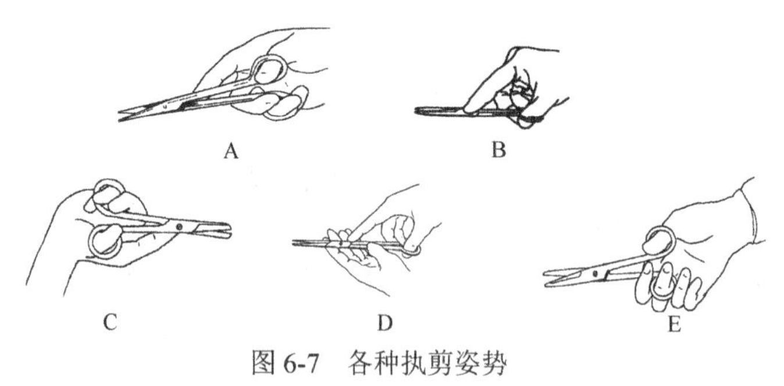

图 6-7　各种执剪姿势

A. 执剪姿势；B. 正剪法；C. 反剪法；D. 扶剪法；E. 错误执剪法

第三节　手　术　镊

手术镊用以夹持或提取组织，便于分离、剪开和缝合。也可用来夹持缝针或敷料等。其种类较多，有不同的长度，镊的尖端分为有齿和无齿（平镊），还有为专科设计的特殊手术镊（图 6-8）。

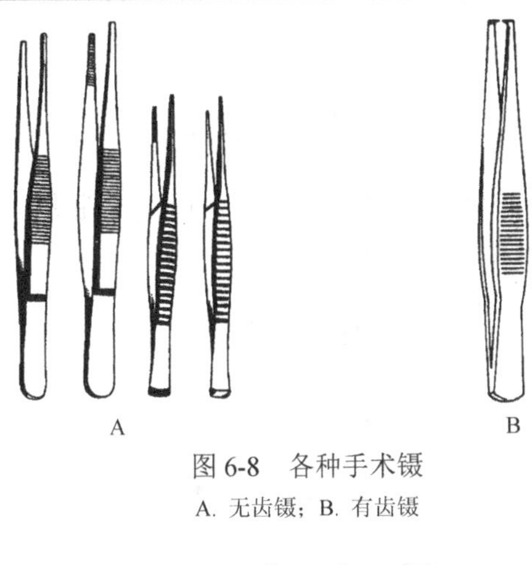

图 6-8　各种手术镊

A. 无齿镊；B. 有齿镊

一、有　齿　镊

前端有齿，齿分为粗齿与细齿，粗齿镊用于提起皮肤、皮下组织、筋膜等坚韧组织，细齿镊用于肌腱缝合、整形等精细手术，夹持牢固，但对组织有一定的损伤作用。

二、无　齿　镊

前端平，其尖端无钩齿，分尖头和平头两种，用于夹持组织脏器及敷料。浅部操作时用短镊，深部操作时用长镊。无齿镊对组织的损伤较轻，用于脆弱组织、脏器的夹持。尖头平镊用于神经、血管等精细组织的夹持。正确的持摄姿势是拇指对食指与中指，把持镊的中部，稳而适度地夹住组织（图 6-9），操作方便而灵活。错误地持镊既影响操作，又不易控制夹持力度的大小（图 6-10）。

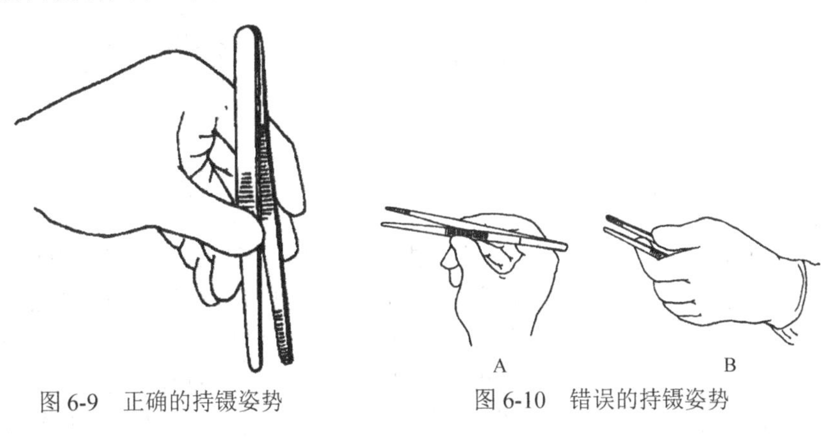

图 6-9　正确的持镊姿势　　图 6-10　错误的持镊姿势

第四节　血　管　钳

血管钳（hemostat）主要是用于止血的器械，故也称止血钳，此外，还可用于分离、解剖、夹持组织；也可用于牵引缝线，拔出缝针或代镊使用。代镊使用时不宜夹持皮肤、脏器及较脆弱的组织，切不可扣紧钳柄上的轮齿，以免损伤组织。临床上血管钳种类很多，其结构特点是前端平滑，依齿槽床的不同可分为弯、直、直角、弧形、有齿、无齿等血管钳。钳柄处均有扣锁钳的齿槽。

临床上常用的血管钳有以下几种：

一、蚊式血管钳

有弯、直两种，为细小精巧的血管钳，可作微细解剖或钳夹小血管，不宜用于大块组织的钳夹。用于脏器、面部及整形等手术的止血。

二、直 血 管 钳

用以夹持皮下及浅层组织出血，协助拔针等。

三、弯 血 管 钳

用以夹持深部组织或内脏血管出血。有大、中、小三种型号。

四、有齿血管钳

用以夹持较厚组织及易滑脱组织内的血管出血。如肌肉、肠系膜、大网膜等。也可用于切除组织的夹持牵引。注意前端钩齿可防止滑脱，对组织的损伤较大，不能用作一般的止血（图 6-11）。

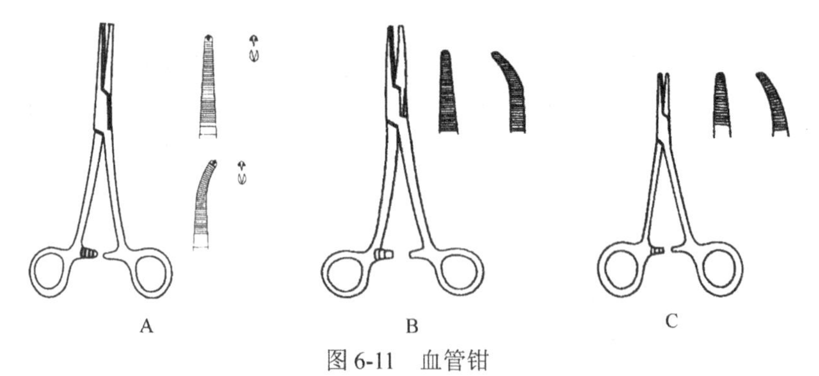

图 6-11　血管钳

A. 有齿血管钳；B. 直、弯血管钳；C. 直、弯蚊式血管钳

血管钳的正确执法基本同手术剪，应避免执钳方法错误。血管钳钳夹组织时，对组织有严重挫伤。因此，使用血管钳时，必须用尖端准确夹住出血点，尽量少钳夹附近组织，避免多次反复钳夹，更不能钳夹皮肤，以免影响切口愈合。松开血管钳时，两手操作则不一致。利用右手套入血管钳环口的拇指与无名指相对挤压，继而旋开的动作即可松开该钳。左手操作时需用拇指和食指持住血管钳一个环口，中指和无名指持住另一环口，将拇指和无名指轻轻用力对顶一下，即可松开。血管钳的传递：手术者掌心向上，拇指外展，其余四指并拢伸直，传递者握血管钳前端，以柄环端轻敲手术者手掌，传递至手术者手中（图 6-12）。

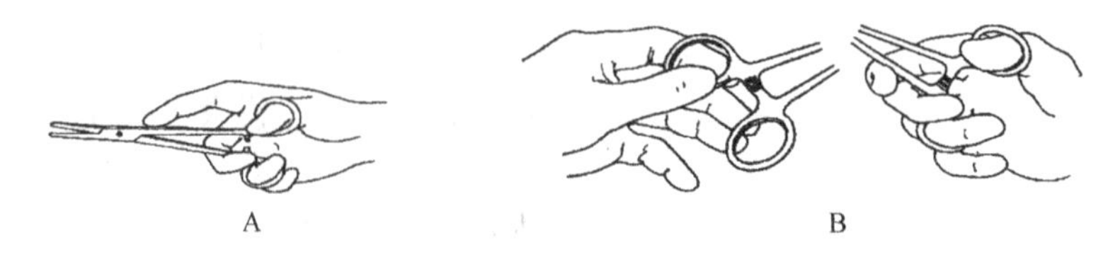

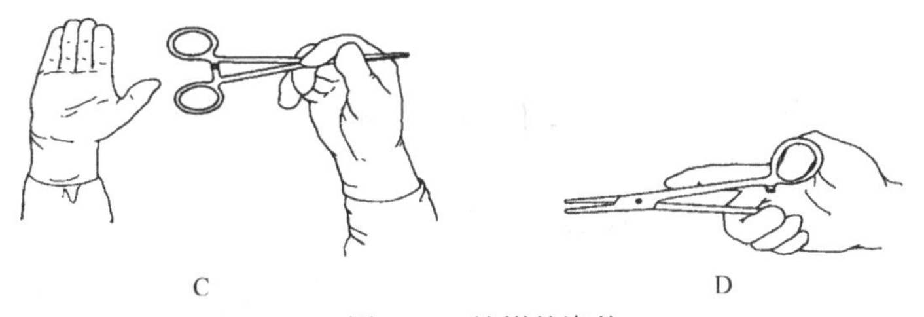

图 6-12　持钳的姿势

A. 正确持钳姿势；B. 血管钳的开放；C. 血管钳的传递；D. 错误持钳姿势

第五节　持　针　钳

持针钳又称持针器，主要用于夹持缝合针进行缝合，有时也用于器械打结，其基本结构与血管钳类似。持针钳的钳头较宽短，柄长，钳叶内有交叉齿纹，使夹持缝针稳定，不易滑脱。使用时将持针钳的尖端夹住缝针的中、后 1/3 交界处为宜。

一、持针钳的执握方法

1. 掌握法　也叫把抓式，即用手掌握拿持针钳，钳环紧贴大鱼际肌上，拇指、中指、无名指及小指分别压在钳柄上，食指压在持针钳中部近轴节处。利用拇指及大鱼际肌和掌指关节活动推展，张开持针钳柄环上的齿扣。

2. 指扣式　为传统执法，用拇指、无名指套入钳环内，以手腕力量来控制持针钳缝合操作，手指控制其张开与合拢时的动作范围。

3. 单扣式　也叫掌指法，拇指套入钳环内，食指压在钳的前半部作支撑引导。其余三指压钳环固定手掌中，拇指可上下开闭活动，控制持针钳张开与合拢。

二、持针钳的传递

传递者握住持针钳中部，将柄端递给术者。在持针钳的传递和使用过程中避免刺伤手术人员（图 6-13）。

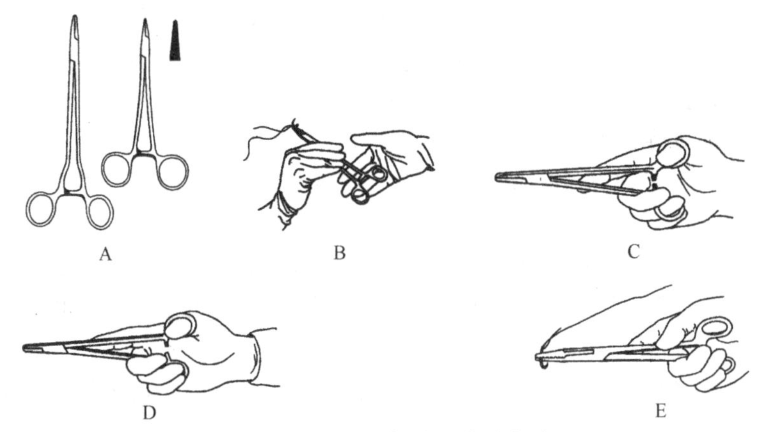

图 6-13　持针钳握持和传递方法

A. 持针钳；B. 持针钳的传递；C. 指扣式；D. 单扣式；E. 把抓式（掌握法）

第六节 其他常用钳类器械

其他常用钳类器械介绍如下（图6-14）。

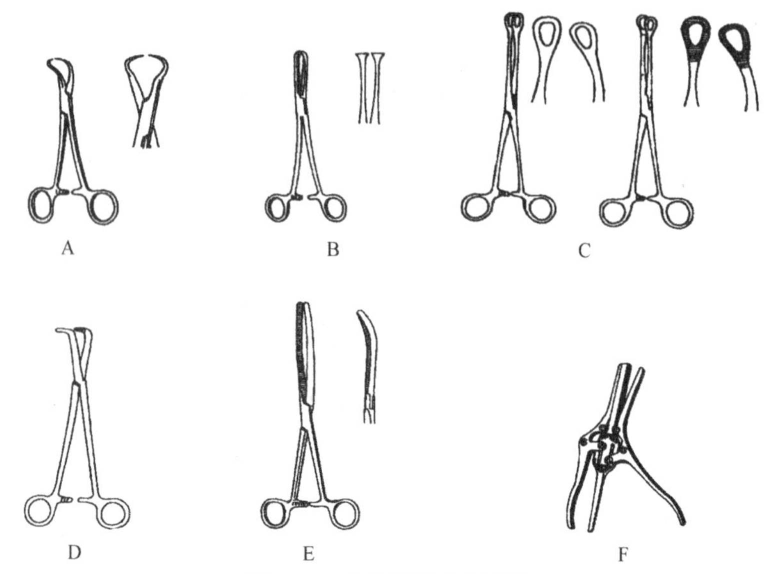

图6-14 其他常用手术钳类

A. 布巾钳；B. 组织钳（鼠齿钳）；C. 海绵钳（卵圆钳）；D. 直角钳；E. 直、弯肠钳；F. 胃钳

1. 布巾钳 简称巾钳，前端弯而尖，似蟹的大爪，能交叉咬合，主要用以夹持固定手术巾单，有时也用于骨及其他坚韧组织的牵引，以防手术中移动或松开。注意使用时勿夹伤正常皮肤组织。

2. 组织钳 又叫鼠齿钳和爱力氏钳，其前端稍宽，有一排细齿似小耙，闭合时互相嵌合，弹性好，对组织的压榨较血管钳轻、创伤小，一般用以夹持组织，不易滑脱，如皮瓣、筋膜或即将被切除的组织，也用于钳夹纱布垫与皮下组织的固定。

3. 海绵钳 也叫卵圆钳、持物钳，钳的前部呈环状，分有齿和无齿两种，有齿环钳主要用以夹持、传递已消毒的器械、缝线、缝合针及引流管等，也用于夹持敷料做手术区域皮肤的消毒，或用于手术深处拭血和协助显露、止血；无齿环钳主要用于夹提肠管、阑尾、网膜等脏器组织。夹持组织时，一般不必将钳扣关闭。

4. 直角钳 用于游离和绕过重要血管及管道等组织的后壁，如胃左动脉、胆道、输尿管等。

5. 肠钳 有直、弯两种，钳叶扁平有弹性，咬合面有细纹、无齿，其臂较薄，轻夹时两钳叶间有一定的空隙，钳夹的损伤作用很小。可用以暂时阻止胃肠壁的血管出血和肠内容物流动，常用于夹持肠管。

6. 胃钳 有多关节轴，压榨力强，齿槽为直纹，且较深，夹持组织不易滑脱，常用于钳夹胃或结肠。

7. 肾蒂钳、脾蒂钳和肺钳 分别在术中夹持肾蒂、脾蒂或肺根时使用。

第七节　缝合针与手术用线

一、缝　合　针

缝合针简称缝针，是用于各种组织缝合的器械，它由针尖、针体和针尾三部分组成。针尖形状有圆形、三角形及铲形三种；针体的形状有近圆形、三角形及铲形三种，一般针体前半部分为三角形或圆形，后半部分为扁形，以便于持针钳牢固夹紧；针尾的针眼是供引线所用的孔，分普通孔和弹机孔。目前有许多医院采用针线一体的无损伤缝针，其针尾嵌有与针体粗细相似的线，这种针线对组织所造成的损伤较小，并可防止在缝合时缝线脱针。临床上根据针尖与针尾中间有无弧度，将缝针分为直针、半弯针和弯针；按针尖横断面的形状分为角针和圆针。

1. 直针　适合于宽敞或浅部操作时的缝合，如皮肤及胃肠道黏膜的缝合，有时也用于肝脏的缝合。

2. 弯针　临床应用最广，适于狭小或深部组织的缝合。根据弧弯度不同分为1/2、3/8弧度等。几乎所有组织和器官均可选用不同大小、弧度的弯针做缝合。

3. 圆针　针尖及针体的截面均为圆形，用于缝合一般软组织，如胃肠壁、血管、筋膜、腹膜和神经等。

4. 三角针　针尖前面呈三角形（三菱形），能穿透较坚硬的组织，用于缝合皮肤、韧带、软骨和瘢痕组织等，但不宜用于颜面部皮肤缝合。

5. 无损伤缝针　主要用于小血管、神经、黏膜等纤细组织的吻合与缝合。

临床上应根据需要，合理选择缝针，原则上应选用针径较细、损伤较小的缝针（图6-15）。

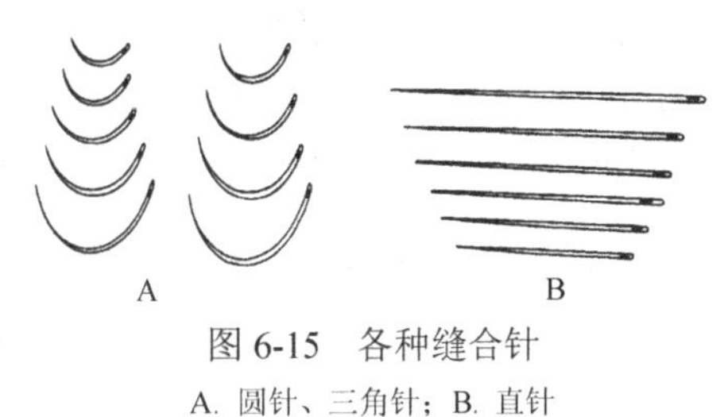

图6-15　各种缝合针
A. 圆针、三角针；B. 直针

二、手 术 用 线

手术用线用于缝合组织和结扎血管。手术所用的线应符合下列要求：有一定的张力、易打结、组织反应小、无毒、不致敏、无致癌性、易灭菌和易保存。手术用线分为可吸收缝线和不吸收缝线两大类。

（一）可吸收缝线

可吸收缝线主要有肠线及合成纤维线。

1. 肠线　由绵羊的小肠黏膜下层制成。因属于异种蛋白，在人体内可引起较明显的组织反应，因此使用过多、过粗的肠线时，创口炎性反应较重。肠线有普通和铬制两种。普通肠线在体内约经一周左右开始吸收，多用于结扎及缝合皮肤。铬制肠线于2～3周后开始吸收，用于缝合深部组织。各种组织对肠线的吸收速度不同，腹膜吸收最快，肌肉次之，皮下组织最慢。肠线的粗细通过编号来表示，正号数越大的线越粗，“0”数越多的线越细。一般多用（4-0）～2号肠线，直径为0.02～0.6mm，相邻的编号之间直径多相差0.08mm。肠线可用以缝合不适宜有异物长期存留的组织，以免形成硬结、结石等；也用于感染的深部创口的缝合。临床上肠线主要用于内脏如胃、肠、膀胱、输尿管、胆道等黏膜层缝合，一般用（1-0）～（4-0）的铬制肠线。较粗的（0～2 号）铬制肠线常用于缝合深部组织或感染的腹膜。在感染的创口中使用肠线，可减小由于其他不吸收缝线所造成的难以愈合的窦道。

使用肠线时应注意：①肠线质地较硬，使用前应用生理盐水浸泡，待变软后再用，但不可用热水浸泡或浸泡时间过长，以免肠线肿胀易折，影响质量。②不能用持针钳或血管钳钳夹肠线，也不可将肠线扭折，以免撕裂易断。③肠线一般较硬、较粗、较滑，结扎时需要三重结。剪线时留的线头应长一些，否则线结易松脱。一般多用连续缝合，以免线结太多，致术后异物反应较严重。④胰腺手术时，不用肠线结扎或缝合，因肠线可被胰腺消化吸收，从而引起继发出血或吻合口破裂。⑤尽量选用细肠线。⑥肠线价格比丝线价格贵。

2. 外科合成可吸收纤维线 随着科学技术的进步，越来越多的合成纤维线应用于临床，它们均为高分子化合物，有聚酰胺缝合线、聚酯缝合线、聚丙烯缝合线、聚对二氧杂环乙酮缝合线、聚乳酸纤维缝合线等。由多股紧密编织而成的针线一体线，粗细从（6-0）～2 号，合二为一的圆体角针对肌肉和黏膜损伤较小，水解后产生的羟基乙酸有抑菌作用。3-0 线适合于胃肠、泌尿科、眼科及妇产科手术等；1 号线适合于缝合腹膜、腱鞘等；聚乳酸羟基乙酸缝合线适合于浅表皮肤和黏膜的缝合。合成纤维线因富有弹性，打结时要求以四重或更多重的打结法作结。其优点有：组织反应轻，抗张力较强，不易拉断；柔软平顺，易打结，操作手感好；对组织的拖带和损伤小，无毒、无致癌性，有抗菌作用。

（二）不吸收缝线

有桑蚕丝线、棉线、不锈钢丝、尼龙线、钽丝、银丝、亚麻线等数十种。根据缝线张力强度及粗细的不同亦分为不同型号。0～10 号数越大表示缝线越粗，张力强度越大。N-0“N”值越大的线越细，最细显微外科无损伤缝线编号为 12-0。以 3-0、0、4 和 7 号较常用。

1. 丝线和棉线 为天然纤维纺成，表面常涂有蜡或树脂。丝线是目前临床上最常用的手术用线，其优点是组织反应小、质软、易打结而不易滑脱、抗张力较强、能耐高温灭菌、价格低。缺点是为组织内永久性异物，伤口感染后易形成窦道；胆道、泌尿道缝合可致结石形成。棉线的用处和抗张力均不及丝线，但组织反应较轻，抗张力保持较久，用法与丝线相同。根据需要选用。0～（3-0）为细丝线，适用于一般的结扎与缝合；（5-0）～（7-0）为最细丝线，用于血管神经的缝合；1～4 号常称中号丝线，多用于皮肤、皮下组织、腹膜、筋膜等的缝合；4 号以上为粗丝线，常用于结扎大血管、减张缝合等。

2. 金属线 为合金制成，有不锈钢丝和钢丝，具备简易灭菌、刺激较小、抗张力大等优点，但不易打结。常用于缝合骨、肌腱、筋膜，减张缝合或口腔内牙齿固定等。

3. 不吸收合成纤维线 如尼龙、锦纶、涤纶、聚丙烯血管缝合线等，优点是光滑、不吸收，组织反应小、抗拉力强，可制成很细的丝，多用于微小血管缝合及整形手术。用于微小血管缝合时，常制成无损伤缝合针线。其缺点是质地稍硬，线结易于松脱，结扎过紧时易在线结处折断，因此不适于有张力的深部组织的缝合。

（三）特殊缝合材料

目前临床上已应用多种切口钉合和黏合材料来代替缝针和缝线完成部分缝合。主要有外科拉链、医用黏合剂、外科缝合器等。其优点有：使用方便、快捷，伤口愈合后瘢痕很小。但缝合仍是最基本和常用的方法。

1. 外科拉链 结构是由两条涂有低应变原黏胶的多层微孔泡沫支撑带组成，中间是一条拉链，其两边的串带缝合在支撑条内。在使用时必须仔细缝合伤口皮下组织层，擦干分泌物及血迹，将两边的串带分别粘贴于伤口两侧的皮肤上，最后收紧拉链并盖以无菌干纱布。其优点是无创、无痛操作，伤口自然愈合，减少伤口异物和新鲜创伤造成感染的危险，无缝线和闭合钉的痕迹，无需拆线，伤口愈合更加美观。通常适用于较整齐的撕裂伤口或手术切口的闭合，但不适用于身体毛发多、自然分泌物多以及皮肤或肌肉组织损失过多的伤口。

2. 医用黏合剂 α-氰基丙烯酸酯同系物经变性而制成的医用黏合剂，已经广泛应用于临床，为无色或微黄色透明液体，有特殊气味。具有快速高强度黏合作用，可将软组织紧密黏合，促进愈合。黏合时间6～14秒，黏合后可形成保护膜，维持5～7天后自行脱落。主要用于各种创伤、手术切口的黏合，具有不留针眼瘢痕、促进组织愈合、止血、止痛和抗感染等作用。使用时，必须彻底止血，对合皮肤，擦去渗出液。

3. 外科缝合器 有人称之为吻合器或钉合器，以消化道手术使用最为普遍。消化道缝合器种类很多，根据功能和使用部位的不同，可分为管型吻合器、线型吻合器、侧侧吻合器、荷包缝合器及皮肤筋膜缝合器。根据手术的需要可选择不同种类、不同型号的吻合器。使用前应阅读说明书，了解器械结构和性能。现以管型消化道吻合器为例简单介绍其结构和使用方法。管型消化道吻合器由几十个部件组成，其基本结构为：①带有中心杆的刀座和抵钉座；②内装两排圆周形排列的抵钉及推钉片和环形刀的塑料钉仓；③装有手柄、推进器、调节螺杆的中空的器身。使用时，先关好保险杆，检查塑料钉仓内抵钉是否安放合适。将塑料钉仓装在器身顶部，塑料钉架上的凸口对准器身的凹口，旋紧金属外罩，将钉仓固定在吻合器身上，塑料刀座装入抵钉座内，组装好的吻合器抵钉座和钉架分别放入待吻合的消化道两端，并围绕中心杆将消化道两端各作一荷包缝线紧扎于中心杆上。中心杆插入器身后，顺时针方向旋转调节螺杆，使消化道两端靠拢、压紧。打开保险杆，单手或双手握住手柄，一次性击发，吻合和残端环形切除一次完成。再逆时针方向旋转尾部调节螺杆，使中心杆与缝合器身逐渐脱开，再将器身前端依次向两侧倾斜，以便于抵钉座先退出吻合口，然后再将整个缝合器轻柔缓慢地退出，吻合即已完成。吻合器钉合的优点有节省时间、对合整齐和金属钉的组织反应轻微。缺点是由于手术区的解剖关系和各种器官的钉合器不能通用，所以只能在一定范围内使用，有时发生钉合不全，且价格贵。尽管吻合器钉合技术先进，可以代替手法缝合，在临床上应用日益广泛，但外科基本手术操作是外科医生的基础，对初学者更是如此，所以还是要掌握和练好基本功。

第八节 牵 开 器

牵开器又称拉钩，用以牵开组织，显露手术野，便于探查和操作，可分为手持拉钩和自动拉钩两类。有各种不同形状和大小的规格，可根据手术需要选择合适的拉钩。常用的拉钩有以下几种（图 6-16）。

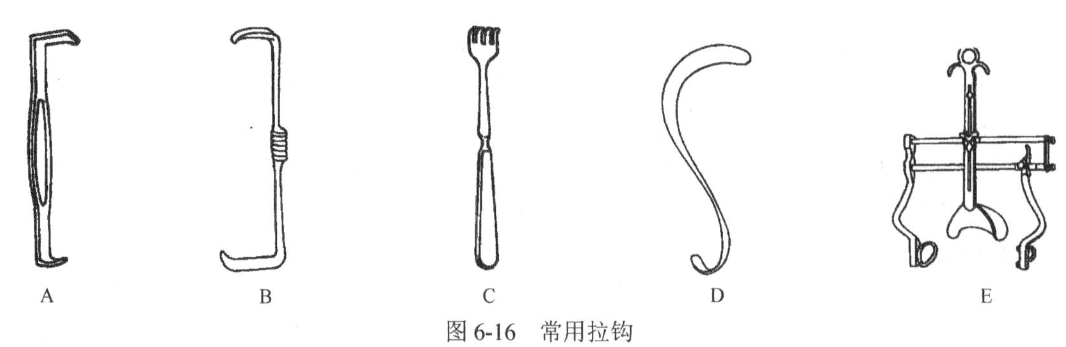

图 6-16　常用拉钩

A. 甲状腺拉钩；B. 腹腔平头拉钩；C. 皮肤拉钩；D. S 形拉钩；E. 自动拉钩

1. 甲状腺拉钩　也叫直角拉钩，为平钩状，常用于甲状腺部位牵拉暴露，也常用于其他手术，可牵开皮肤、皮下组织、肌肉和筋膜等。

2. 腹腔平头拉钩　也叫方钩，为较宽大的平滑钩状，用于腹腔较大的手术。

3. 皮肤拉钩　也叫爪形拉钩，外形如耙状，用于浅部手术的皮肤牵开。

4. S 形拉钩　也叫弯钩，是一种 S 形腹腔深部拉钩，用于胸腹腔深部手术，有大、中、小、宽、窄之分。

5. 自动拉钩　为自行固定牵开器，也称自持性拉钩，如二叶式、三叶式自动牵开器，腹腔、胸腔、盆腔、腰部、颅脑等部位的手术均可使用。全方位手术牵开器是一种新型自动拉钩，能充分显露手术野，可节省 1～2 名助手，并明显减轻手术助手的劳动强度。适用于上腹部、盆腔及腹膜后所有手术，如肝肾移植术、全胃切除术、胰十二指肠切除术、脾切除术、肝肿瘤切除术、贲门周围血管离断术及膀胱和前列腺手术等。使用拉钩时，应掌握正确的持钩方法和使用方法，拉钩下方应衬垫盐水纱布垫或湿治疗巾，特别是在使用腹腔拉钩时更应注意。敷料衬垫可以帮助显露手术野，保护周围器官及组织免受损伤。使用手持拉钩时，牵拉动作应轻柔，避免用力过猛，根据术者的意图及手术进程及时调整拉钩的位置，以达到最佳显露。

第九节　吸　引　器

吸引器用于吸引手术野中的出血、渗出物、脓液、空腔脏器中的内容物、冲洗液，使手术野清楚，减少污染机会。吸引器由吸引头、橡皮管、玻璃接头、吸引瓶及动力部分组成。动力又分电动马达和脚踏吸筒两种。吸引头结构和外形有多种，金属或一次性硬塑料双套管、单管（图 6-17）。双套管的外管有多个孔眼，内管在外套管内，尾部以橡皮管接于吸引器上，多孔的外套管可防止内管吸引时被周围的组织堵塞，保持吸引通畅。

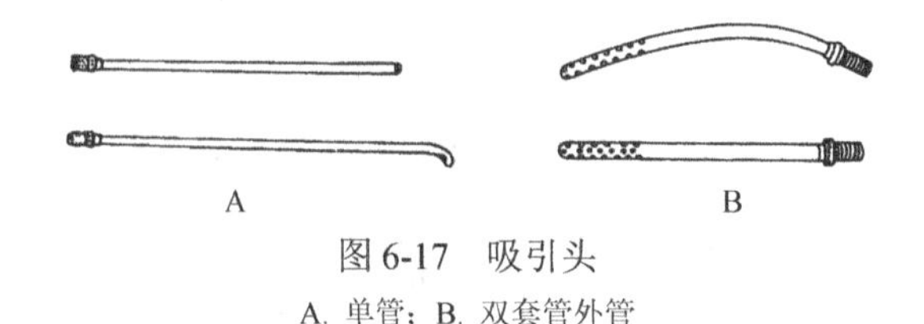

图 6-17　吸引头

A. 单管；B. 双套管外管

（赵兴荣）

第七章　手术的基本操作

第一节　外科打结技术与技巧

手术中的缝合需要打结，止血也需要结扎，打结技术是外科手术中最常用和最基本的操作之一。外科打结技术的好坏及水平高低，取决于速度及质量。打结的速度及质量不仅影响手术时间长短，而且也会影响整个手术的安全及质量，影响患者的预后，结打得不好，可能给患者带来痛苦甚至危及患者的生命。尤其是精细手术或涉及血管外科时，结扎不牢固、不可靠，可导致术后线结滑脱和松结引起出血、缝合的组织裂开继发感染及吻合口瘘等。打结学起来容易，打起来也容易；但真正打好结，结扎确切可靠，并非易事。因此，熟练地掌握正确的打结技术是外科医生必备的技能，需经过长时间的锻炼及各种手术的实践加以领会，才可提高打结技术水平。

一、外科打结的种类及要点

1. 外科结　在外科手术中不常用，因打结比较费时，用得较少。打第一个结时将线圈绕两次，然后打一个方向相反的单结，不易滑脱和松动。比较牢固可靠，用于结扎大血管及肾蒂、脾蒂等，还用于有张力的组织结扎或固定引流管。

2. 方结　是外科手术中最常用的结，也是最基本的结，适用于各种结扎止血和缝合。它是由两个相反方向的单结重叠构成，结扎后线圈内张力越大，结扎线越紧，不易自行变松或自行滑脱。如果方法不当，结的方向及两手力不均匀，均可酿成结的滑脱。

3. 三重结　在方结的基础上，再做一个与第二个单结方向相反的结，即为三重结，使结变得更为牢固、安全及可靠。三重结主要用于结扎重要组织和较大的血管以及张力较大时的组织缝合。如果结扎线是羊肠线或合成线，结扎时宜多用此结。它唯一的缺点是，有时基于安全打成四重结或五重结，造成很大的结扎线头，使较大异物遗留在组织中。

4. 假结　又名顺结、“十字结”。它由两个方向相同的单结构成，结扎后易自行松散和滑脱。手术中不宜使用，尤其是在重要部位结扎时忌用。

5. 滑结　也是由两个方向相反的单结构成，与方结相同。打结时两手用力不均匀，一侧线牵拉过紧，只用了另外一侧线头打结。此结极易滑脱，比假结有更大的危险性。在外科手术操作中，必须予以避免。避免的方法主要是要注意两手拉线力量要均匀及方向要正确。

综上所述，方结、三重结和外科结是外科手术操作中常用的结；而假结、滑结在外科手术中不安全，甚至会酿成严重后果，必须高度重视予以避免（图 7-1）。

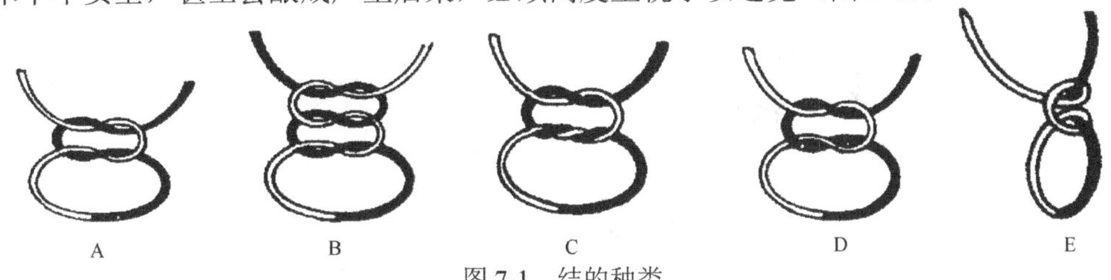

图 7-1　结的种类

A. 方结；B. 三重结；C. 外科结；D. 假结；E. 滑结

二、打结的方法分类

打结的方法可分为单手打结法、双手打结法及器械打结法三种。

1. 单手打结法　是一种简便而迅速的外科打结方法，易学易懂，术中应用最广泛，应重点掌握和练习，以单手（左右手均可，但以右手为多）为主进行打结。适合于手术各部位的结扎（图 7-2）。

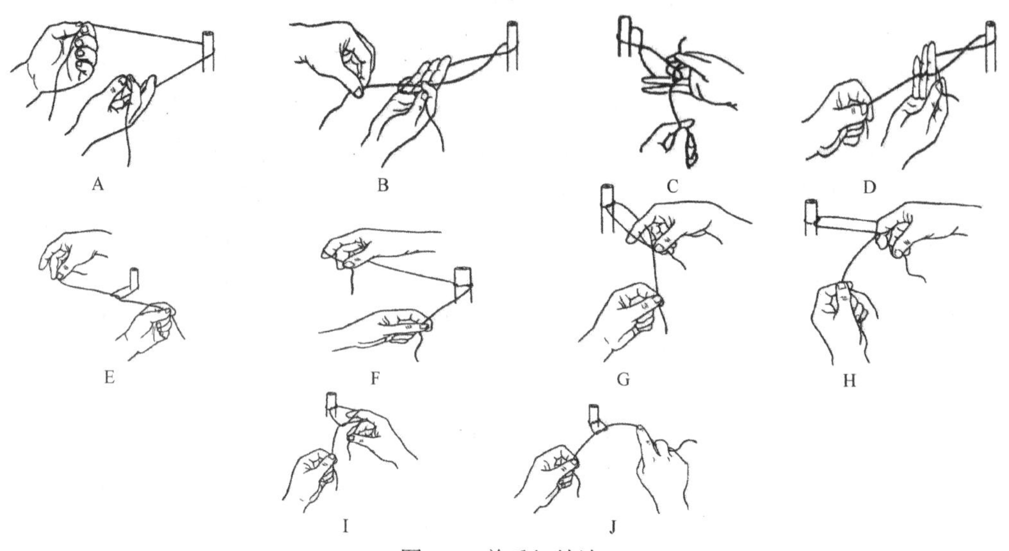

图 7-2　单手打结法

A. 右手单手打结拉线；B、C、D. 右手单手打方结第一结；E. 三点一线拉紧第一结；F、G、H、I. 右手单手打方结第二结；J. 三点一线拉紧第二结

2. 双手打结法　较单手打结法慢，但更为可靠，不易滑结。双手分别做结，每只手分别做同一个动作，但线的方向要相反，用于深部组织的结扎或缝扎张力较大组织的打结（图 7-3）。

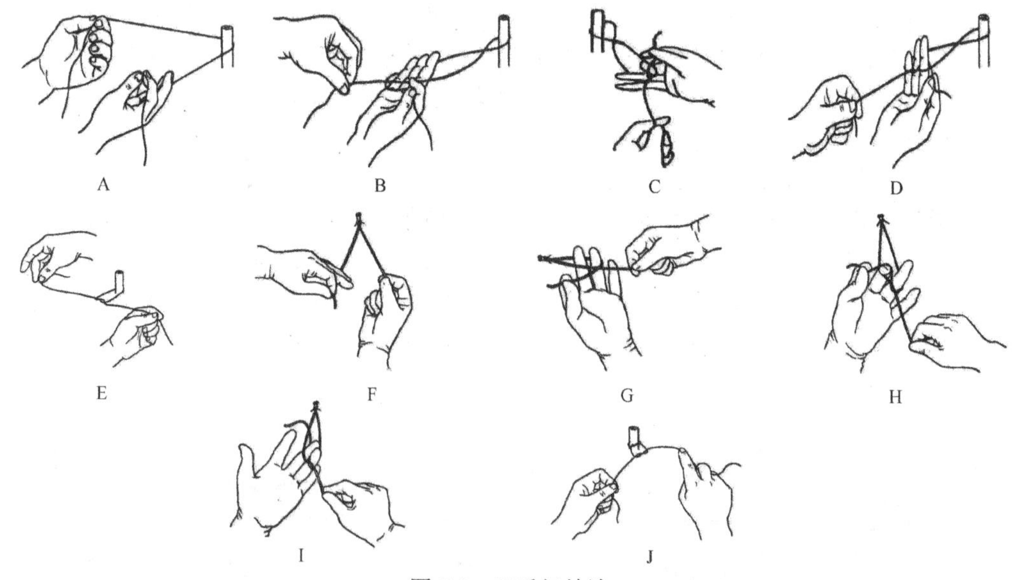

图 7-3　双手打结法

A. 双手打结拉线；B、C、D. 右手打方结第一结；E. 三点一线拉紧第一结；F、G、H、I. 左手打方结第二结；J. 三点一线拉紧第二结

3. 器械打结法　用持针器或止血钳进行打结操作，使用方便，容易掌握，节省缝线及穿线的时间。适合于浅、深部结扎及线头较短、徒手打结有困难时（图 7-4）。

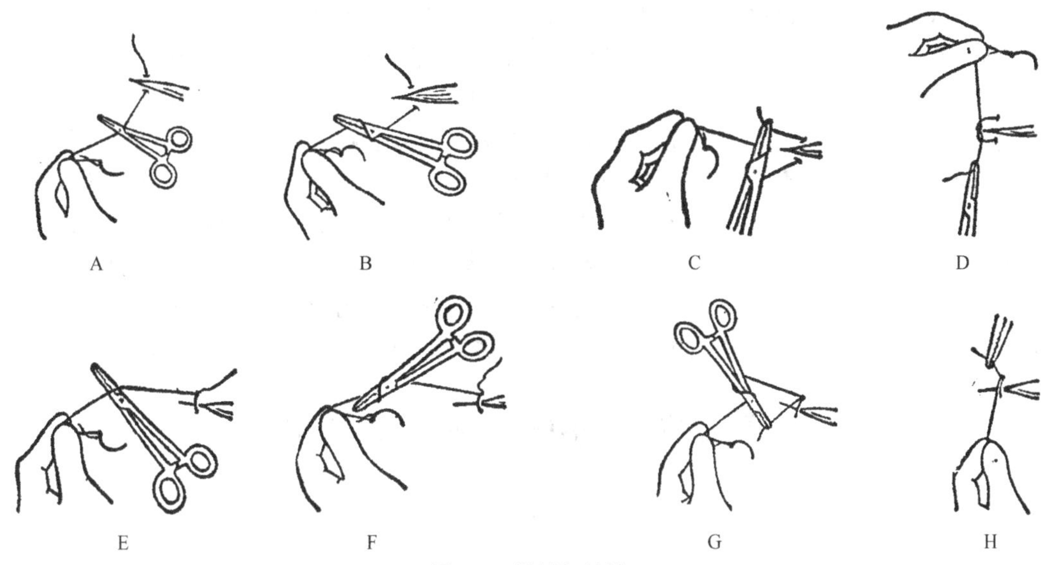

图 7-4　器械打结法

A. 器械打结拉线；B、C. 器械打方结第一结；D. 三点一线拉紧第一结；E、F、G. 器械打方结第二结；H. 三点一线拉紧第二结

三、打结时必须遵循的原则

外科打结是外科手术的基本功，只有经过长期不断实践，才能做到高质量、高速度，才能体会到其不同条件下的应变性，熟能生巧。以下的原则是贯彻始终的。

1. 两手用力均匀　在打结的过程中，两手的用力一定要均匀一致，这一点对结的质量及安全性至关重要。否则，可能导致滑结。对结扎组织牵拉过紧，由此可酿成撕裂、撕脱等后果。

2. 三点在一线　拉线方向三点一线（图 7-5）。尤其在深部打结时更是如此。如果这三点不在一线，必然会导致打结部位组织的牵拉过松，因此可能造成严重后果。

3. 方向要正确　在打结的过程中，方向是绝对不可忽视的。如果做结的方向错误或重复，即便是方结也同样可能变成假结，当然，在实际打结的过程中，打结的方向可因手术野及操作部位的要求而有较小范围的方向性改变。但是这种改变，应在小于 90°的范围内；如果大于 90°或接近 180°，就会造成滑结或割线、折断线的可能。

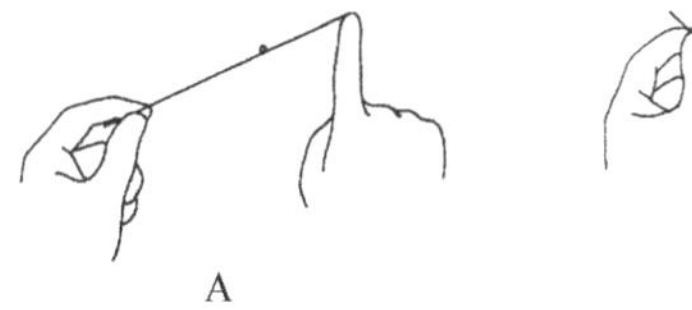

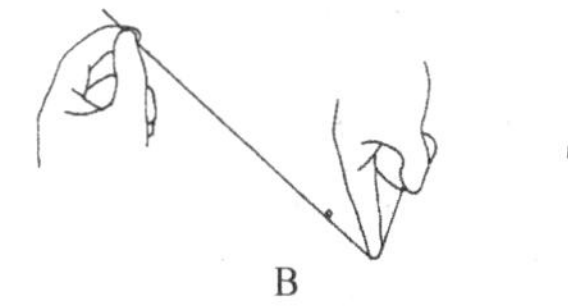

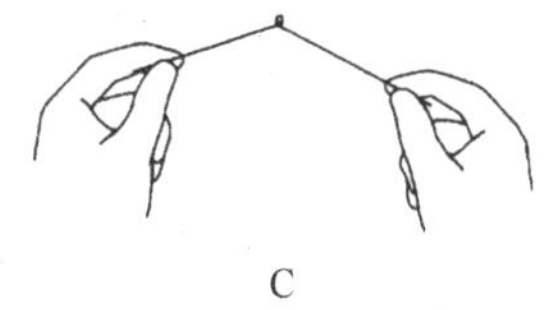

图 7-5　拉线方向三点一线

A、B. 正确拉线姿势；C. 错误拉线姿势

4. 防止滑脱出血　结扎时，助手先把血管钳竖起以便手术者将线绕过，随即放低血管钳使尖端稍翘起，待第一个结打好后，在助手松开移去血管钳的同时，将结继续扎紧，再

打第二个结扣，否则结扎不牢固，易滑脱造成出血。

5. 力求直视下操作 打结时要求在直视下操作，这样既可使打结者能够在直视下根据结扎组织及结扎部位来掌握结扎的松紧程度，又可以使术者或其他手术人员了解打结及结扎的确切情况。即便是对某些较深部位的结扎，也应尽量暴露于直视下操作。如果有些部位难以充分暴露或难以使大家都能看到打结的结果，此刻依赖于手感进行操作是十分重要的。但是，这需要相当良好的功底。必须日积月累、反复实践、不断总结，方能有所体会。

6. 不可忽视的因素 除了注意以上几点外，其他因素也不能忽视。根据结扎部位及结扎组织大小不同，选择质量好及粗细不同的缝线。根据线的粗细不同决定用力大小，过大易拉断线，过小又易造成结扎不牢靠。结扎时的线，要用生理盐水浸湿，以增加线间的摩擦系数，抗拉力增强。这样会使线结不易松脱又不易拉断。至于线结用力大小，只能在实践中体会，不断摸索。不同粗细的线有不同的抗张力，通过大量实践是可以领会到的。

第二节 切开、分离与显露

一、切　开

切开是外科手术基本操作的重要环节之一。使用某种器械在组织或器官上造成切口的外科操作过程，即为切开。在外科操作过程中的切开，必须应用金属的、刀刃锋利的手术刀供切开皮肤用，以保证切口的整齐及深层组织的垂直，使各层组织充分显露、层次分明。

作切口时，操作中必须持稳刀柄，保持刀刃与切开的组织垂直，用力均匀，不偏不斜，一次切开皮肤及筋膜（图 7-6）。不可用不锋利的刀，以免出现拉锯似的切开，造成切口的不规整及不必要的组织损伤及切口愈合后瘢痕大。做腹部的切口可以一次切开皮肤及皮下，深至腹外斜肌腱膜或腹直肌鞘前层。其他部位也可以一次切开时达到深层组织。对于欲切开部位的局部解剖层次，手术者一定要清楚。各层次切开时的操作要一次完成，不得出现拉锯似的切割。切开皮肤后，应用电刀或氮气电刀进入深层组织时，控制要得当，做到既能使切开的组织充分止血，还要防止组织过分“焦化”而不利于创口愈合；遗留的大块“焦化”硬结极易发生感染。

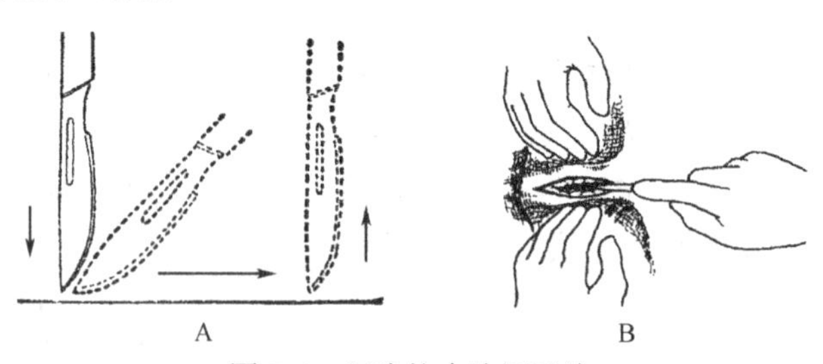

图 7-6 正确的皮肤切开法

A. 刀刃与切开的组织垂直，用力均匀，不偏不斜，一次切开皮肤及筋膜；B. 术者与一助绷紧术区皮肤并切开皮肤

组织切开的原则是：由浅入深、按层切开，如作腹壁切口，即按皮肤、皮下组织、腱鞘、肌肉、腹膜等组织逐层切开。

组织切开的要求是：①刀刃与皮肤组织垂直，一次切开皮肤或皮下组织；②使创口边缘整齐，失活组织少、损伤小；③肌肉或腱膜应尽可能沿其纤维方向分开，必要时也可切断；④防止损伤深部组织及器官，如切开胸、腹膜等进入体腔时，应先切小口再加以扩大，防止损伤体腔内的脏器。

二、分　离

将组织器官与周围组织解剖分开的操作称分离。手术中解剖组织、分离病灶的操作是外科基本操作之一。解剖分离粘连的脏器及组织，可增加显露的范围，通过细致的解剖分离后，组织器官或病灶能得以充分显露。

分离的主要方法有两类：

1. 锐性分离　是用锐利的刀或剪进行解剖。常用于较致密的组织，如腱膜、鞘膜和瘢痕组织等的剥离。此法对组织损伤较少，但必须在直视下进行，动作应精细准确。刀刃宜锋利，刀刃应与所需切开的组织或组织间隙垂直，每次只切开一段距离。有时在两层组织间进行平面的解剖，刀刃与组织平面成一钝角。用剪刀分离时，可将钝性分离及锐性分离结合使用，一般是将解剖剪闭合伸入组织间隙，然后张开分离，仔细观察确定无重要组织及血管后，再剪断。一次剪开组织不应过多，最好用推剪的方法，系剪刀尖微张，轻轻向前推进，此法虽可将小血管剪断，但不会剪断被致密组织包裹的大血管、重要的神经组织。锐性分离操作细致准确，一般对组织损伤较小。

2. 钝性分离　常用于疏松组织的解剖，如正常解剖间隙、较疏松的粘连、良性肿瘤或囊肿包膜外间隙等。有时对较致密的组织，可先用锐性分离，切开一小口后，再用钝性分离。钝性分离常用的工具为血管钳、闭合的解剖剪、刀柄、剥离器、海绵钳夹纱布团、手指及各种特殊用途的剥离器如膜衣剥离器、脑膜剥离器等。钝性分离时手法应轻柔，否则容易造成撕裂损伤或出血，特别是粘连较多或慢性炎症的部位。手指剥离是钝性分离中常用的方法之一，它不同于一般器械，可借感觉灵活移动，用于非直视下的深部剥离。剥离时手的主要动作应是前后方向或略施压力于一侧，使较疏松或粘连最少的部分自行分离，然后将手指伸入组织间隙再逐步深入。待显露充分后，便可使非直视分离变为直视分离。在深部非直视下，手指左右大幅度剥离动作应少用或慎用，除非确认为疏松的纤维蛋白性粘连，否则易导致组织及脏器的严重撕裂或大出血。某些不易钝性分离的组织，应在直视下用双钳夹住切断，再贯穿缝合，切忌强行分离以免出血。解剖分离是外科手术中的重要技术，熟练与否，直接影响到对组织器官的损害程度、出血多少、手术时间长短等结果。手术操作时应注意如下两点：

（1）手术者应熟悉局部解剖及辨认病变性质。锐性分离与钝性分离，应根据情况结合使用。在进行解剖剥离时，须弄清楚左右前后及周围关系，以防发生意外。在未辨清组织以前，不要轻易剪、割或钳夹，以免损伤重要组织或器官。

（2）手术操作要轻柔细致准确，使某些疏松的粘连自然分离，显出解剖间隙。对于因炎症等原因使正常解剖界限不清楚的病例，更要细心与耐心地轻柔细致准确地解剖分离。分离的解剖技术是多种操作的结合，为了解决各种不同病灶及周围组织器官的解剖关系，手术者必须熟练地掌握各项基本技术。

三、手术野的显露

手术野的充分显露是保证手术顺利进行的重要条件。显露不充分，特别是深部手术，将造成手术操作困难，不利于辨别病变性质，甚至误伤重要组织或器官，导致大出血或其他严重后果。

为确保最佳的显露，以下的各种因素必须注意。

（一）选择合适的麻醉

合适的麻醉，使患者有良好的肌肉松弛，才能获得良好的显露，特别是深部手术，手术野狭窄，操作困难，手术很难顺利完成，易造成不应发生的损伤。

（二）理想的切口选择

选择合理的、正确的切口是显露病灶或组织器官的重要的决定性因素之一。对切口的选择需要全面地考虑。选择切口应注意以下几点。

1. 切口选择 切口应选择在：①最容易暴露病灶的部位，距病灶最近的部位作切口；②切口的长短需根据手术的需要来确定，必要时要易于延长；③切口过长将造成组织不必要的损伤，过短则不易显露病灶。既能保证术野的充分显露，又要避免不必要的组织损伤。

2. 切口不得损伤重要的解剖结构 尤其是对重要血管神经的损伤。防止术后影响组织器官及肢体的生理功能，要求愈合牢固，不易裂开，不易形成切口疝。避免在负重部位作切口。关节部位作切口要以术后瘢痕收缩不影响功能为原则。

3. 面、颈部切口应与皮纹相一致 正常皮肤具有一定张力，其受的张力与皮纹相一致，所作切口应尽量与皮纹方向一致。尤以面、颈外露部位为重点，更须注意。

（三）舒适的体位选择

合适的体位，常可使深部手术获得较好的显露。一般是根据切口、手术的性质与需要选择合适的体位。但同时考虑体位对病员的舒适及对局部或全身的影响。例如，时间较长的过曲或过伸的体位将影响呼吸深度及交换量，侧卧时间过久，可能影响肢体循环或发生神经压迫等。

（四）充分地使用牵开器

牵开器（拉钩）是显露中最常用的器械，充分应用，可增加显露的范围，保证术野充分显露。

1. 正确使用拉钩 拉钩的作用是牵开伤口及附近脏器或组织，以显露深部组织或病变，使用拉钩将附近脏器或组织牵开时，位置适当，应以湿生理盐水纱布垫置于拉钩与组织之间，以免滑动，便于阻止附近脏器涌入手术区域，妨碍手术野的显露及操作，同时也可以保护周围器官或组织免受损伤。

2. 助手应了解手术进程 若助手不知道手术的进程及手术的意图，则不能很好地主动配合、及时调整拉钩的位置。故手术前详细地讨论及手术中必要的交换意见是重要的。

3. 牵拉动作要轻柔 在牵拉过程中，避免用力过猛，因患者在局部浸润麻醉或硬膜外腔神经阻滞麻醉时，内脏神经敏感性仍存在，牵拉或刺激内脏过重时，可能引起反射性疼痛、肌肉紧张、恶心、呕吐致内脏涌入手术野，妨碍操作。遇此情况，除牵拉动作及手术操作应尽量轻柔以减少对内脏的刺激外，必要时，用0.5%普鲁卡因或利多卡因，进行肠系膜根部或内脏神经丛封闭，以减轻或消除上述现象，改善显露情况。

4. 拉开应与体位及脏器特点相结合

（1）与体位相结合：除利用生理盐水纱布垫将内脏与手术野隔开外，还可利用体位使内脏坠向一方。如：右半结肠手术，可将手术台偏向左侧，使大部分小肠坠向左侧，再用生理盐水纱布垫隔开，达到较满意的显露。

（2）用内脏本身的特点：常用的方法是将内脏托起，使深处的手术部位变浅些。胆总管手术时，将生理盐水纱布塞入小网膜孔，使胆总管向前，有助于显露及操作；或利用某些组织的结构，牵引内脏，利用肝圆韧带将肝脏向下牵引可使肝脏下移，显露肝顶部及肝后缘的病变；向上轻轻牵引，可使胆总管附近的结构变浅些，利于手术操作。将内脏体积或内容物减小，也是常用的辅助方法之一，例如颅内手术可进行脱水，使脑容积缩小；盆腔手术可留置尿管，以排空膀胱；手术中胃肠胀气显著时，可在无菌技术下进行穿刺减压等；同时，再辅以牵拉，便可获得良好的显露。

（五）良好的照明

可采用多孔无影灯、子母无影灯、冷光源拉钩、冷光源灯等。

第三节　止　血

在外科手术过程中，处理出血的手段及过程为止血，因切开、分离、牵拉组织，均可导致不同程度的出血，手术中迅速彻底地止血能减少失血量，保持手术野清晰，避免污染重要器官，且可防止手术后出血。若止血不彻底，除达不到以上目的外，还会造成缝合的切口中常有较多的积血，形成血肿，切口愈合过程中，易发生感染，甚至形成脓肿，以致造成愈合延迟，或引起切口的裂开。所以，凡是与手术操作相关的医师都必须熟知各种止血方法。

一、结扎止血

在手术操作过程中，对可能出血的部位或已见的出血点，首先进行钳夹，钳夹出血点时要求准确，最好一次成功，结扎线的粗细要根据钳夹的组织多少及血管粗细进行选择。血管较粗时，应单独游离结扎。结扎时止血钳的钳尖一定要稍微翘起，结扎线要将所需结扎组织完全套住，在收紧第一结时将止血钳逐渐慢慢地松开，第一结完全扎紧时再松钳移去。值得一提的是，止血钳不能松开过快及移去过快，这样会导致结扎部位的脱落或结扎不完全而酿成出血，更危险的是因结扎不准确导致的术后出血。有时对于粗大的血管要双重结扎，结扎同一血管时两道线不能结扎在同一部位，须间隔一些距离。结扎时，收线不宜过紧或过松。过紧易拉断线或切割血管导致出血，过松会导致结扎线结松脱而出血。对于重要的血管必要时要进行“8”字贯穿缝扎止血（图 7-7）。

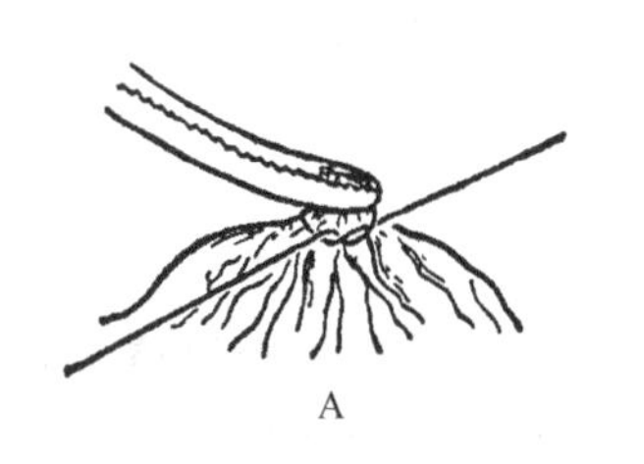
A

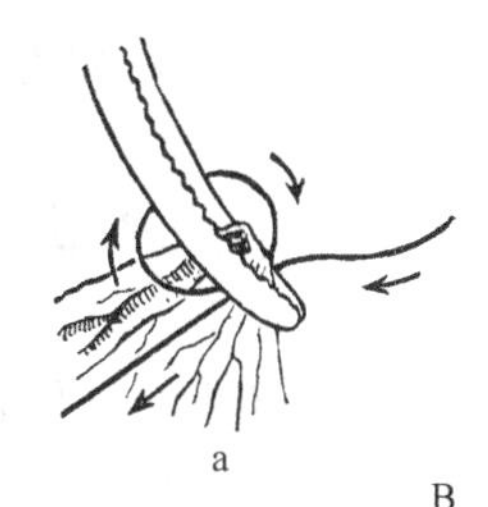
a

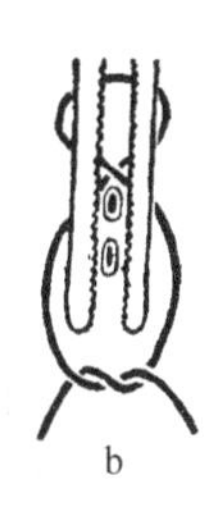
b

B

图 7-7　结扎止血

A. 钳夹结扎止血；B.“8”字贯穿缝扎止血

二、电 凝 止 血

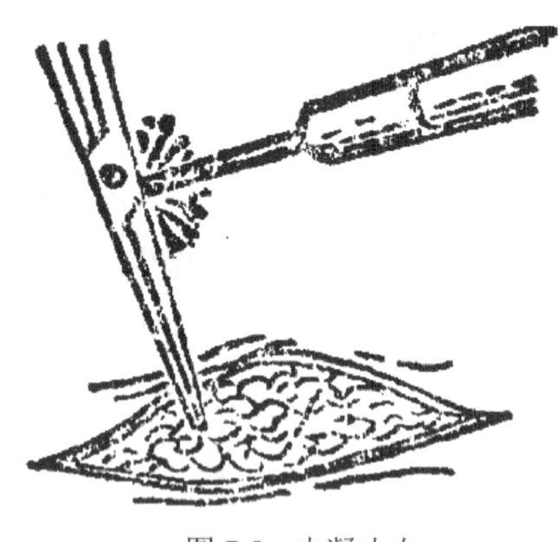

图 7-8 电凝止血

电凝止血即用电灼器止血，现常用的电灼器有高频电刀、氮气电刀。就其止血的方式有单极电凝及双极电凝。现代的电灼器，均可根据需要予以选择。在止血时，电灼器可直接电灼出血点，也可先用止血钳夹住出血点，再用电灼器接触止血钳（图 7-8），止血钳不可接触其他组织及皮肤以防烧伤。通电 1～2 秒即可止血。止血钳夹住的组织越少越好，这样止血会更准确，而且对组织损伤也小。如脑外手术中止血有时不用止血钳，而是用血管外科的尖头镊子，准确夹住出血点，即刻电凝止血。电凝止血具有止血准确、损伤小、节约时间、不留结扎线的优点。电凝止血适用于表面小的出血点止血，残面不能用纱布擦拭，只能用纱布蘸吸，以防止血的焦痂脱落造成止血失败再出血。

三、局部应用药物或生物制品进行止血

在手术创面进行充分止血后，仍有渗血时，可局部应用药物，常用的药物或生物制品有立止血、凝血酶、明胶海绵、淀粉海绵、止血粉、解尔分思片、施必止等。

四、填塞压迫止血

填塞压迫止血，其可能酿成再出血及引起感染，故不是理想的止血手段。但是对于广泛渗血及汹涌渗血，如果用尽现有办法仍未奏效，在不得已的情况下，应该采用填塞压迫止血以策安全。填塞时纱布数及连接一定要绝对准确可靠，填塞时要做到有序地折叠。一般在 3～5 天后取出，有时可延续到 7 天，纱布要逐渐取出，并且做好处理再次出血的一切准备工作。

五、止血过程中注意事项

1. 对高血压患者，止血一定要做到认真仔细彻底，以防术后出血。

2. 对低血压患者止血，不能满足于当时状况的不出血；一定设法将血压调到正常时，检查无出血，方为可靠。

3. 对胸腔手术的止血尤须认真，因为关闭胸腔以后负压会导致出血。

第四节 缝 合

缝合的目的是将已经切开或外伤离断的组织创缘相互对合，消灭无效腔，起到止血及促进伤口早期愈合、重建器官结构或整形的作用。吻合和钉合也属于缝合的范畴，前者是指将空腔脏器或管道结构做对合性缝合，维持其连续性；后者则指不用缝线而是借助于特殊器械，即钉合器来完成缝合或吻合的操作方法，同样可以恢复器官组织结构的连续性。

尽管钉合器的使用简化了手术操作，节省了手术时间，钉合后的伤口对合整齐，组织反应轻微，但是人体复杂的解剖关系不允许每个手术部位都使用钉合器；钉合器发生故障时，钉合不全可能导致严重的并发症，这就使得钉合器在临床上的应用范围受到一定的限制。临床手术过程中较常用的是手工缝合，手工缝合是外科必要的基本功之一。

临床上使用的缝合方法有多种，根据缝合后切口两侧的对合状态可将基本缝合方法分为单纯对合缝合、内翻缝合和外翻缝合。根据缝线是否具有连续性而分为连续和间断缝合两种形式。使创缘两侧组织直接平行对合的缝合方法称为单纯对合缝合；使创缘两侧部分组织呈内翻状态，以保持伤口表面光滑的缝合方法称为内翻缝合；而外翻缝合则是使创缘的两侧部分组织呈外翻状态，被缝合或吻合的管腔结构内创面保持光滑；连续缝合是指用一根缝线缝合整个伤口，在缝合起针和末针各打一结，此法的优点是缝合操作省时、节省缝线、创缘对合严密、止血彻底。缺点是缝线的一处折断可使整个伤口全部裂开，用于管道吻合时可能引起吻合口狭窄。间断缝合是指每缝一针打一个结，由多个独立的线结完成伤口的缝合。此法的优点是操作简单、易于掌握，伤口缝合十分牢固可靠，切口的张力由每个独立的结扣分担，一针拆开后，不影响整个切口。缺点是操作费时、所用缝线较多。

一、缝合的基本原则和要求

（一）组织缝合的原则

自深而浅并按层次进行严密而正确的对合，以求达到一期愈合。浅而短的切口可按一层缝合，但缝合必须包括各层组织。

（二）组织缝合的要求

1. 缝合切口两侧组织时，缝线所包括的组织应是等量、对称和对合整齐。

2. 组织缝合后不能留无效腔。如仅缝合表层皮肤，使深层留有空隙，该空隙成为无效腔，腔内可能出现积血或积液，不但延迟愈合过程，还可导致感染。

3. 缝合时要注意针距与边距。打结的松紧要适度，使创缘要紧密相接、不割裂缝合部位的组织和不使结扎部位的组织发生缺血性坏死（图 7-9）。

4. 应选用合适的缝线。

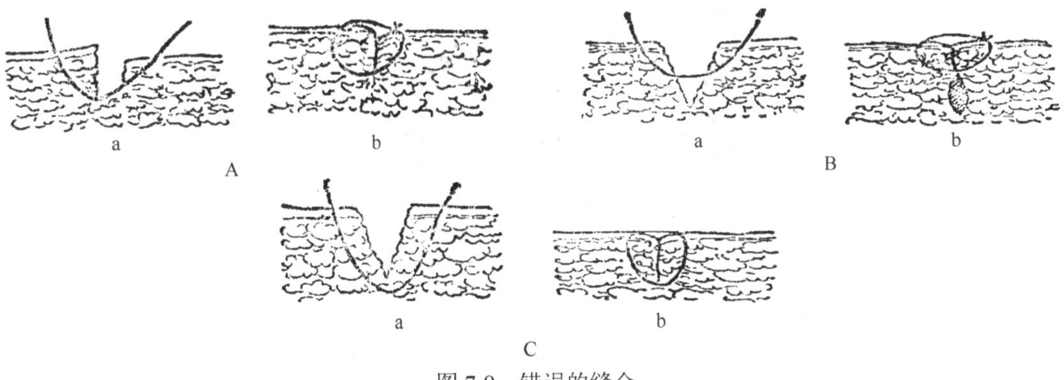

图 7-9　错误的缝合

A. 边距不等，两皮缘不在同一水平，对合错位；B. 缝合太浅，残留无效腔；C. 缝合太深，结扎太紧，皮缘内陷

二、常用缝合方法

（一）单纯对合缝合法

1. 单纯间断缝合（simple interrupted suture） 是最常用、最基本的缝合方法，每缝一针打一个结，各结互不相连。常用于皮肤、皮下组织、肌肉、腱膜和内脏器官等多种组织的缝合（图 7-10）。

2. 单纯连续缝合（simple continuous suture） 从切口的一端开始先缝一针作结，缝线不剪断，连续进行缝合，直到切口的另一端作结。作结前应将尾线反折部分留在切口的一侧，用其与缝针双线作结。可用于张力较小的胸膜或腹膜的关闭缝合（图 7-11）。

3. 连续锁边缝合（continuous lock stitch） 亦称毯边缝合。常用于胃肠道后壁全层缝合或整张游离植皮的边缘固定（图 7-12）。

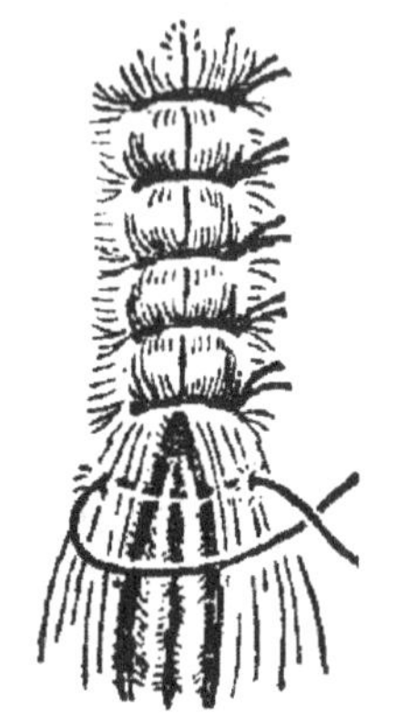

图 7-10 单纯间断缝合

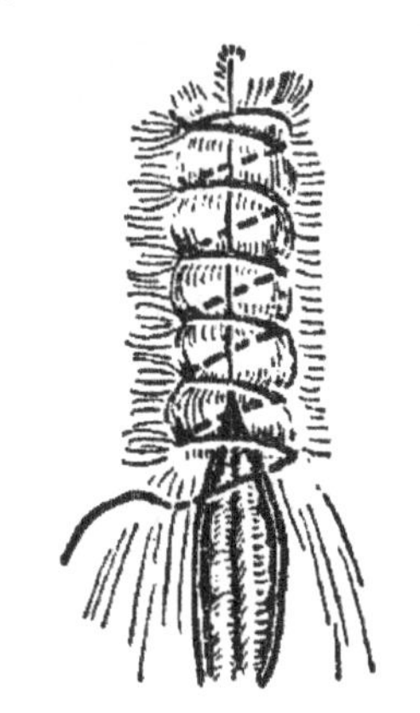

图 7-11 单纯连续缝合

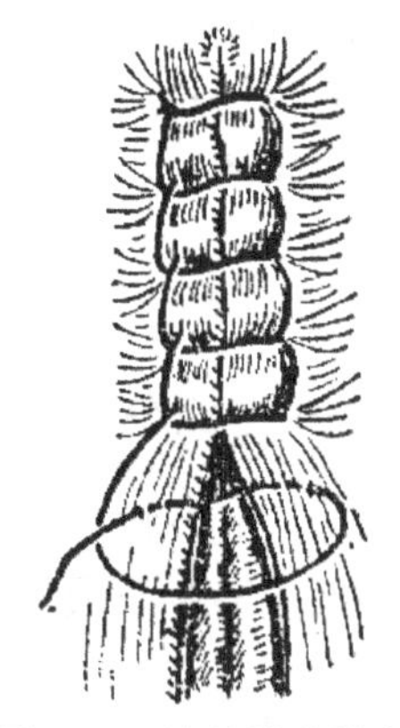

图 7-12 连续锁边缝合

4. 8 字形缝合（figure-of-eight suture） 缝合牢靠，不易滑脱。常用于肌肉、肌腱、韧带的缝合或较大血管的止血贯穿缝扎（图 7-13）。

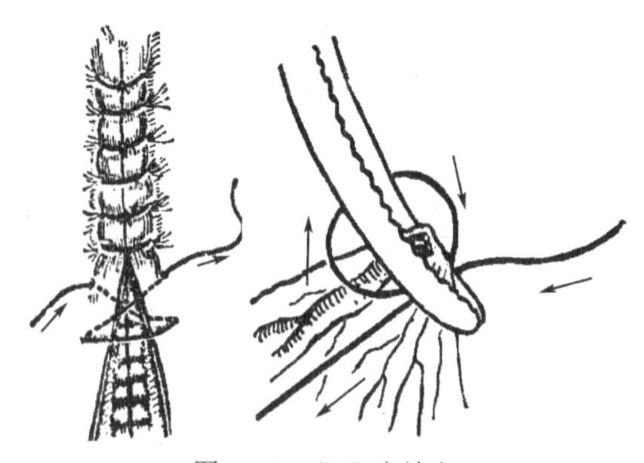

图 7-13 “8”字缝合

5. 皮内缝合（intradermic suture） 分为皮内间断缝合和皮内连续缝合（图 7-14）。

6. 减张缝合（tension suture） 常用于较大张力切口的加固缝合。减少切口张力，如张力较大的腹部切口依常规方法缝合术后可能发生切口裂开，此时可在常规缝合腹壁各层组织的同时，每间隔 2～3 针加缝一针减张缝合，针距 3cm 左右。其方法是采用粗丝线或不锈钢金属线，于切口一侧距切缘 2cm 处皮肤进针，达腹直肌后鞘与腹膜之间出针，再从切口对侧的腹直肌后鞘与腹膜之间进针，穿过除腹膜外的腹壁各层组织达切口对侧皮肤的对应点出针。为避免缝线割裂皮肤，在结扎前，缝线上需套一段橡皮管或硅胶管以作枕垫，减少缝线对皮肤的压力（图 7-15）。

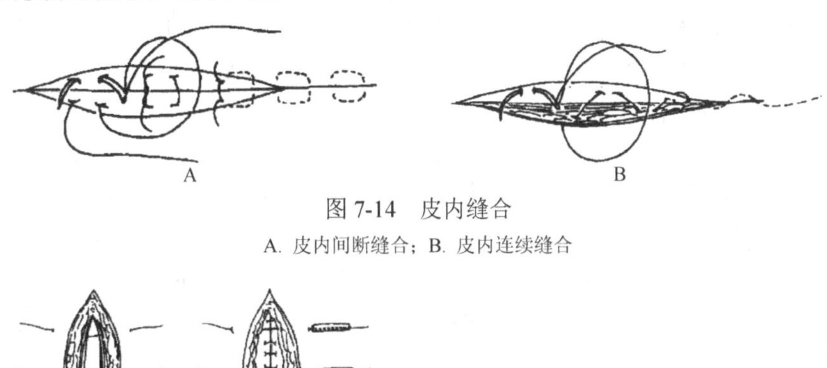

图 7-14　皮内缝合

A. 皮内间断缝合；B. 皮内连续缝合

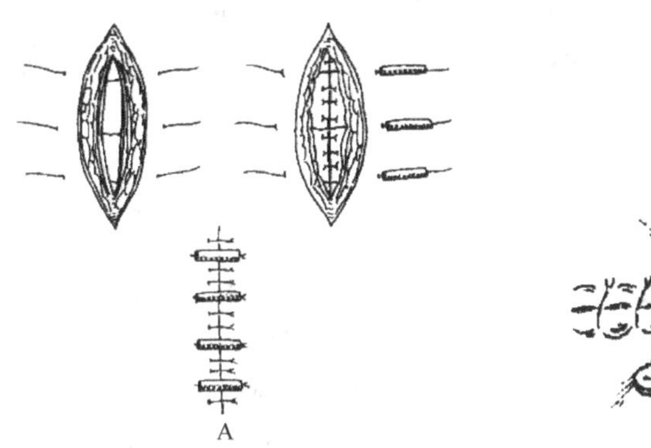

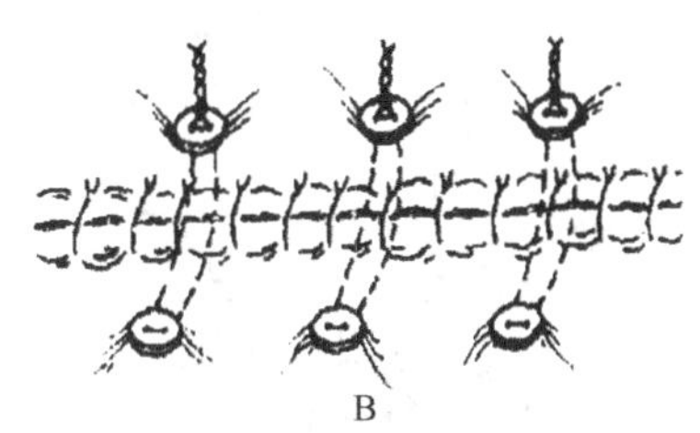

图 7-15　减张缝合

（二）内翻缝合法

常用于胃肠道吻合和膀胱的缝合。其优点是缝合后切缘呈内翻状态，浆膜层紧密对合，有利于伤口粘连愈合；愈合后伤口表面光滑又减少了伤口与其邻近组织器官的粘连；内翻缝合防止了因黏膜外翻所致的伤口不愈或胃肠液、尿液外漏。但是，内翻过度有可能引起内腔狭窄。

1. 单纯间断全层内翻缝合（simple interrupted varus suture）　首先从一侧腔内黏膜进针穿浆膜出针，对侧浆膜进针穿黏膜出针，线结打在腔内的同时形成内翻，常用于胃肠道的吻合（图 7-16）。

2. 单纯连续全层内翻缝合（simple continuous varus suture）　用于胃肠道的吻合，其进出针的方法同单纯间断内翻缝合，只是一根缝线完成吻合口前后壁的缝合。现已很少使用，因缝合不当可引起吻合口狭窄（图 7-17）。

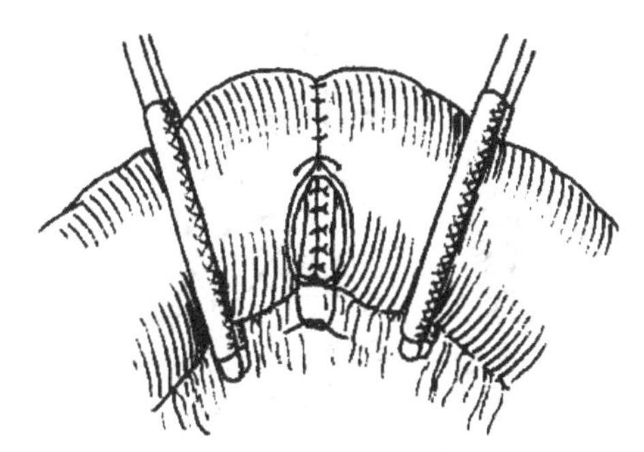

图 7-16　单纯间断全层内翻缝合

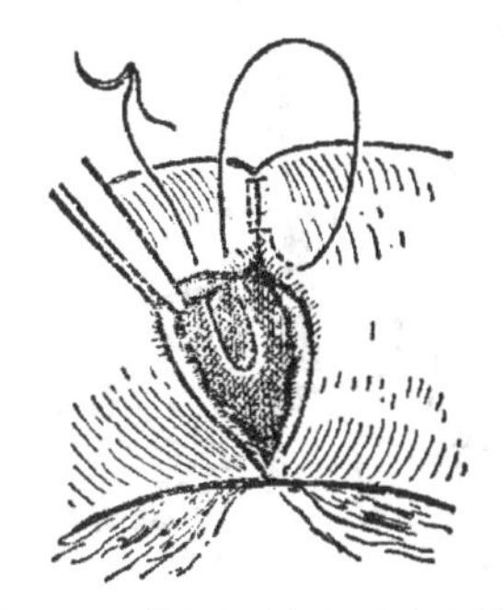

图 7-17　单纯连续全层内翻缝合

3. 连续全层内翻缝合（continuous full-layer inverting suture，Connell suture） 适用于胃肠道前壁全层的吻合。其方法是开始第一针从一侧浆膜进针通过全层，对侧黏膜进针浆膜出针，打结之后，距线结 0.3～0.4cm 的一侧浆膜进针穿过肠壁全层，再从同侧肠壁黏膜进针，浆膜出针引出缝线；缝线达对侧肠壁相对应部位，同法进针和出针，收紧缝线使切缘内翻。如此连续缝合整个前后壁打结。同侧进、出针点距切缘 0.2cm，进、出针点连线应与切缘平行（图 7-18）。

4. 间断浆肌层缝合（interrupted seromuscular suture，Lembert suture） 为胃肠道手术最常用的浆肌层内翻缝合法，可在胃肠道全层吻合后加固吻合口、减少张力。其特点是缝线穿行方向与切缘垂直，切线不穿透肠壁黏膜层。具体缝合方法是于距一侧切缘 0.4～0.5cm 处浆膜进针，缝针经浆肌层与黏膜层之间自同侧浆膜距切缘 0.2cm 处引出，跨吻合口于对侧距切缘 0.2cm 处浆膜进针。经浆肌层至黏膜层之间距切缘 0.4～0.5cm 处浆膜引出打结，吻合胃肠壁自然内翻包埋（图 7-19）。

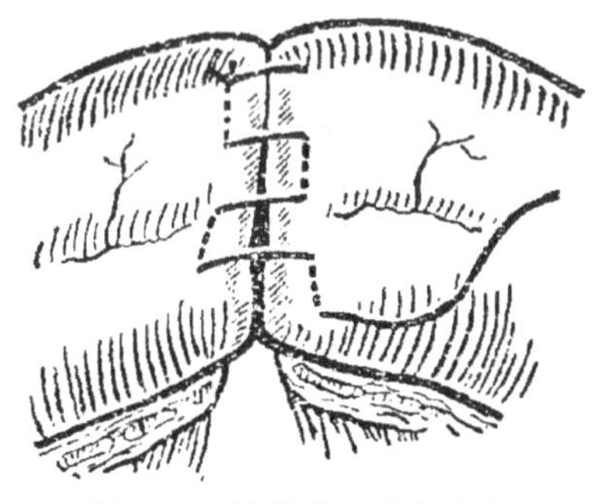

图 7-18 连续全层内翻缝合

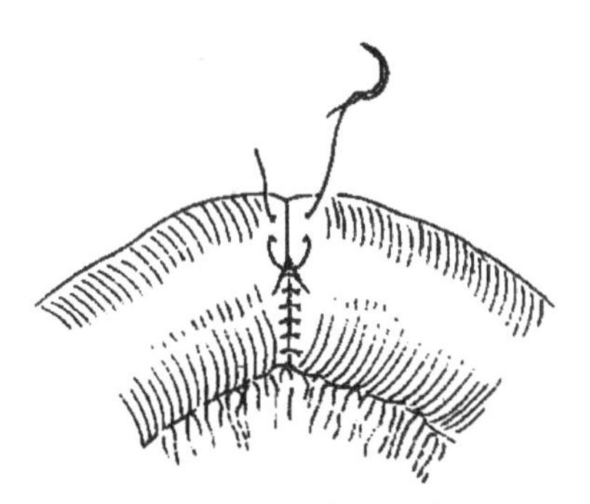

图 7-19 间断浆肌层缝合

5. 褥式浆肌层缝合（Halsted suture，mattress seromuscular suture） 可用于胃肠道吻合口前壁浆肌层的缝合。进出针类似于 Connell 缝合，缝针仅穿过浆肌层而不是全层，缝线穿行于浆肌层与黏膜层之间，缝一针打一个结（图 7-20）。

6. 连续浆肌层内翻缝合（Cushing suture，continuous seromuscular inverting suture） 可用于胃肠道前后壁浆肌层的缝合，缝合方法类似于 Connell 缝合，只是缝合的层次有所不同。这种方法缝针仅穿过浆肌层而不是全层，缝线穿行于浆肌层与黏膜层之间。

7. 荷包缝合（purse-string suture） 是小范围的内翻缝合，以欲包埋处为圆心，于浆肌层环形连续缝合一周，结扎后中心内翻包埋，表面光滑，利于愈合，减少粘连。常用于阑尾残端的包埋、胃肠道小伤口和穿刺针眼的封闭、空腔脏器造瘘管的固定等（图 7-21）。

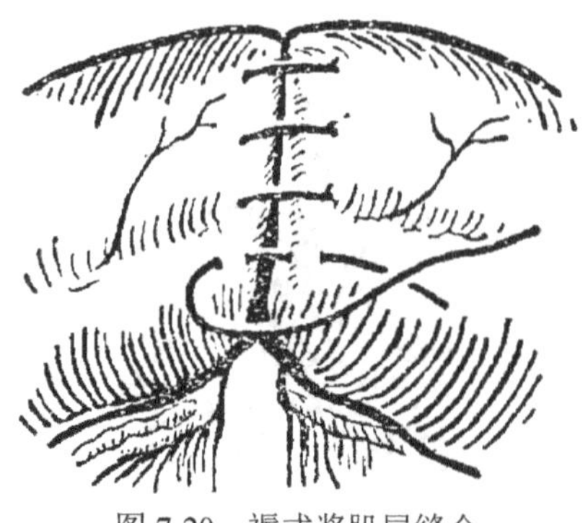

图 7-20 褥式浆肌层缝合

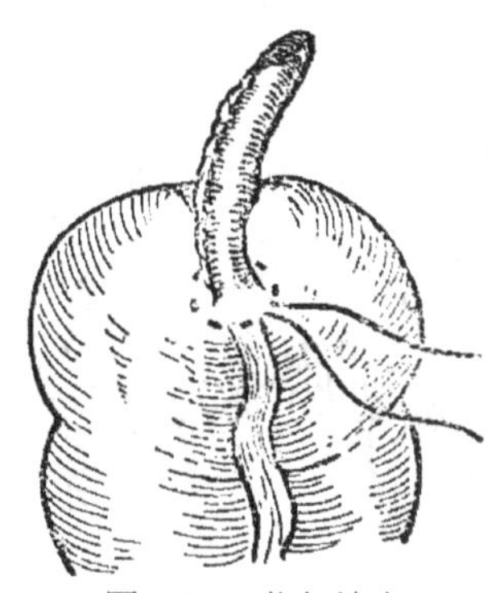

图 7-21 荷包缝合

8. 半荷包缝合 适用于十二指肠残端上下角部或胃残端小弯侧部的包埋加固（图 7-22）。

9. U 形叠瓦褥式缝合 适用于实质脏器的断面如肝、胰腺断面或脾的缝合，从创缘一侧包膜进针，穿脏器实质达对侧包膜出针；再从出针同侧包膜进针，穿脏器实质达对侧包膜出针，缝线两端在创缘的一侧打结。缝下一针时，进针点应在上一针结扎的范围以内，使相邻的两针重叠，通过组织之间的结扎，挤压创缘的管道结构，达到止血或防止液体漏出。如果实质脏器较厚，一针难以穿过，则可在实质脏器的创缘中间出针，再从出针处进针达对侧包膜，缝合结扎后两侧创缘呈内翻状态（图 7-23）。

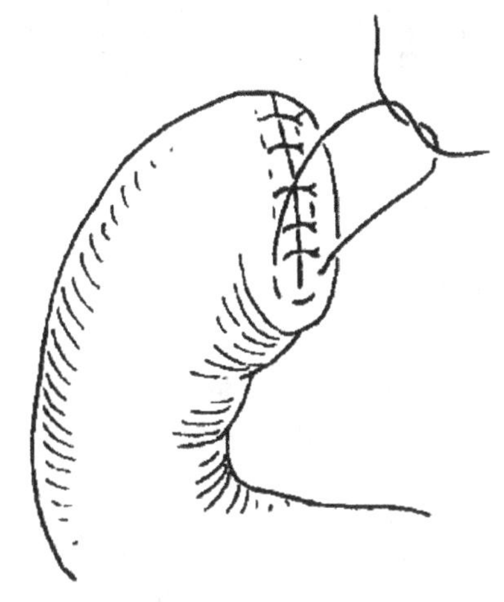

图 7-22 半荷包缝合

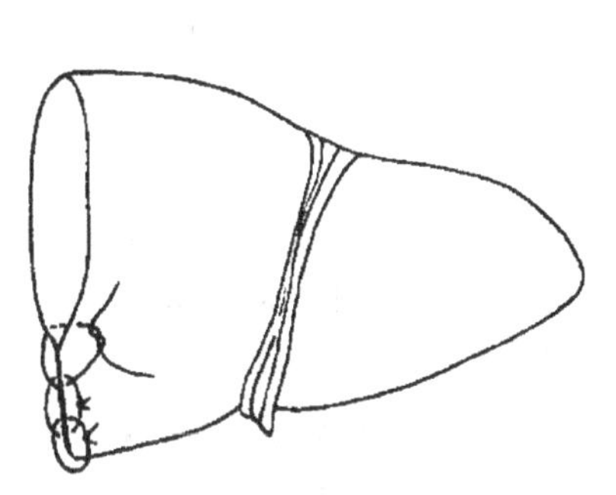

图 7-23 U 形叠瓦褥式缝合

（三）外翻缝合法

常用于血管的吻合和较松弛皮肤的吻合。血管吻合后吻合口两侧的血管边缘组织向外翻出，而血管内壁光滑，遗留线头少，避免血栓形成；也有人将此法应用于腹膜或胸膜缝合，可使腹、胸腔内壁光滑，减少内脏与腹壁或胸壁的粘连；松弛的皮肤缝合后皮肤切缘外翻，真皮层和表皮层对合良好，利于皮肤伤口的愈合。

1. 间断垂直褥式外翻缝合（interrupted vertical mattress suture） 可用于阴囊、腹股沟、腋窝、颈部等较松弛皮肤的缝合。方法是距切缘 1cm 处进针，穿过表皮和真皮，经皮下组织跨切口至对侧于距切缘 1cm 的对称点穿出，接着再从出针侧距切缘 0.3cm 处进针，在对侧距切缘 0.3cm 处穿出皮肤，由 4 个进出针点连接的平面应与切口垂直，结扎使两侧皮缘外翻。

2. 间断平行褥式外翻缝合（interrupted horizontal mattress suture） 适用于血管破裂孔的修补、血管吻合口有渗漏处的补针加固。与连续平行褥式外翻缝合所不同的是此法每缝合一针便打一个结。

3. 连续平行褥式外翻缝合（continous horizontal mattress suture） 适用于血管吻合或腹膜、胸膜的缝闭。血管吻合的具体方法是采用无损伤血管针线，在吻合口的一端作对合缝合一针打结，接着在距线结 2～3mm 处，于线结同侧血管外膜进针，内膜出针；对侧内膜进针，外膜出针收紧缝线使切缘外翻。如此连续缝合整个吻合口后打结。同侧进、出针点连线应与切缘平行（图 7-24）。

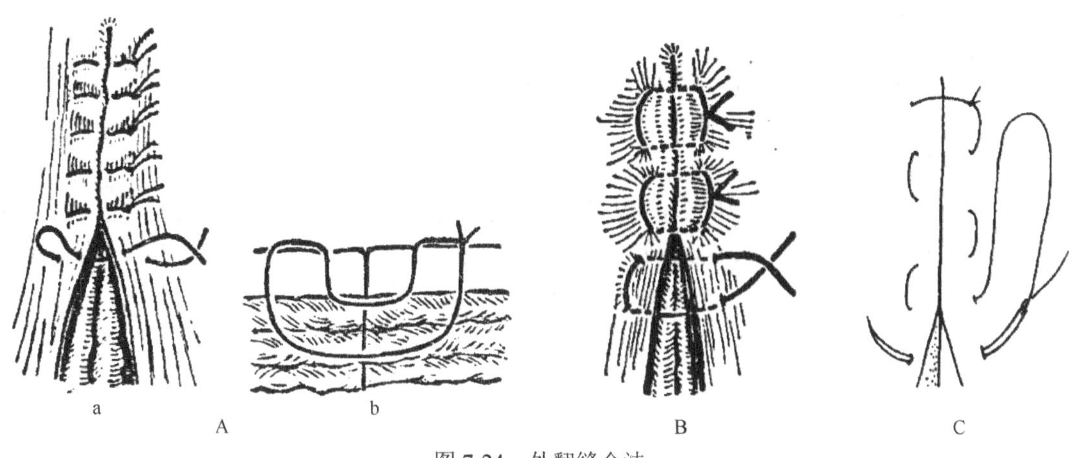

图 7-24　外翻缝合法

A. 间断垂直褥式；B. 间断平行褥式；C. 连续平行褥式

三、缝合的注意事项

1. 组织分层缝合、严密对合、勿留无效腔，是保证伤口愈合的前提，不同组织的对合将致伤口不愈。如表皮对筋膜、空腔脏器的黏膜对浆膜、伤口深面积液等都是导致伤口延迟愈合及伤口感染的主要原因。

2. 根据不同的组织器官类型，选择适当的缝针、缝线和缝合方法。皮肤伤口的缝合宜选用三角针，软组织的缝合一般选用圆针。粗丝线可耐受较大的张力和避免脆性组织的割裂，细丝线可减少组织反应，可吸收缝线在伤口愈合后被机体组织吸收而不留异物，无损伤针线用于血管吻合可避免在血管内壁形成血肿。内翻缝合一般用于胃肠道和膀胱的缝合，既避免了黏膜外露所致的伤口不愈或瘘的形成，又可使伤口表面平滑，粘连较少。

3. 针距边距应均匀一致，整齐美观，过密和过稀均不利于伤口的愈合。

4. 缝合线的结扎松紧度取决于缝合的对象，如血管缝扎的打结应稍紧一些，而皮肤切口的缝合结扎应以切口两侧边缘靠拢对合为准；缝线结扎张力过大时，即结扎太紧易致切口疼痛或局部血液循环障碍、组织肿胀、缺血坏死、切口感染化脓，导致愈合后遗留明显的缝线瘢痕；结扎过松则不利于切缘间产生纤维性粘连，影响切口愈合，甚至遗留间隙或无效腔而导致积液，导致伤口感染或延迟愈合。

第五节　剪线与拆线

一、剪　　线

结扎血管或缝合组织后作结的线头，均应剪断。术者在完成打结后，应将双线提起偏向一侧，以免妨碍剪线者的视线。剪线者用“靠、滑、斜、剪”四个动作剪线，先手心朝下，微张开剪尖，以一侧剪刃靠紧提起的线，向下滑至线结处，再将剪刀倾斜将线剪断，倾斜的角度取决于需要留下线头的长短，一般丝线留 1～2mm，羊肠线留 3～5mm，不锈钢丝留 5～6mm，并需将钢丝两断端拧紧。皮肤缝线的线头可留 0.5～1cm，便于拆线（图 7-25）。

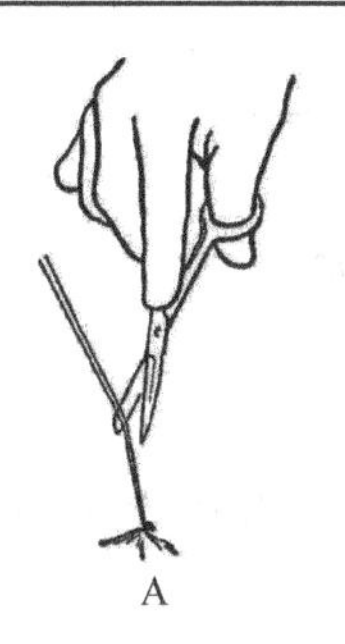

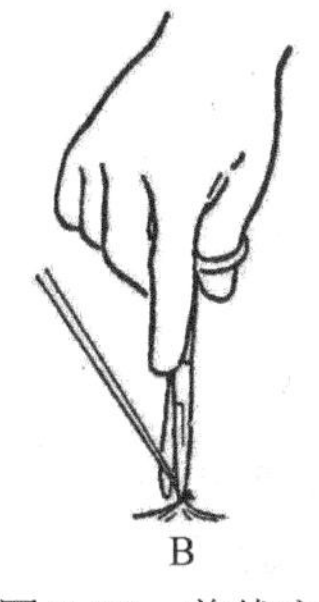

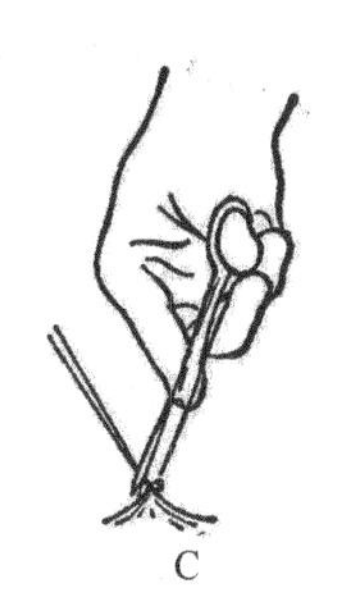

图 7-25　剪线方法

A. 靠、滑；B. 斜；C. 剪

二、拆　　线

一切皮肤缝线均为异物，不论是愈合伤口还是感染伤口均需拆线。胸、腹部及四肢切口缝线在手术后 7 天拆除；头皮及颈部切口缝线 5 天拆除；背、臀部切口缝线拆线时间较晚，可延至术后 7～9 天拆线；四肢关节处 10～12 天拆线。大多数愈合良好的切口，在 7 天时拆除普通缝线（丝线），14 天拆除张力缝线。肠线可以不拆，待其自然吸收脱落。切口太长、太大、太紧，或患者有贫血、营养不良或其他并发症，以致切口未能按期愈合时可稍晚拆线。但晚拆线有刺激伤口时间太长、瘢痕较大、感染机会增多等缺点，所以现在都提倡早期拆线。

在特殊情况下，拆线时间可不按上述规定，有时拆线可分期进行，先间隔拆去一部分，过 1～2 天后再拆其余的一部分，有时甚至可暂不拆线。

拆线方法是先夹起线头，用剪刀插进空隙从由皮内拉出的部分将线剪断（图 7-26）。

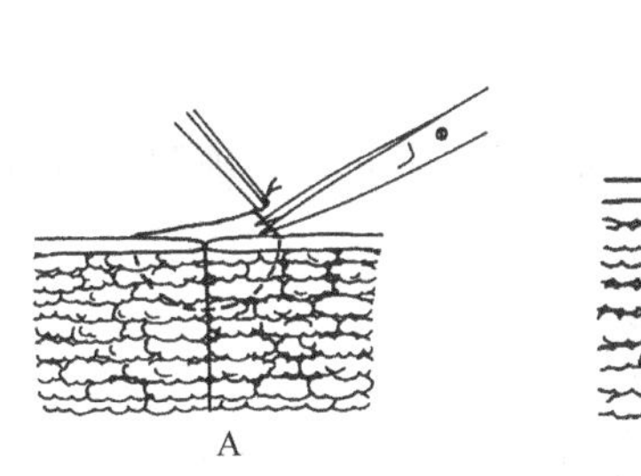

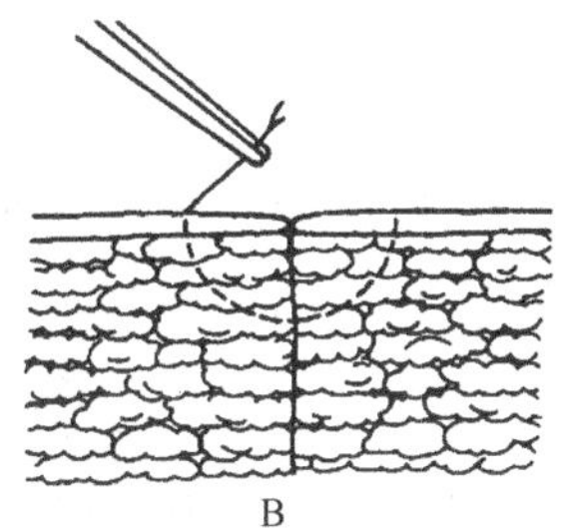

图 7-26　拆线方法

这样，由于抽紧线头，必然会引起疼痛。同时，如前所说，手术后创口总不免有暂时性的水肿现象，如果缝线结扎太紧，就会嵌到皮内，使拆线困难，加重拆线时的疼痛。因此，拆线时，可先用生理盐水棉球轻压伤口，借此分散患者的注意力，并除去血迹结痂，使缝线清晰暴露，用干棉球擦干，再用酒精棉球消毒（一般缝合伤口，若无血迹结痂，则仅用酒精棉球消毒即可。但黏膜及会阴部不可使用酒精，应以红汞棉球，或 0.1%新洁尔灭棉球消毒），然后用小型尖头锐利剪刀，在缝线的中央剪断，沿皮肤平面再剪去无线结一端的全部皮外线头，或直接齐皮肤平面剪断无线结一端，最后用镊子夹住有线结一端的线头，将缝线呈垂直方向抽出。上述三种拆线方法，可按不同情况，灵活采用。但无论采用何法拆线，均不可使皮外部分缝线再从伤口内通过，以免增加感染机会。拆线时，剪刀应插入缝线下面，这样不仅可以减少疼痛，且可防止误剪皮肤。拆线后，如发现切口愈合不良而有裂开的可能，可用蝶形胶布将伤口固定，并以绷带包扎。

第六节 引 流

外科引流是将人体器官、体腔或组织内积聚的内容物（脓液、积血、渗出液、坏死组织等）通过引流管或引流条引流出体外或通过引流道手术重建导流到体内空腔脏器的技术。正确使用引流术可防止感染的发生或扩散。

一、引流的分类

根据引流的目的分为两类。

（一）预防性引流

预防性引流，即为预防术后发生积血、积液、感染、吻合口漏等并发症而使用者。如腹腔大手术后（肝、胆、胰、脾及胃肠手术）等，多用胶管引流及烟卷式引流，一般留置时间在 24～48 小时内。如留置时间过长，可致逆行感染。

（二）治疗性引流

治疗性引流，即为使组织间隙或体腔内脓液、各种积液等流出到体外的引流。如胆瘘、胰瘘、肠瘘、脓肿切开引流。此种引流多用胶管、套管引流，时间较长，多在疾病需要治疗时引流。引流过程中，当无脓液或瘘液、胆汁、胰液等时即可拨出。

按引流的工作原理可分两类。

（一）被动引流

被动引流，即利用体内液体与大气之间的压力差，或引流物的虹吸作用及各种体位相关作用，使液体排出体外。

（二）主动引流

主动引流，即借助外力用负压吸引将体内液体吸出，其优点是可防止逆行污染，可使无效腔迅速缩小，主动引流可分为闭式吸引和半开放套管吸引等。

二、引流器械及物品

（一）纱条

油纱条、盐水纱条、抗生素纱条等，用于表浅或慢性感染伤口。

（二）橡皮片

用橡皮手套剪成，用于表浅伤口治疗及预防性引流。

（三）烟卷

用橡皮片卷纱布条制成，常用于腹腔短时间引流。

（四）膜管

用橡皮片卷成空心管状，用于表浅创口的治疗及预防性引流。

（五）管状引流

常用的有塑料管、导尿管、蕈状导尿管、胃管、十二指肠引流管、T 管、双腔套管等，常用于体腔及深部组织引流（图 7-27）。

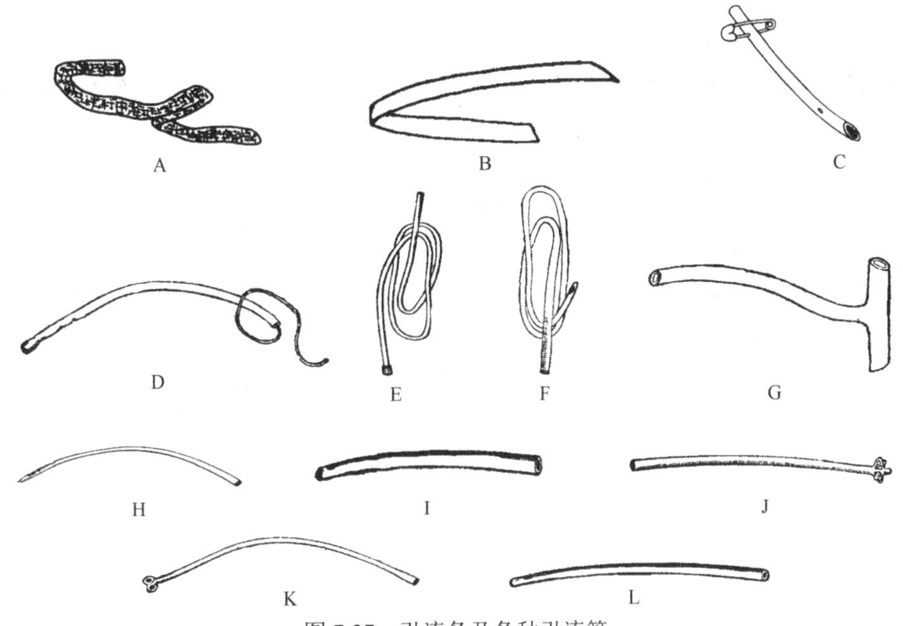

图 7-27　引流条及各种引流管

A. 油纱条；B. 橡皮片；C. 塑料管；D. 双腔套管；E. 十二指肠管；F. 胃管；G.T 管；H. 导尿管；I. 肛管；J. 花瓣管；K. 蕈状导尿管；L. 直肠引流管

三、引流的适应证

1. 各种化脓性感染或脓肿及积液、积血。

2. 软组织广泛性地渗血、渗液，术后防止继续渗血。

3. 伤口严重污染、感染，坏死组织未能彻底清除，术后存留残腔。

4. 胃肠穿孔或破裂、腹腔严重污染修补术后，防止渗漏的发生。

5. 肝、胆、胰、脾及泌尿系手术后，为防止渗血，胆汁、胰液、尿外漏者。

6. 胸腔积液、外伤性血气胸及胸腔手术后，为防止积血、积气，以利于肺扩张。

7. 减压性引流。如脑室引液、胆总管 T 管引流、胆囊造瘘、膀胱造瘘、十二指肠残端造瘘等。

四、引流的目的

1. 将创口内组织或体腔中的分泌物、积血、积液、积脓、渗出物引出体外，去除细菌的培养基，阻止感染发生或扩散。

2. 刺激组织渗出、中和、稀释毒素。

3. 刺激渗出纤维蛋白原，使局部粘连，病灶局限化，缩小死腔。

五、注 意 事 项

1. 根据病情选择合适种类的引流器械物品，可用一种也可用多种，可一条也可多条。引流器械物品要妥当固定，防止脱落或落入腹腔，但避免将其缝合到组织深处。一般引流器械物品放置24～48小时，烟卷引流可留置48～72小时，管状引流不超过1周，但根据病情可适当延长。

2. 要严格无菌操作。

3. 引流器械物品禁止放在吻合口上及穿孔修补处，不要直接压迫大血管、神经、肠管等处，尤其注意防止腹外加压包扎对引流器械物品的压迫。

4. 引流器械物品要放在邻近需引流部位的最低处。

5. 引流口不要过紧，引流管不要扭曲打折，保证引流彻底通畅。

6. 记录引流器械物品的种类、位置、数量。

7. 尽量缩短引流时间。引流时间长者，要经常活动；并要按时更换引流器械物品，以免堵塞，影响引流液的观察。

8. 要观察、记录引流内容物的性质、数量，用以判断病情，供治疗参考。

9. 有引流瓶者，应注意更换，以防止引流瓶内容物倒流。

（周云松）

第八章　门诊常见外科手术操作

第一节　外 科 换 药

一、目　　的

1. 清洁伤口换药　更换伤口敷料，保持伤口无菌。

2. 污染伤口换药　去除伤口污染物，预防与控制伤口可能继发的感染。

3. 感染伤口换药　清创、控制伤口感染，促进伤口愈合。

二、原　　则

1. 无菌操作原则。
2. 彻底清除失活坏死组织。
3. 保持、促进肉芽生长。
4. 促进伤口愈合。

三、要　　求

1. 无菌操作要求

（1）医护人员要保持自身清洁，如换药前的洗手或消毒液泡手等，不可因患者的伤口已经感染而忽视自身清洁消毒。

（2）凡接触伤口的器械、敷料必须经过灭菌处理；一次性使用的器械、敷料等不能重复使用。

（3）为多个患者换药，应先处理无菌伤口，然后处理感染伤口，恶性肿瘤的伤口和需消毒隔离的伤口（如厌氧菌感染伤口）应放在最后换药；对有高度传染性疾病（破伤风和气性坏疽等）的伤口换药时，应有专人负责处理，必须严格遵守隔离处理的原则：医务人员应穿隔离衣；使用后的换药用具应分别给予处理（高压、煮沸灭菌）；换下的敷料应予以焚毁；医务人员换药后应用肥皂水刷手、臂 3～5 分钟，后用酒精（70%乙醇）或碘伏擦拭。

（4）换药的时间视伤口情况而定，外科无菌伤口可于术后第 2 天或第 3 天换药 1 次，除敷料潮湿或脱落外，直至拆线前无需换药。术后第一次换药时应有手术者参加；对分泌物多、感染较严重的伤口，应增加换药次数，每日可换 1～2 次，必要时也可随时更换，以保持敷料干燥、避免和减轻皮肤糜烂为原则。

（5）换药时既不能使感染伤口的渗液或分泌物污染伤口周围的皮肤，也不能将周围皮肤上的细菌带入伤口。

（6）清洁无菌的器械和敷料与污染的必须分开使用，不可随便混杂使用。例如，夹持污染棉球的镊子，不可再进入消毒罐内取无菌的棉球。从伤口取下的敷料应放入污物桶，不准放在病床上或乱丢在地上以免污染环境和交叉感染。

2. 伤口内存留渗液、脓液、坏死组织或异物等均不利于愈合。所以，换药时必须用引流、负压吸引、灌洗等方法，防止渗液、脓液等在伤口内积聚；应避免引流物和敷料放置不当或者久置不换，否则会使渗液、脓液等积聚增多。

3. 换药一般应在换药室内进行，卧床不起患者可用治疗盘将应用物品托至病房内进行换药。

4. 在冬季使用灌洗液前应适当加温。

5. 换药前半小时应停止打扫卫生、铺床，换药时间一般应在晨间病房卫生整顿前进行。

6. 患者吃饭、睡觉时间内不要换药。

7. 换药时态度要和蔼，动作要轻柔、熟练、迅速，关心体贴患者，尽量减少患者在换药中的痛苦，擦拭创面时不可过分用力，以免新生的肉芽组织脱落；用探针伸入伤口时，要防止造成假道或出血。

8. 避免不必要的暴露患者的身体，避免过久暴露创面，冬季应注意患者的保暖。

四、换药的流程

（一）换药前准备

1. 环境准备 病情允许情况下均应在换药室换药，如需在病房换药者，30 分钟前停止一切清扫工作。

2. 换药者准备 换药人员应按无菌原则，穿工作服，戴口罩和帽子，剪短指甲，用肥皂水洗净双手，根据伤口情况准备无菌物品（一般应备治疗盘、无菌治疗巾、2 个换药碗、镊子 2 把、纱布若干、生理盐水棉球、碘伏棉球、美敷、胶布等），避免浪费和临时忙乱。每换一个患者的敷料，都必须洗手一次或在消毒水内浸泡双手才能给下一个患者换药。如果为大面积烧伤和特殊感染的伤口换药，还应穿手术衣和戴手套，并严格执行消毒隔离制度。

3. 患者准备 向患者说明换药的目的和可能引起的感觉，消除患者对换药认识的误区和恐惧。对小儿患者，更需说服家长，以协助工作。

4. 物品准备 尽可能使用换药车（上层放无菌物品，下层放换药后的污染物品）、快速手消毒液、换药包，根据伤口情况准备敷料及换药溶液等其他物品。

5. 安置患者的体位 原则上应充分暴露创面。光照良好，患者舒适安全。便于换药医师操作。可根据伤口的不同部位，采取坐位、仰卧位、侧卧位等姿势。

（二）操作步骤

1. 揭开敷料，暴露创面

（1）手取外层敷料固定物，使用消毒镊子揭去内层敷料，揭取方向与伤口纵向一致。

（2）创面渗液干结可使敷料粘结于创面，或者有新生的肉芽粘于内层敷料。对此，应先用生理盐水渗透，使敷料与创面分离；再轻轻提起敷料的四周或已分离的一边，夹盐水棉球轻压敷料粘着的创面，慢慢取出敷料，如有毛发粘着可剪去或用汽油浸润后揭去。如果发生少量渗血，可用棉球压迫片刻使之止血，必要时用 1%～2%普鲁卡因溶液湿润后再揭敷料。

（3）污染的纱布、敷料应放入污物桶或弯盘，按感染性医疗废物处理。

2. 观察伤口

（1）观察伤口周围皮肤、肉芽组织生长及伤口情况。

（2）伤口创面出现感染分泌物或疑似感染分泌物时，应及时送检做微生物培养和药物敏感试验。

（3）采集分泌物标本时，用无菌棉球蘸无菌生理盐水或 70%乙醇擦去表面渗出物，再用拭子深入溃疡基底部或边缘部采集。

3. 消毒伤口及周围正常皮肤

（1）根据伤口、创面情况选择不同的敷料和换药的溶液进行相应处理。对伤口、创面进行清洁、消毒和其他处理，应根据具体的情况使用相应的方法。例如，对缝合的清洁伤口，主要是用 75%乙醇棉球由里向外消毒 3～5cm。避免将细菌带入伤口。对感染伤口，则先用 75%乙醇棉球或 0.5%碘伏棉球在其周围皮肤由外向里消毒；继而用盐水棉球等清除创面脓液，并根据伤口性质选用引流纱条等；最后再用酒精等消毒伤口周围皮肤。

（2）用手执镊法，左手持敷料镊夹取棉球，递至右手消毒镊子中，两把镊子不可碰撞，如要拧干棉球，敷料镊要高于消毒镊。

（3）消毒镊夹棉球，顺伤口及缝线口轻轻地蘸一下，清洁伤口由内向外回字形消毒，污染伤口应由外向内消毒，消毒范围超过覆盖的纱布。

（4）消毒后棉球置于相对有菌的弯盘内或感染性废物桶中。

4. 覆盖创面，包扎固定　伤口处理完后用无菌敷料覆盖，无菌敷料的大小，应全部覆盖伤口达到伤口周围 3cm 左右，至于加盖敷料的数量，则应按伤口渗出情况而定。伤口无渗出液者放置 4～8 层（1～2 块）纱布已足够，或覆盖 1 块美敷。如分泌物较多，所盖敷料必须相应增多，必要时加棉垫。纱布块需用胶布固定，胶布粘贴的方向尽可能与皮纹平行，粘贴前擦净皮肤的汗水、血迹和原有的粘胶等。某些部位的敷料除用胶布固定外，再用细带卷缠绕或制成各种形状的带、巾加固，如胸带、腹带等。

5. 安置患者及处理用物

（1）妥善处理污染的敷料，更换下来的纱布、绷带及擦拭创面的棉球等，须用钳、镊夹取集中放于弯盘内，倒入污物桶，分类放置医疗废物，不得与生活垃圾混放，不得将损伤性的医疗废物与感染性的医疗废物混放。

（2）器械及碗、盒、盘擦洗清洁后，重新消毒灭菌。特殊感染的敷料应全部烧毁，器械做特殊灭菌处理。

（3）未使用的已开包装的棉球、纱块等不得放入无菌柜内再次使用。

6. 操作者处理　摘去口罩及帽子置于医疗废物桶，按七步洗手法进行手卫生。

五、注 意 事 项

1. 在整个换药过程中，按清洁—污染—感染—隔离伤口依次进行，严格执行无菌技术操作和手卫生规范。

2. 给不同的患者之间换药要进行手卫生，给感染伤口换药后，应认真洗手，然后方可给另一患者换药。

3. 换药时应查看各种敷料、消毒液是否在有效期内，包装是否完整，污染的敷料应立即放在医疗废物桶内或有菌的弯盘，不得随便乱丢。

4. 换药时应注意清除伤口内的异物、线头、死骨、腐肉等，并核对引流器械物品的数目，换药动作必须轻柔，注意保护健康新生的肉芽组织及上皮。

第二节　体表溃疡活检术

一、适　应　证

对体表慢性溃疡及边缘隆起外翻、质地坚硬的肉芽性溃疡宜作局部活组织检查，以确定病变性质。

二、手 术 步 骤

（1）于病变边缘的正常皮肤作局部浸润麻醉（图 8-1）。

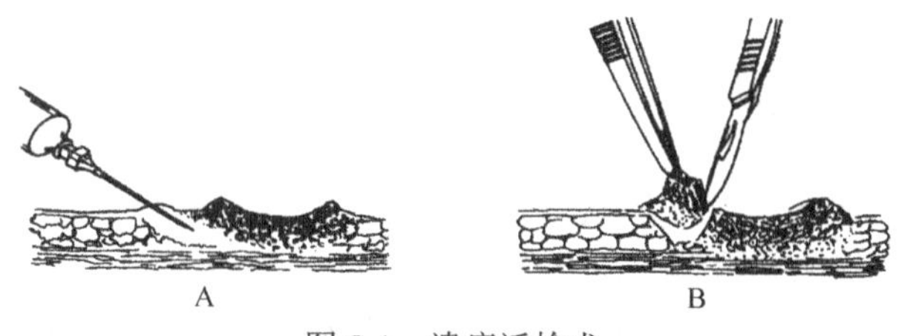

图 8-1　溃疡活检术

A. 病变边缘局部浸润麻醉；B. 分别于 3、6、9 和 12 四点切取病变与正常交界处组织

（2）分别于 3、6、9 和 12 四点切取病变与正常交界处组织，大小 1.0cm×1.0cm。

（3）创口内压迫 5～10 分钟止血，如仍有渗出可用明胶海绵、止血粉等，纱布加压包扎止血。如有活动性出血应予以结扎止血。

三、注 意 事 项

（1）活检部位除上述四点外，对质硬增殖隆起处应另做包括基底部组织的楔形切除，并一同送病理检查以增加阳性率。

（2）尽量避免用血管钳钳夹或电刀切取，以保证组织块的完整。

（3）取下的组织块立即浸于 10%甲醛溶液中固定并送病理检查。

第三节　皮肤皮脂腺囊肿切除术

一、适　应　证

局部无感染的皮肤表面皮脂腺囊肿。

二、手 术 步 骤

（1）局部浸润麻醉，因皮脂腺囊肿中央与皮肤粘连，故应以囊肿为中心作一梭形切口将皮肤与囊肿一起切除，以免切破囊肿。

（2）用组织钳将梭形皮肤夹住轻轻提起，仔细分离其周围组织直至囊肿完全摘除。

（3）缝合皮肤切口（图 8-2）。

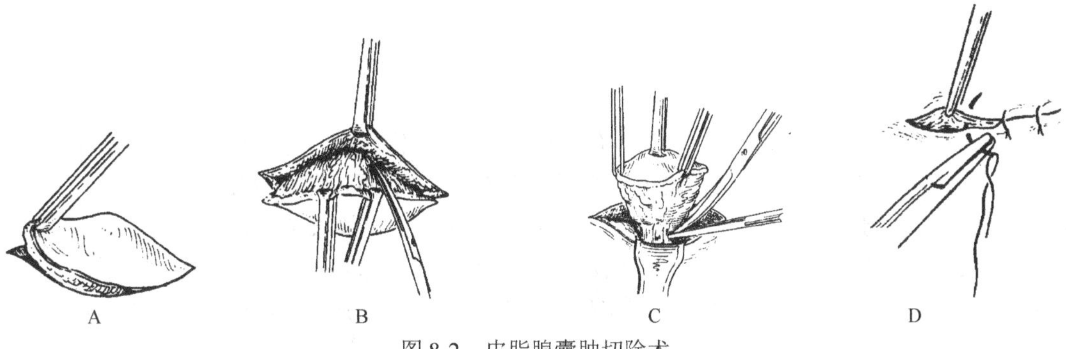

图 8-2　皮脂腺囊肿切除术

A. 提起皮瓣；B. 分离；C. 切除囊肿；D. 缝合伤口

三、注 意 事 项

（1）分离囊壁周围组织时，应注意不要穿破，万一穿破造成内容物溢出时，应擦干净，避免污染切口，且囊壁一定要完整剥除以免复发。

（2）继发感染时应先用抗生素控制感染，否则会引起炎症扩散，切口感染。已化脓者，应切开排脓，待创口愈合以后，再行囊肿切除术。

（3）梭形皮肤不宜切除过多，要使缝合无张力，术前应先做好标记，以免局麻后组织肿胀，切口不够整齐。

第四节　脂肪瘤切除术

一、适　应　证

在局部无感染的情况下，身体各部位的脂肪瘤均可以考虑手术切除。

二、手 术 步 骤

（1）在局部浸润麻醉下，以肿块为中心，沿皮纹切开，切口比肿块略长。

（2）用组织钳提起切口皮下组织，以食指或血管钳沿分叶状肿瘤包膜外钝性分离。

（3）用组织钳提起脂肪瘤，以剪刀边撑边剪其基底部，锐性分离切除瘤体，直到脂肪瘤完全摘除（图 8-3）。

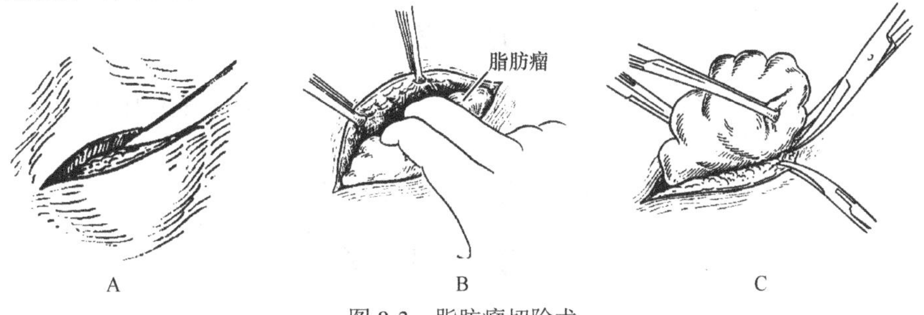

图 8-3　脂肪瘤切除术

A. 切开；B. 钝性分离；C. 锐性分离切除瘤体

（4）缝合皮肤切口后加压包扎。皮下空隙较大可置皮片引流，24～48 小时后拔出引流皮片。

三、注意事项

（1）切除不彻底，术后易复发。有些脂肪瘤包膜不完整，为避免复发，切除范围要大于原估计的肿瘤范围，宁可多切除一些脂肪组织，也不要残留肿瘤细胞。

（2）勿将肩部脂肪垫误认为脂肪瘤作切除，前者为肩部长期重压或摩擦引起的局部脂肪纤维组织增生所致，不属肿瘤范围，一般不需手术切除。

（3）彻底止血，防止存在无效腔导致术后血肿。血肿易引发感染，并影响切口愈合。

第五节 神经纤维瘤切除术

一、适应证

起源于神经纤维鞘膜，且影响功能的单发和多发神经纤维瘤，应手术切除。

二、手术步骤

（1）局部浸润麻醉。

（2）沿肿瘤长轴切开皮肤、皮下组织，钝性分离肿瘤周围软组织直达肿瘤。

（3）肉眼观察肿瘤为白色、质硬、呈纺锤形并与神经粘连。宜用蚊式血管钳紧靠神经组织将肿瘤完整剥出，切勿切断神经纤维。

三、注意事项

（1）认清上述神经纤维瘤的大体形状外观，不要将与肿块相连接的神经误认为粘连组织而切除。

（2）术中遇到与条索样物相连接的纺锤形肿块时，应考虑到神经纤维瘤的可能，切勿盲目切断和切除与瘤体相连的条索状物。

第六节 体表黑痣切除术

一、适应证

（1）凡黑痣突然增大，颜色加深，发生疼痛、感染、溃疡或出血者应考虑恶变的可能。

（2）对生长在体表易摩擦部位的黑痣，也应手术切除。

二、手术步骤

（1）局部浸润麻醉。

（2）按皮纹作梭形切口，切口距黑痣边缘至少0.5cm。将黑痣所在皮肤连同皮下脂肪一同切除后送病理检验（图8-4）。

（3）潜行分离皮下后，缝合皮肤。

三、注 意 事 项

（1）可疑黑痣切除后病理报告为恶变时应按恶性黑色素瘤立即再次手术（切除范围距黑色素瘤边缘至少3cm）。

（2）若局部皮肤缺损，可用中厚皮片行植皮术。

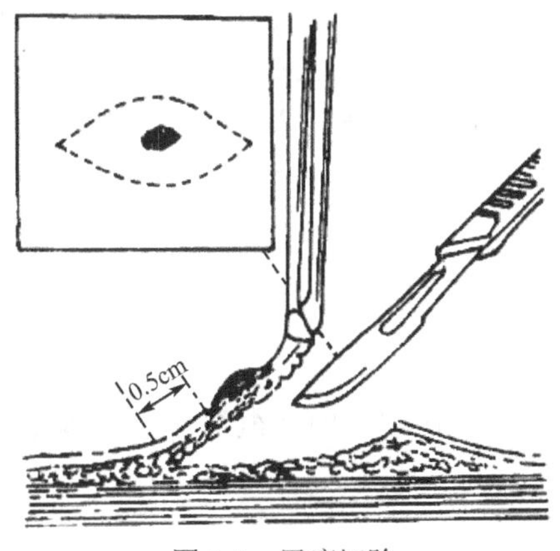

图8-4　黑痣切除

第七节　腱鞘囊肿切除术

一、适　应　证

好发于手背或足背，凡手法挤破失败或复发者可采用手术切除。

二、手 术 步 骤

（1）局部浸润麻醉。

（2）以囊肿直径为准作其表面皮纹平行的S形切口，以免损伤手背皮神经及浅静脉。

（3）分离皮下疏松组织，显露囊肿表面。用小拉钩牵开皮肤。用蚊式血管钳钝性分离囊肿四周的疏松组织，用剪刀分离基底部完整切下囊肿（图8-5）。

（4）若腱鞘囊肿与关节腔或腱鞘相通，术时应将相连的蒂部一并清除。敞开关节囊或腱鞘留下的缺口。

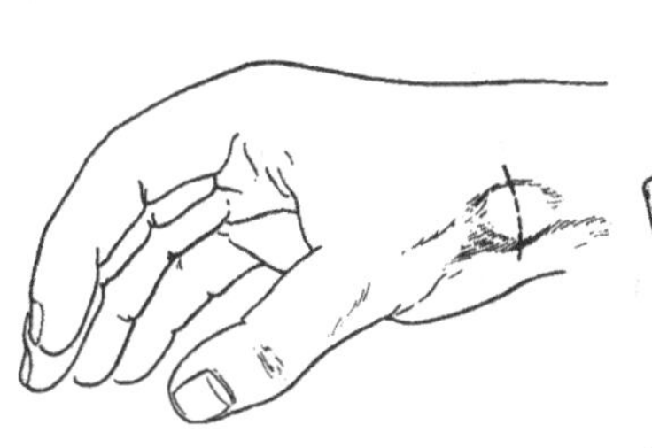

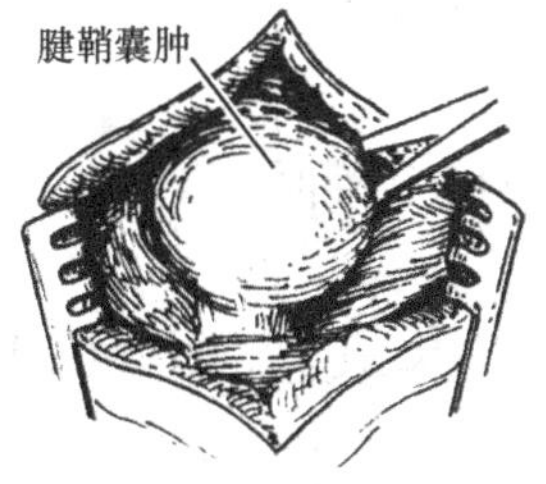

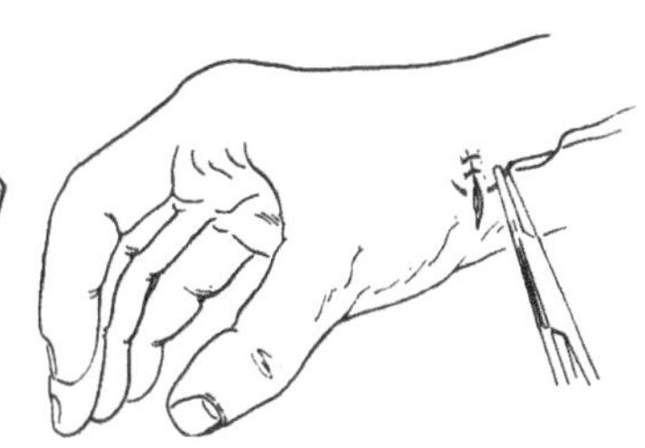

图8-5　腱鞘囊肿切除术

三、注 意 事 项

（1）囊肿复发，其原因主要是：①分离囊肿时囊壁破损，造成分离困难，致使部分囊壁残留，导致复发，因此术时应小心分离将全部囊壁切除。②囊肿基底部与关节腔或腱鞘相通者应将蒂部切除，敞开的缺口不要缝合，更不应将蒂部结扎，否则容易复发。

（2）血管、神经或肌腱的损伤。腱鞘囊肿多见手腕背、足背及腕掌侧部，与周围血管、神经及肌腱关系密切。如腕背部可能损伤桡神经浅支，桡动脉掌深支及伸指、伸拇肌腱；腕掌侧可能损伤桡动脉；足背部可能损伤腓浅神经皮支、足背动脉及伸趾肌腱等。故手术时应紧贴囊肿壁进行分离，以免损伤周围的重要组织。

第八节 趾嵌甲切除术

一、适 应 证

趾嵌甲伴肉芽组织增生、感染。

二、手术步骤

（1）神经阻滞麻醉。

（2）用细止血带扎紧趾根部以控制出血。自甲根部皮肤开始，用刀纵向切开患侧1/4的趾甲，深度直达甲床。

（3）同前纵向切开患侧甲旁组织，将嵌入的趾甲连同甲旁组织和增生的肉芽一并作楔形切除。创面用凡士林纱布覆盖，包扎固定后勿忘去除止血带（图8-6）。

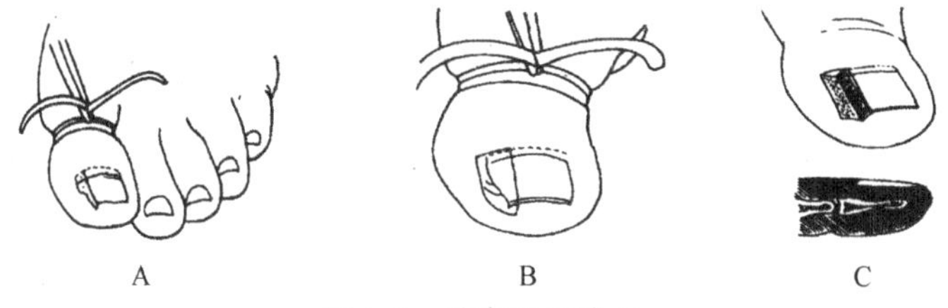

图8-6 趾嵌甲切除术

A. 用细止血带扎紧趾根部以控制出血；B. 自甲根部皮肤开始，用刀纵向切开患侧1/4的趾甲，深度直达甲床；C. 将嵌入的趾甲连同甲旁组织和增生的肉芽一并作楔形切除

三、注意事项

（1）患处的趾甲根部及甲根下的甲基（趾甲的生发部）组织必须彻底扫除，否则可致复发。

（2）修剪趾甲时两侧的甲角应稍留在外面（成方角），不要修剪太多，以防趾甲组织嵌入。

第九节 体表脓肿切开引流术

一、适 应 证

体表感染一旦形成脓肿，有波动感或局部穿刺见脓液均需切开引流。

二、手术步骤

（1）局部浸润麻醉（图8-7）。

（2）用尖头刀，刀锋向上，刀尖刺入脓肿中心部向上迅速挑开，排尽脓液。

（3）根据脓肿大小选用小纱条、小凡士林纱布、橡皮片或中药药线置入脓腔引流，外加消毒纱布包扎。

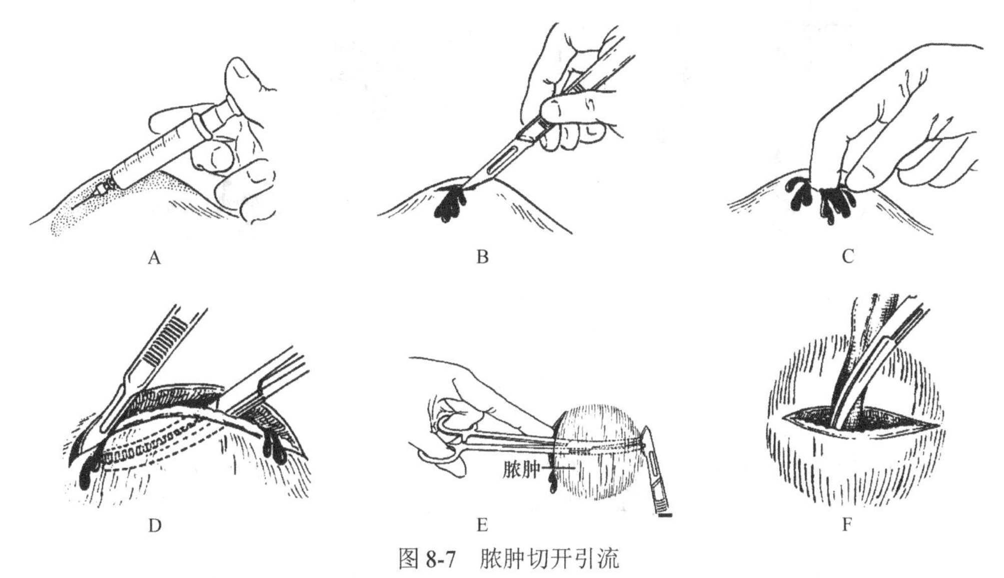

图 8-7　脓肿切开引流

A. 局部麻醉；B. 切开脓肿；C. 探查脓腔，分离间隔；D. 切开引流；E. 对口切开引流；F. 放置引流条

三、注 意 事 项

要达到充分引流，切口不宜太小。

第十节　痈的切开引流

一、适 应 证

（1）病变范围较大，感染不易用药控制。

（2）全身中毒症状明显。

（3）局部引流不畅。

二、手 术 步 骤

（1）局部浸润麻醉。

（2）皮肤切口："十"字形皮肤切口，切口两端须达正常皮肤，深度须达痈的底部。如病变范围较大，可采用双"十"字或多条纵行切口，以保证充分引流。除非皮肤已坏死，否则应尽量多保留皮瓣，以免术后植皮或瘢痕收缩，影响功能（图 8-8）。

（3）清除皮下坏死组织，有齿镊夹皮，用刀或电刀作皮下潜行分离，使其与下面的坏死组织分开，清除皮下全部腐烂和坏死组织。如深筋膜已坏死，也应切除。创面以双氧水清洗后，用无菌碘仿纱条或无菌凡士林纱条填塞止血，包扎。

（4）痈的病变范围较广，全身中毒症状明显，宜考虑痈的整块切除。从正常皮肤边缘起，围绕痈的周围作切口深达病变底部的痈整块切除。彻底止血后用台金氏液纱布填塞创口，待创口健康肉芽组织生长后，再植皮。

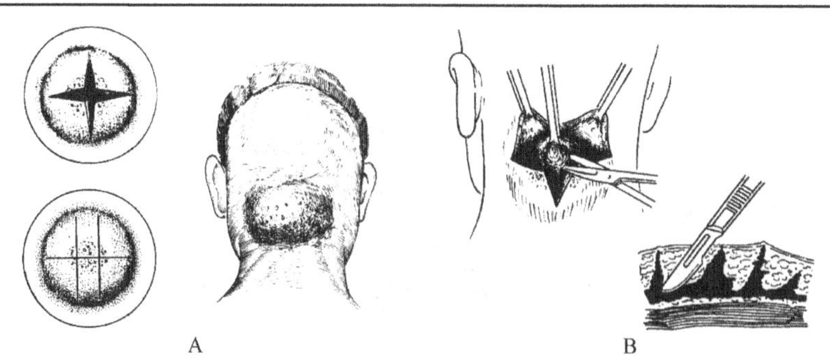

图 8-8　痈的切开引流

A. 十字或双十字切口；B. 清除坏死组织，切开深达底部

三、注 意 事 项

（1）创口边缘和底部必须切至健康组织，否则仍有炎症扩散的可能。

（2）止血要彻底，较大的出血点用细丝线结扎，线头稍留长些，待换药时拉脱，以减少异物反应，促进创口愈合。

（3）术后 2 天取出填塞纱布，根据创面情况选用台金氏液或 0.1%依沙吖啶液湿敷创面，炎症消退后改用凡士林纱布换药。

（4）待健康肉芽组织生长后，将皮瓣拉拢以缩小创面，加速愈合。

（5）术前应检查尿糖或血糖，如患糖尿病应同时给予治疗。

第十一节　甲下积脓拔甲术

一、适　应　证

（1）甲沟炎已蔓延至甲下形成脓肿。

（2）由于外伤所引起的甲下血肿继发感染或指（趾）甲与甲床分离。

（3）嵌甲症。

（4）指（趾）甲霉菌病药物治疗无效者。

二、手 术 步 骤

（1）神经阻滞麻醉。

（2）指（趾）根神经阻滞麻醉后用 11 号尖头刀插入甲根部与甲上皮之间使其两者分离。

（3）分开直血管钳的两叶，下叶紧贴甲下稍用力向根部方向插入，并左右分离甲与甲床的联系。

（4）用直血管钳夹紧要切除的指（趾）甲作部分切除或夹住指（趾）甲中部按水平方向抽拔，拔除整个指（趾）甲，特别检查指（趾）甲根部两侧角是否完整（图 8-9）。

（5）凡士林纱布覆盖甲床，纱布加压包扎。

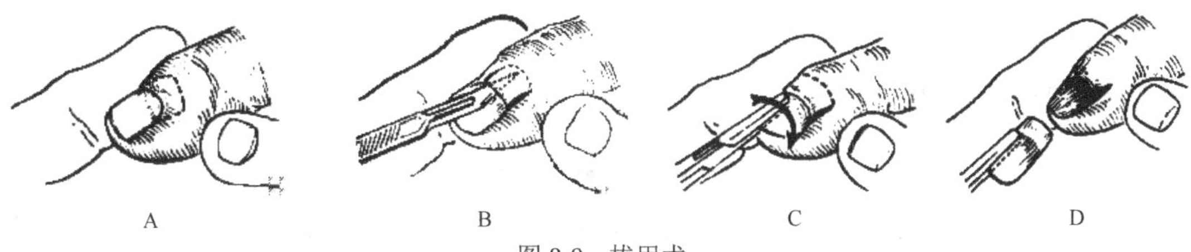

图 8-9　拔甲术

A. 局部麻醉；B. 用 11 号尖头刀插入甲根部与甲上皮之间使其两者分离；C. 直血管钳，下叶紧贴甲下稍用力向根部方向插入，并左右分离甲与甲床的联系；D. 用直血管钳夹紧指（趾）甲中部按水平方向抽拔，拔除整个指（趾）甲

三、注意事项

（1）指（趾）根神经阻滞麻醉药中绝对不能加入肾上腺素，以免发生指（趾）动脉痉挛造成指（趾）坏死。

（2）为减少出血，可使用指（趾）根橡皮圈紧扎法。在拔甲后切勿遗忘解除橡皮止血带，此法偶尔亦可导致指（趾）动脉痉挛，故不宜作常规使用。

（3）术后隔数天再换药，换药前先用双氧水浸泡，使内敷料与创面自行分离。

（4）甲下异物（木刺、竹刺等）都应立即取出，用剪刀将指甲作 V 形剪除一小块，用蚊式血管钳夹住异物拔出创口，污屑应同时清除，必要时应注射破伤风抗毒素（TAT）。

（5）外伤后指（趾）甲根部翻出时宜用剪刀横行切除，注意勿遗留指（趾）甲残角。

第十二节　化脓性甲沟炎切开引流术

一、适应证

甲沟炎非手术治疗无效，肿胀明显或形成脓肿者，应及时切开减压或引流。

二、手术步骤

（1）局部浸润麻醉或神经阻滞麻醉。

（2）沿病变侧甲沟缘上做一纵行切口，稍呈向外弧形切开皮肤，向近端不宜超过甲根平面。然后用刀尖分开病变侧部分指甲上皮，翻起一角，使脓液排出，嵌入一小块橡皮片或油纱布，以引流（图 8-10）。

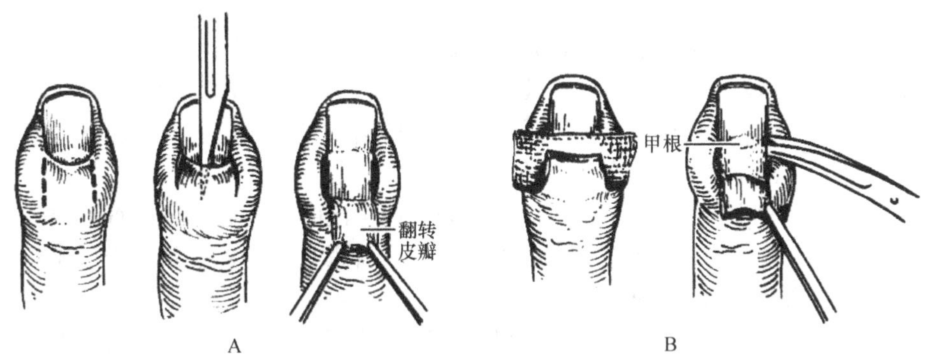

图 8-10　甲沟炎切开引流术

A. 沿病变侧甲沟缘上做一纵行切口，然后用刀尖分开病变侧部分指甲上皮，翻起一角，使脓液排出；B. 将两侧甲沟切开并翻起指甲上皮，排除脓液，嵌入橡皮片或油纱布

（3）全甲沟炎的切开引流术：用上法将两侧甲沟切开并翻起指甲上皮，排除脓液，嵌入橡皮片或油纱布。

三、注意事项

（1）操作时不要损伤甲床组织与甲床上皮，以免造成术后指甲永久畸形。

（2）如脓液侵占全部甲下，应拔除整个指甲。

第十三节 脓性指头炎切开引流术

一、适应证

脓性指头炎一旦出现跳痛，指头张力显著增高即应切开减压或引流。

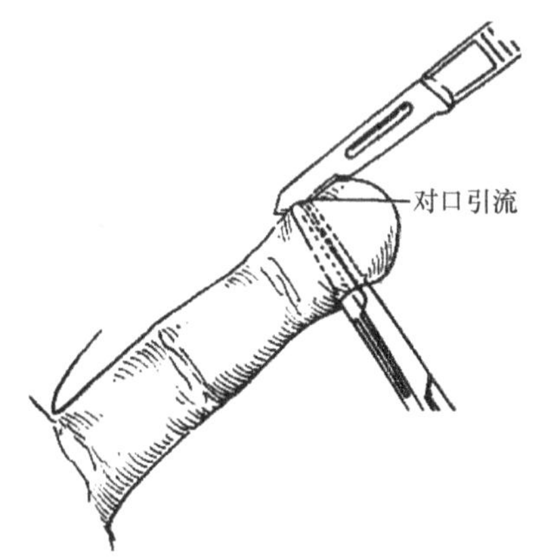

图 8-11 脓性指头炎切开引流术

二、手术步骤

（1）局部浸润麻醉或神经阻滞麻醉。

（2）手指头侧面纵向切开皮肤和皮下组织，用蚊式钳插入脓腔，扩大引流口后放皮片引流，不宜直接用刀切割过深，否则易损伤血管、神经或肌腱。

（3）脓腔较大者，插入蚊式血管钳直达对侧，于对侧作切口，放置橡皮片作对口引流（图 8-11）。

（4）鱼嘴状切口较少采用，切口距指尖下缘 0.5cm，宜在指骨前方，切断纤维隔，清除脓液、坏死组织或脱落的坏死指骨。嵌入橡皮片或台金氏纱条引流。

三、注意事项

（1）脓性指头炎不能等波动感出现才手术，切开后可能脓液很少或没有脓液，但可以降低指头密闭腔的压力，减少痛苦及并发症（指骨坏死及慢性骨髓炎）。

（2）绝对禁忌从掌面正中纵行切开引流，以免术后掌面触觉迟钝和瘢痕疼痛。

（3）切口近端应距末节指横纹 0.5cm，以免伤及指屈肌腱鞘，并使感染扩散。

（4）如伴有骨髓炎不宜搔刮，应敞开引流，有死骨碎屑者可以去除。

（5）严格掌握鱼嘴状切口指征：①严重的脓性指头炎；②已有骨髓炎死骨形成，引流不畅者；③贯穿引流未能痊愈而引流欠满意者。

（6）注意哑铃状脓肿。遇到皮内脓肿剪去表皮引流时，务必仔细检查脓肿底部，如有小孔通向深部，挤之有脓流出，必须另作侧切口引流脓腔。对脓性指头炎引流后疼痛仍无减轻者，尤要警惕哑铃状脓肿的存在。

（7）术后使用三角巾对患部制动，以利脓肿消退，减轻疼痛，但未受累手指应早期活动。

第十四节　腋臭切除术

一、适　应　证

腋臭严重者，可考虑将有腋毛的皮肤连同汗腺一起清除的腋臭切除术。

二、手 术 步 骤

（1）仰卧位，局部浸润麻醉。

（2）前臂上举置于头顶部。剃尽腋毛后沿毛根外围作梭形切口标记。用手指捏起切口两侧皮肤估计切除皮肤后创缘缝合有无张力，必要时宜把切口缩小些，虽残留少许，但因大部分被切除，临床症状也会有显著改善。

（3）沿切口标记线切开皮肤及浅层皮下组织。用组织钳提起切开皮肤的一角，并向另一端方向拉紧，用利刃沿皮下浅层脂肪作锐性切割，同时用纱布压迫创面，使两端切口汇合，完成皮肤和汗腺切除后，移去纱布彻底止血。

（4）沿切口两边皮下作适当潜行分离以减少切口对合的张力（图 8-12）。

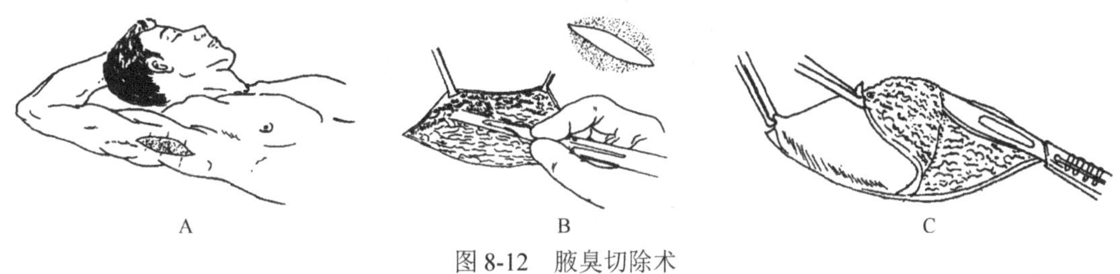

图 8-12　腋臭切除术

A. 患者前臂上举置于头顶部，剃尽腋毛后沿毛根外围作梭形切口标记；B. 沿切口标记线切开皮肤及浅层皮下组织；C. 用组织钳提起切开皮肤的一角，并向另一端方向拉紧，用利刃沿皮下浅层脂肪作锐性切割，完成皮肤和汗腺切除

（5）两侧手术可一次完成，也可分次进行。

三、注 意 事 项

（1）手术时进刀不可过深，只切除全层皮肤即可。不要切除腋窝脂肪，否则会加重局部创伤，引起感染而致手术失败。

（2）皮肤不宜切除过多，缝合时一定要无张力。

（3）预防感染，严格的无菌操作、彻底的止血及轻柔的手术操作尤为重要。手术不宜在炎热的夏季进行。

（4）上述原因造成的切口处瘢痕增生挛缩，均可使术后举臂困难。治疗上首先让患者作举臂锻炼，如仍无改善再行瘢痕组织切除及中厚皮片移植术。

第十五节　嵌顿包茎复位术

一、适　应　证

包皮口紧小，若将包皮勉强上翻后，包皮紧勒在冠状沟处，形成一紧缩的皮环，影响包皮龟头的血液循环，形成嵌顿包茎，应及早手法复位；若手法不能复位时，则需行包皮背侧切开复位，以免造成包皮及龟头坏死。

二、术前准备

一般不需特殊准备；小儿不合作者可适当应用催眠镇静药物。

三、手术步骤

（一）手法复位

患者站立、坐位或仰卧位；用手轻揉挤压包皮数分钟使水肿减轻，于冠状沟及外露的龟头部涂油剂，如液体石蜡、凡士林、植物油等，用两拇指向上推龟头，同时其他手指向下拉包皮即可复位（图 8-13）。

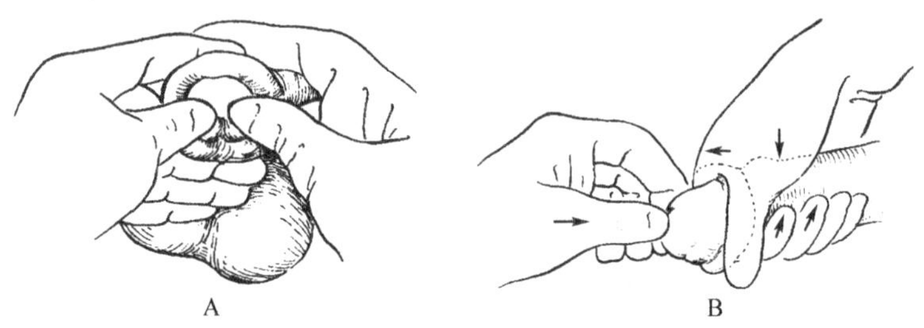

图 8-13　两种手法复位嵌顿包茎

A. 用两拇指向上推龟头，同时其他手指向下拉包皮即可复位；B. 用左手拇指向上推龟头，同时右手向下拉包皮即可复位

（二）嵌顿包茎背侧切开复位

1. 体位　患者仰卧位，外阴部常规消毒，铺无菌巾。

2. 切开　行阴茎背神经阻滞麻醉后，在背侧中线纵行切开包皮紧缩环的皮肤。

3. 复位　将上翻的包皮轻轻下拉复位。

4. 缝合　切口用细丝线作横行缝合，应先将切口上下两端对正缝合，再将两侧包皮缝合，用缝线结扎一凡士林纱布条保护切口，如果包皮已感染坏死则不宜缝合切口（图 8-14）。

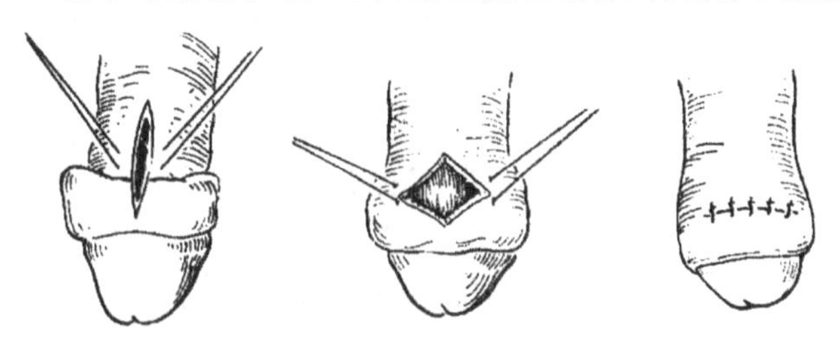

图 8-14　嵌顿包茎背侧切开复位

四、术后治疗

（1）保持敷料清洁、干燥，术后 5～7 天拆线。

（2）未缝合的切口，每日换药至愈合。

（3）切口愈合后应行包皮环切术。

第十六节　包皮环切术

一、适　应　证

包茎、包皮过长、反复发作的包皮龟头炎等，宜行包皮环切术。

二、术 前 准 备

（1）包皮有急性炎症时应在炎症消退后再行手术。

（2）常规备皮，清洗外阴，除去包皮垢。

（3）成人及合作的儿童用阴茎背神经阻滞麻醉，不合作的小儿需用基础麻醉加局部麻醉。

三、手 术 步 骤

（1）患者取仰卧位，两下肢伸直稍向外分开。常规消毒外阴部皮肤，铺无菌孔巾。

（2）剪开包皮：麻醉后用四把止血钳分别夹住包皮背、腹中线两侧的内外板交界处，向前牵拉包皮。在背侧正中线剪开包皮至距冠状沟 0.5～0.8cm，再自腹侧正中剪开至近包皮系带处。如果包皮内板与龟头粘连应予以分离。

（3）剪除过长的包皮：自腹侧切口顶端开始，沿距冠状沟 0.5～0.8cm 剪至背侧切口顶端，分别将两侧过长的包皮剪除。注意近系带处的包皮应保留较长，以防阴茎勃起时紧张。钳夹结扎出血点。

（4）缝合：将包皮切口的内外板对正，用细丝线作间断缝合，其前、后、左、右的四个缝线结扎后暂不剪断。

（5）包扎：用未剪断的缝线结扎环绕包皮切口的凡士林纱条，再用无菌纱布包扎。注意包扎时不可过紧，并使龟头外露（图 8-15）。

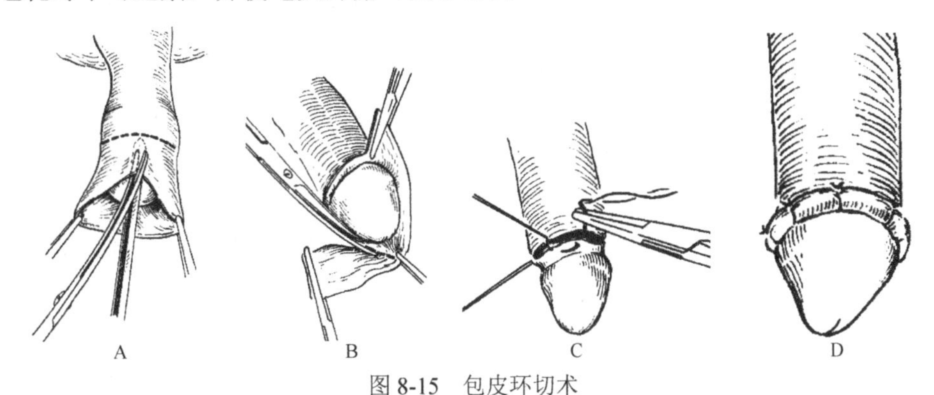

图 8-15　包皮环切术

A. 剪开包皮；B. 剪除过长的包皮；C. 用细丝线作间断缝合；D. 包扎

四、术 后 治 疗

（1）切口未愈合前勿过多活动，穿宽松内裤，防止摩擦，避免引起勃起的因素。

（2）应用镇静药物，防止阴茎勃起而引起疼痛或继发出血。

（3）保持敷料清洁、干燥。如被尿液浸湿，应立即更换敷料。

（4）包皮水肿数日后可自行消退，不需特殊治疗。如切口红肿可用 1∶5000 高锰酸钾溶液浸泡，每日 2～3 次。

（5）术后 5～7 日拆除切口缝线。

第十七节　耻骨上膀胱造瘘术

一、适　应　证

（1）前列腺良性肥大或前列腺癌引起尿路梗阻，经非手术治疗无效，病员一般情况差或其他原因不能行前列腺摘除手术者。

（2）经膀胱行前列腺切除术、膀胱切开取石术，膀胱、尿道破裂修补术后；应作耻骨上膀胱造瘘术。

二、术 前 准 备

（1）常规备皮。

（2）通常用局部浸润麻醉或腰麻。

三、手 术 步 骤

（1）病员取仰卧位，头略低。常规消毒皮肤，铺无菌巾和手术单。

（2）腹壁切口：作耻骨上正中切口，长约 6cm，切开皮肤、皮下组织，分开腹直肌和锥状肌即可见到腹膜反折。用盐水纱布将膀胱上的腹膜反折由膀胱前壁向上推，再分离膀胱前区的筋膜与脂肪组织，即可显露出有纵行血管的膀胱前壁。

（3）切开膀胱：用两把鼠齿钳（或作两牵引缝线）提起膀胱前壁，并在两钳（或两线）间将膀胱壁切开一小口，吸净膀胱内液体，用手指探查膀胱内部，根据需要再适当扩大膀胱切口。

（4）放置造瘘管：造瘘管可用蕈形导尿管，或远端带侧孔的软橡皮管，放入膀胱内约 3～4cm，用肠线在切口处围绕造瘘管作两圈荷包缝合，注意勿缝黏膜层；收紧荷包缝合使切口处膀胱壁内翻，以固定造瘘管；将生理盐水由造瘘管注入膀胱，如能顺利吸出，则表示造瘘管放置深浅适当。

（5）膀胱前区放橡皮管引流，逐层缝合腹壁切口。造瘘管及橡皮管自腹壁切口分别引出（图 8-16）。

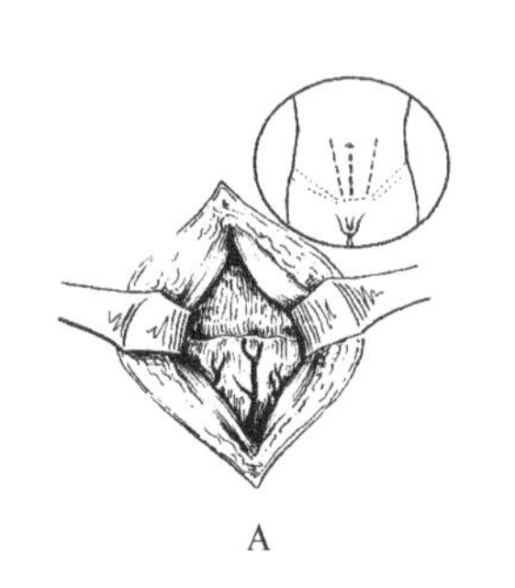
A

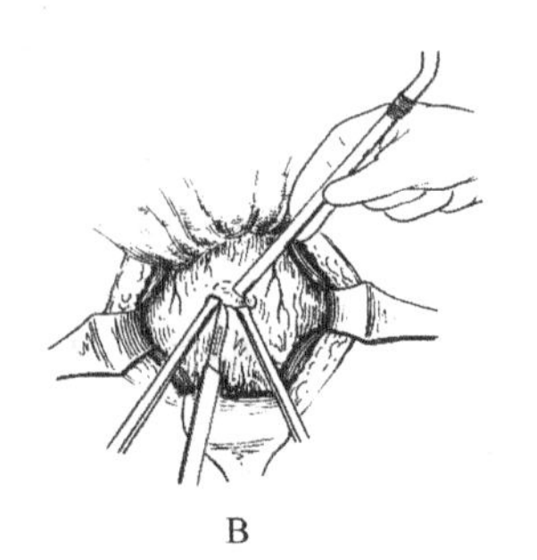
B

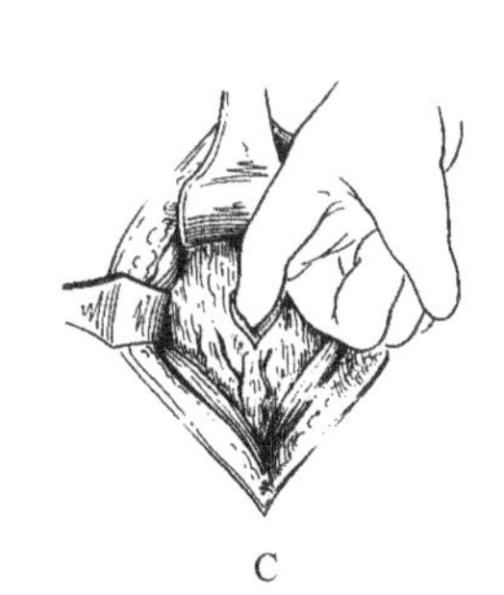
C

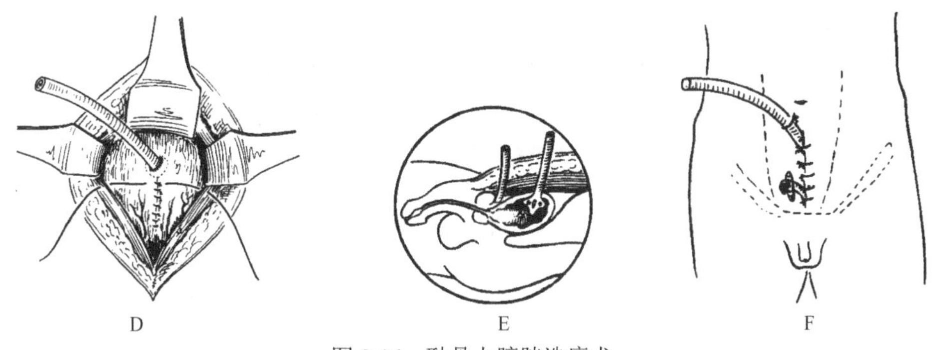

图 8-16　耻骨上膀胱造瘘术

A. 显露膀胱；B. 切开膀胱；C. 探查膀胱；D. 置入造瘘管，缝合膀胱；E. 放置引流管；F. 缝合皮肤，固定引流管

四、术后治疗

（1）将造瘘管接引流袋持续开放，7～10 日后可夹闭造瘘管，4～6h 开放一次。

（2）膀胱前区所置的引流如无尿液外渗，于术后 2 日左右拔除。

（3）每日用无菌生理盐水冲洗膀胱、如膀胱内有感染或渗血时，应增加冲洗次数，或用抗菌药液冲洗膀胱。

（4）保持造瘘口处皮肤清洁。待不需继续保留造瘘管时，可钳夹造瘘管，由尿道排尿。待排尿通畅时，即可拔除造瘘管，造瘘口经蝶形胶布拉紧，加压及换药后即逐渐愈合。

第十八节　气管切开术

气管切开术为急救手术，它是一项保持呼吸道通畅的重要措施，从而解除窒息，挽救患者生命。选择适合患者气管粗细的气管套管，包括外套管、内套管和套管芯（图 8-17）。

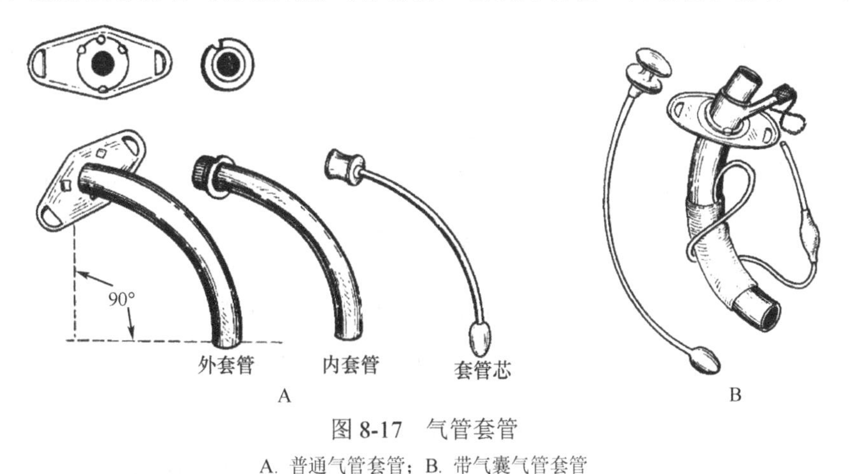

图 8-17　气管套管

A. 普通气管套管；B. 带气囊气管套管

一、适应证

（1）喉部严重外伤、急性炎症、血管神经性水肿、异物、肿瘤压迫及声带麻痹等引起的喉阻塞。

（2）颅脑损伤伴昏迷、重型破伤风者。颈椎骨折、脱位、高位截瘫及胸外伤等影响导致呼吸困难及分泌物堵塞者。

（3）颌面、口、咽及颈部的大手术前，作预防性气管切开。

（4）神经系统疾病如脊髓灰质炎、脑血管意外、昏迷或神经麻痹。

（5）各种中毒引起的昏迷或神经麻痹。

二、麻　醉

局部浸润麻醉。深昏迷或病情危急患者，可暂先免除消毒与麻醉，切开后再消毒。

三、手术步骤

（1）患者取仰卧位，肩下垫枕，头后仰，充分伸展颈部，头部保持正中位，以利于气管的显露。如呼吸困难较重，开始手术时，可将头部稍予抬高，至显露气管时再后仰。呼吸困难、症状严重者，可采取半卧位或坐位。

（2）摸清环状软骨和气管位置，以左手拇指及中指固定气管两旁，自环状软骨下缘至胸骨切迹上方1～2cm处，作正中切口。

（3）切开皮肤、皮下组织，充分止血后沿正中线切开颈部深筋膜，用拉钩将皮肤向两侧牵开，显露舌骨下肌群，用血管钳钝性上下分离胸骨舌骨肌和胸骨甲状肌。

（4）将胸骨舌骨肌和胸骨甲状肌向两侧拉开，显露甲状腺峡部及气管前壁。

（5）用拉钩向上牵拉甲状腺峡部（必要时可将峡部切断，断端贯穿结扎止血），显露第2、3、4气管软骨（甲状腺峡部后方恰好是第三气管软骨，可作为标志）。确认气管后，以尖刀刀刃向上在3、4气管软骨间垂直刺入，并由下向上切开第3、4两气管软骨，注意刀尖刺入不要过深，以免损伤气管后壁及食管前壁。尤以咳嗽时气管后壁及食管前壁突入气管腔内，更易损伤。

（6）气管切开后，立即用弯止血钳撑开气管切口。并迅速吸除（或拭去）血液和分泌物，撑大气管切口，将事先选择合适的带有管芯的气管套管插入气管内，随即拔除管芯，观察呼吸是否畅通，再放入内套管。

（7）将气管套管两边的两条系带，在颈后打结，松紧适宜，固定套管。缝合套管上部皮肤切口（下部不缝合），套管周围用纱布保护后，套管口覆盖湿纱布（图8-18）。

四、术后处理

（1）术后去枕平卧，专人护理，并经常湿润覆盖套管口的纱布。

（2）套管系带松紧度要经常调整，过松套管容易移位、滑脱，过紧压迫颈部血液循环。

（3）经常吸出痰液，保持套管通畅（为了减少气管黏膜纤毛上皮损伤，每次插入吸痰用的细导管时，不作吸引，待插到一定深度退出时，可边退边吸引）。如气管内分泌物过于黏稠，可每隔两小时向气管内滴入1～2ml呼吸道湿化液（湿化液的配制：抗生素+糜蛋白酶+激素+等渗盐水适量）。

（4）每隔4～6h清洁消毒套管内管一次，再插入。

（5）待病情缓解（经口呼吸好转、发音洪亮、能咳痰），可试将套管口堵住，如经24～48h，呼吸平稳，可将套管拔除。拔管后创口用蝶形胶布牵拉固定，换药至创口愈合。

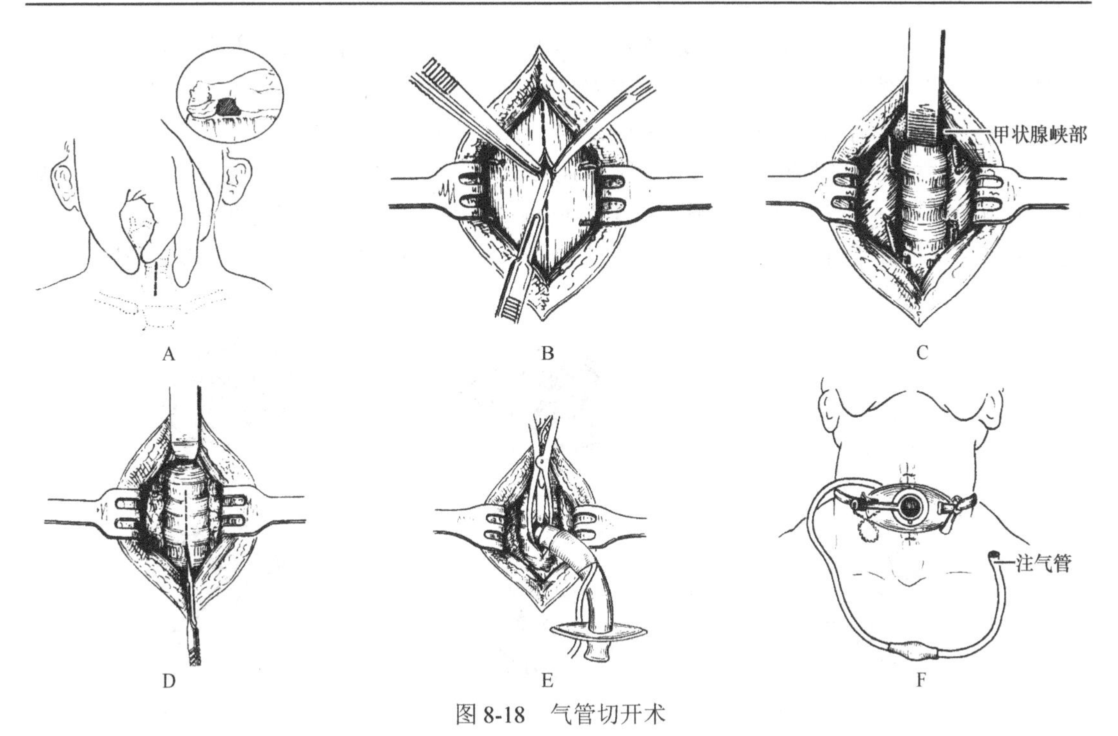

图 8-18　气管切开术

A. 切口；B. 切开颈部深筋膜；C. 拉开甲状腺峡部，显露气管；D. 切开气管；E. 撑开气管插入套管；F. 缝合切口，固定套管

第十九节　静脉切开术

当静脉穿刺有困难，急需快速输血、输液抢救伤病员时，应立即行静脉切开术。四肢表浅静脉，如贵要静脉、头静脉、肘正中静脉、大隐静脉等各段都可切开。最常用的是内踝处的大隐静脉起始端，因该处静脉位置比较恒定。如病情需要，可在大腿内侧大隐静脉的上端切开，将硅胶管放至下腔静脉，以测量中心静脉压及快速输血或作为持续静脉输液之用。用长 50～60cm 的硅胶管，事先测量好从大隐静脉切口至剑突处的长度，用线缚好标记，以便使管的上端到达下腔静脉近右心房水平。硅胶管先用生理盐水冲洗、并充满注射用液，排尽空气，按静脉切开手术步骤切开静脉，将硅胶管插入。

硅胶管放置下腔静脉有一定危险性，如操作粗暴可致静脉损伤，必须引起警惕。

一、麻　　醉

局部浸润麻醉。

二、手 术 步 骤

以内踝处大隐静脉切开为例：

（1）常规消毒皮肤，铺洞巾，内踝前作横行皮肤切口，长约 2～2.5cm。用蚊式止血钳将皮下组织分开找出大隐静脉，并将其挑起。

（2）在静脉下穿过两根 1 号丝线。远端丝线结扎，但不剪断，留作牵引用；近端暂不结扎，提起远端结扎线，在其上方两线之间用尖头小剪刀将静脉斜行剪开一小口。

（3）从静脉切口插入事先冲洗干净的导管连接在盛有生理盐水或普鲁卡因溶液的注射器上（排空气体），将此导管边插边缓慢推注，防止导管前端的血液凝固，普鲁卡因可解除血管痉挛，导管最好是硅胶管，插入约4～5cm深即可。

（4）插管后推注无阻力，回抽静脉内血液有回流证明通畅，取下注射器，连接事先备好的输液装置，证实液体滴注畅通，即将近端丝线结扎，使导管固定在静脉之内。缝合皮肤切口，并把导管固定在皮肤缝线上，以防滑脱，用无菌纱布覆盖切口固定（图8-19）。

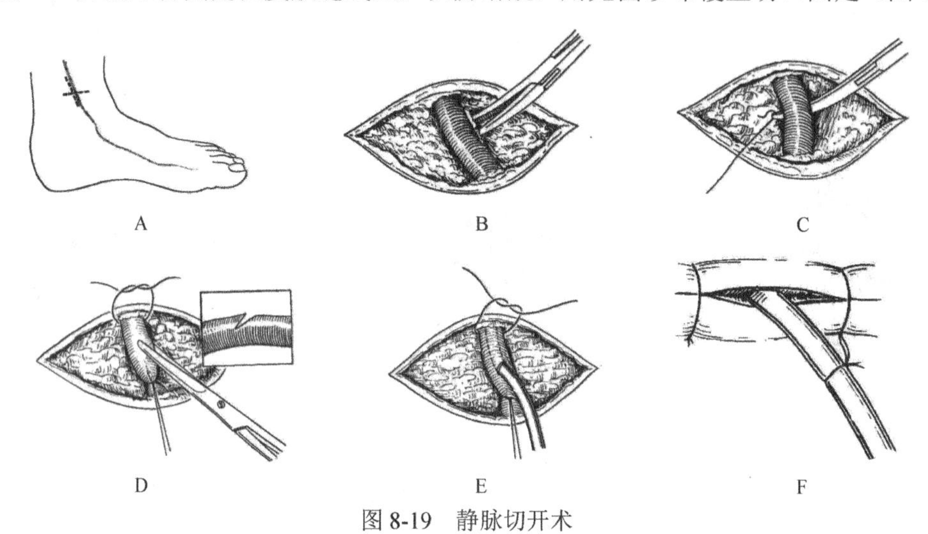

图8-19 静脉切开术

A. 切口；B. 分离显露静脉；C. 结扎静脉远端；D. 剪开静脉；E. 插入导管，结扎近端；F. 缝合固定导管

三、术中注意事项

（1）导管前端宜圆钝不宜过尖，以防导管插入时损伤甚至穿透血管壁。

（2）插入静脉时，导管前端斜面应朝向后壁，以防静脉壁塌陷时堵住导管口。

（3）导管勿插入静脉壁的夹层内。

（4）注意无菌操作。

四、术后处理

（1）保持皮肤切口的清洁干燥。

（2）液体输入不够通畅时，可将导管位置稍加移动，或抬高输液平面或局部热敷，或注入少量0.5%普鲁卡因溶液以解除血管痉挛。

（3）导管放置时间不宜超过一周。因输液时间过长易导致静脉炎和静脉血栓形成。如出现静脉炎，需立即拔出导管。拔出导管时，局部用无菌纱布稍加压片刻以防渗血。用无菌纱布包扎，7天后拆除皮肤缝线。

（马 戎）

第九章　外科常见手术

第一节　清　创　术

正确地用手术方法处理污染伤口，修复重要组织，使开放污染的伤口变为清洁伤口的措施称为清创术（debridement）。从创口的解剖特点来看，一般可将创口分为三个区：中心部为第一区，直接与外界相交通，除受到不同程度直接污染外，可能还有泥土、布片、毛发、木屑、弹片等异物的存留，并有不同程度的细菌污染；此区的边缘部分为第二区，主要是挫伤、缺血或坏死的各种组织如皮下组织、肌肉、肌腱等，其本身不仅构成异物，同时与创口内的渗液、血肿和其他异物构成细菌侵入、生长、繁殖的良好基地；第三区指伤口外面的组织震荡反应区，组织呈现细胞水肿、渗出、变性、血管痉挛、局部抵抗力降低，从而使感染容易扩散。第二区和第三区在锐性损伤时一般较小，而在钝性暴力损伤时则范围较大。由于上述病理解剖特点，一个开放性创口，如没有进行早期而适当地清创，势必酿成创口严重化脓感染，导致病情进一步恶化，发生毒血症、败血症、脓毒症休克，威胁患者生命。相反，一个污染较严重的创口，经过及时的早期彻底清创，常可获得一期愈合。由此可见，清创术乃是处理外伤创口的一项极为重要的措施和技术。

清创术前需对伤员的伤情做一全面了解，首先应优先处置威胁患者生命的颅脑外伤，胸部、腹部重要脏器的损伤或失血性休克等病症。有较大血管损伤的大出血，应先用消毒纱布填塞，压迫包扎或用止血带止血。如有明显骨折，应先用夹板固定，以防骨折残端摩擦或移位而损伤重要血管、神经和肌腱。

清创术必须在伤口发生感染之前尽早进行，否则，应按感染伤口处理。一般伤后 6～10h 进行，但还要根据受伤部位、损伤程度、污染程度、受伤环境、地区、气温等条件而定。污染程度是影响清创十分重要的因素，污染严重，伤后 3～4h 即可发生感染，相反污染较轻，超过 24h，亦可进行彻底清创。

一、术 前 准 备

（1）迅速进行某些必要检查，全面了解伤员伤情。

（2）积极抗休克治疗，防止体液代谢失衡。

（3）使用抗生素和肌内注射破伤风抗毒素（TAT）1500U。

麻醉方式根据伤员全身情况、受伤部位、损伤程度来选择。受伤范围小或较浅者多采用局部浸润麻醉（注射麻药时勿从伤口内向组织深部注射）；范围大而深者可用硬脊膜外腔神经阻滞麻醉、臂丛阻滞麻醉，必要时选用全麻。

二、手 术 步 骤

（一）皮肤和创口的清洗与灭菌

用消毒纱布填塞和覆盖创口，剃除创口周围皮肤上的毛发；如有油腻可用乙醚擦净。手术者洗手并戴无菌手套（暂不穿手术衣）。更换填塞创口内的无菌纱布，用无菌肥皂水刷洗，生理盐水反复冲洗伤口周围皮肤 2～3 次，直至清洁为止。拭干皮肤上的水滴，术者更换无菌手套，去掉覆盖创口的无菌纱布，按常规方法消毒皮肤，接着用大量生理盐水反复冲洗创口，并用无菌小纱布块或棉球轻擦去创口内的泥土、血块、异物，亦可用 1∶1000 的新洁尔灭溶液浸泡创口，无菌纱布轻轻拭干创口及皮肤，再次消毒皮肤，铺消毒单或孔巾准备手术。

（二）清创

手术者更换无菌手套，穿无菌手术衣，先探查创口伤情，以解剖层次由浅入深，了解伤口深浅度、受伤的组织和范围，取出嵌留在伤口内的异物。在除去玻璃、金属碎片等锐利异物时，要倍加仔细，以防伤及创口内重要血管和神经。清创应由浅入深，切除失去活力的组织和创缘不整齐的皮肤 1～2mm。若在手部、面部则应尽量少切或不切，以免皮肤缺损过多造成功能障碍。切除部分皮下组织有时需扩大切口，切开深筋膜，以防组织肿胀，组织内压升高，导致组织缺血，失去活力的筋膜和肌肉应予彻底切除（图 9-1），直至钳夹肌肉出现收缩反应、色泽鲜红、切面有新鲜血液流出为止。否则，极易发生感染。碎骨片与周围组织有联系的切勿草率切除，大块游离骨片用 1∶1000 的新洁尔灭浸泡 5min，再用生理盐水清洗后仍放回原位。否则，造成骨缺损导致骨不连。污染较严重的骨表面及断端可用刮匙刮净，用生理盐水冲洗创腔。

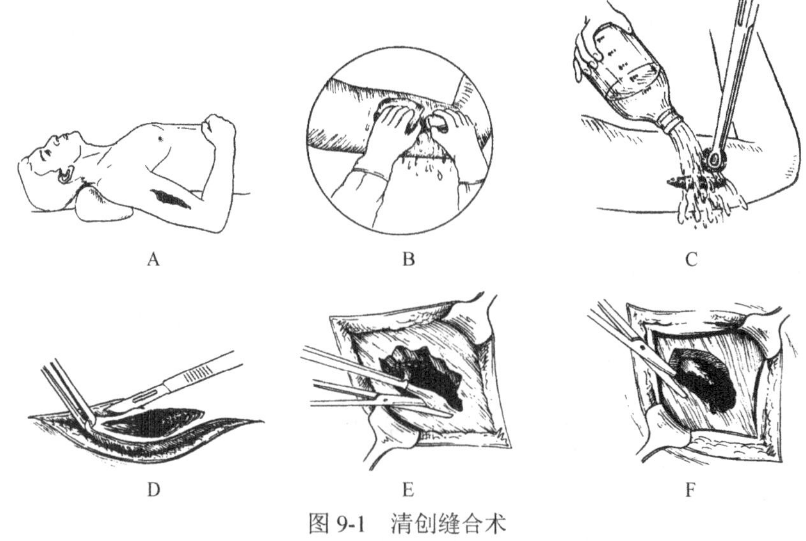

图 9-1 清创缝合术

A. 创口；B. 肥皂水、盐水刷洗皮肤；C. 生理盐水冲洗伤口；D. 切除不整齐的皮肤；E. 切除失去活力筋膜；F. 切除失去活力的肌肉

（三）修复损伤组织与缝合创口

在修复损伤组织之前，术者应当再次更换无菌手套、器械和消毒巾单。被割伤的肌腱，断端平整，无组织挫伤，污染不明显，经清创后可修整缝合，否则不宜一期缝合，可将肌腱两端缚以黑丝线做原位固定，以便于伤口愈合后行二期手术时识别寻找；一般损伤的血管可予以结扎，但较重要血管必须修补、在无张力下进行一期吻合。短缺较多的需用自体血管或人造血管移植或架桥；断裂的较重要神经，经清创后力争一期缝合修复。如有缺损，

可游离神经远近端或屈曲邻近关节，使断端靠拢缝合。若条件不允许，可按处理肌腱的方法留作二期缝合；对骨折处理应根据具体情况决定内固定或外固定。关节囊有穿透伤时，应清除关节腔内血块、异物，用生理盐水冲洗干净；缝合关节囊和皮肤，关节腔内不放引流物，以免日后发生关节僵直，引流物可放在关节囊外。

经器械清创后的创口，最后需再用生理盐水冲洗，1∶1000 新洁尔灭溶液、氯已定、度米芬溶液均可冲洗；或以碘伏、2%红汞溶液涂擦创口。被泥土污染严重的较深创口，需用 3%过氧化氢溶液擦洗。临床实践证明，使用这类化学消毒剂处理过的创口，对伤口的愈合、游离植皮的成活等并无不良影响，对降低清创后伤口的感染率有重要作用。

经过彻底清创的创口，一般可做一期缝合。从受伤时间上来讲，伤后 6～10h 内，一般无明显感染的伤口或有较丰富血运、具有较强抵抗力和愈合力的颜面、颈部、头部伤口，为了保持外观和面容，虽伤后 24～48h，经过适当清创，也可考虑作一期缝合。某些浆膜腔（胸膜腔、腹腔、关节腔等）虽受伤时间较长，如无明显感染，清创后可作一期缝合。伤后 8～12h 的伤口，可根据其污染、损伤程度、受伤环境、气温、局部和全身状况等条件而决定进行一期缝合、延期缝合或暂不缝合。受伤超过 12h 的伤口和伤道较深的贯通伤，清创后一般不予以缝合，可用浸有依沙吖啶或过氧化氢溶液的纱条引流，待创面清洁后，肉芽生长良好时植皮或行二期缝合或用宽的蝶形胶布牵拉对合，以促其愈合。不缝合或延期缝合的伤口，清创后的肌腱、血管、神经和骨组织均不应显露在伤口之外，需用周围软组织覆盖。缝合伤口时，已切开的深筋膜不可缝合，以达到术后减压目的而不致影响患肢的血液循环。缝合创口各层组织时，松紧度要适宜，注意消灭无效腔。创口一般需放置引流物。

三、术中注意事项

（1）伤口清洗是清创术的重要步骤，必须严格无菌操作，反复用大量盐水冲洗，务必使伤口清洁后再作清创术。

（2）清创时既要彻底切除已失去活力的组织，又要尽量爱护和保留存活的组织，这样才能避免伤口感染，促进愈合，保护功能。

（3）严密止血，逐层缝合，避免残留无效腔。

（4）组织缝合必须避免张力太大，以免造成缺血或坏死。

（5）伤口低位放置引流物。

四、术后处理

（1）根据病情输液、输血。

（2）防治感染，合理使用抗生素，严密观察伤口的变化（伤部包扎松紧是否合适、伤口有无出血等）。

（3）注射破伤风抗毒素，如伤口深、污染重，应同时肌内注射气性坏疽抗毒血清。

（4）如伤口在四肢，应抬高患肢，以利血液循环，减少肿胀。

（5）伤口引流条，一般应根据引流情况，在术后 24～48h 内拔除。

（6）伤口红肿渗出发生感染时，应立即拆除部分或全部缝线，检查原因，及时处理。

（7）清创时，对合并血管、神经损伤行修复术或骨折者，术后定期观察伤肢血供、感觉和运动功能，对骨折应摄片了解复位情况。

第二节　常用腹部手术切口及切开缝合

腹腔内脏器发生病变需要手术治疗者，均要先切开腹壁显露病变部位，再行腹腔内各种手术。腹腔内不同脏器的病变，必须采取不同部位的切口。理想的腹壁切口应能充分显露病变部位，对腹壁组织损伤较少，便于切口的延长及缝合，并有利于切口的愈合。

常用的腹部切口有：腹直肌切口、正中旁切口、正中切口、腹直肌旁切口、斜切口、横切口及其他不规则切口等（图 9-2）。

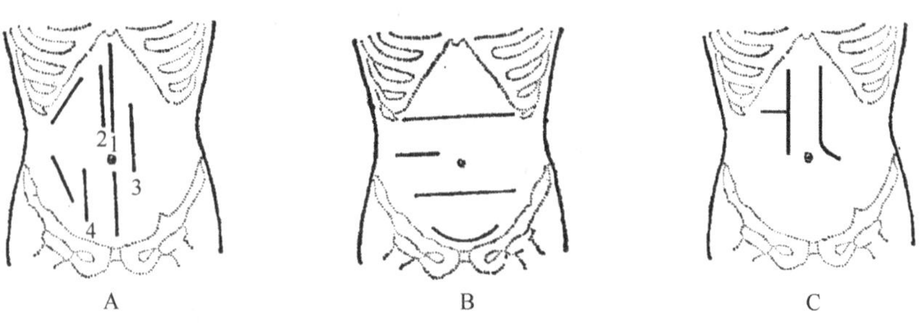

1. 正中切口，2. 正中旁切口，3. 腹直肌切口，4. 腹直肌旁切口

图 9-2　常用腹部切口

A. 纵切口；B. 横切口；C. 不规则切口

一、手 术 步 骤

（一）体位

患者取仰卧位。常规消毒腹部皮肤，铺无菌巾及手术单。

（二）切开腹壁各层

1. 腹直肌切口　根据手术需要可选做上腹部、中腹部、下腹部及右侧或左侧腹直肌切口。

（1）切开皮肤及皮下组织：左手在切口上端绷紧固定皮肤，右手持刀，使刀刃与皮肤垂直，在腹部正中线于腹直肌外缘之正中，纵行切开皮肤及皮下组织，钳夹止血后用细丝线结扎出血点。用纱布垫或治疗巾盖住切口周围皮肤。

（2）切开腹直肌前鞘：先用刀切一小口，然后用剪刀分别向上、向下剪开前鞘与皮肤切口等大，显露出腹直肌。

（3）分离腹直肌：用止血钳将腹直肌分开一小口，再用刀柄与手指顺肌纤维方向向切口两端钝性分离至与皮肤切口等长，遇横行的腱划、血管应钳夹切断后贯穿结扎。腹直肌下方为腹直肌后鞘及腹膜。

（4）切开腹直肌后鞘及腹膜：拉钩牵开腹直肌，手术者和助手各持钳反复交替钳夹腹直肌后鞘及腹膜，注意勿将腹腔内脏器夹住，然后在提起的两钳之间将后鞘及腹膜切开一小口，松开止血钳，再钳夹切开的后鞘和腹膜两侧，提起两钳，稍扩大切口。插入两手指保护腹腔内脏器，向两端剪开后鞘及腹膜至与皮肤切口等长。在剪开腹膜时，剪尖应向上抬起，避免损伤腹内脏器，拉开腹壁切口，即显露腹腔（图 9-3）。

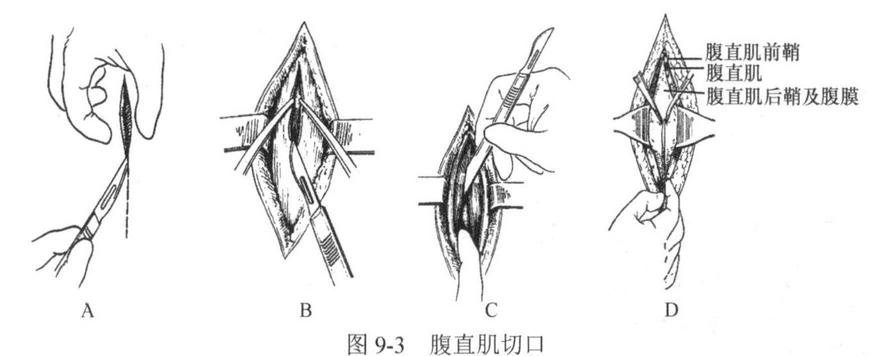

图 9-3 腹直肌切口

A. 切开皮肤；B. 切开前鞘；C. 分离腹直肌；D. 切开后鞘及腹膜

2. 正中旁切口 可根据手术需要分别选做左侧或右侧上、中、下正中旁切口。

在距腹部正中线约 2cm 处纵行切开皮肤、皮下组织，切口长短根据手术需要而定。然后纵行切开腹直肌前鞘。将腹直肌内侧缘与腹白线分离并向外侧牵拉。于近中线处切开腹直肌后鞘及腹膜，显露腹腔（图 9-4）。

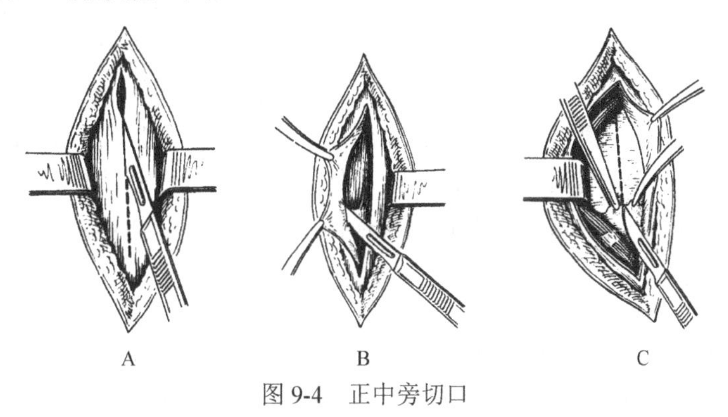

图 9-4 正中旁切口

A. 切开前鞘；B. 切开腱划，向外拉开腹直肌；C. 切开后鞘及腹膜，扩大切口

3. 正中切口 作脐上至剑突的称为上腹正中切口。自剑突下开始，于腹部正中线纵行切开皮肤、皮下组织至脐上两横指，然后切开腹白线。腹白线切开后，其下为腹膜外脂肪及腹膜，用血管钳钝性分离腹膜外脂肪显露出腹膜。手术者和助手各持钳反复交替夹住腹膜，然后在提起的两钳之间将腹膜切开一小口，同腹直肌切口方法剪开腹膜。切口位于脐下的称为下腹正中切口，其切开方法与上腹正中切口基本相同，但在切开腹膜时，应自上而下，并注意勿损伤膀胱。正中切口根据手术需要，可绕过脐的左侧或右侧面延长（图 9-5）。

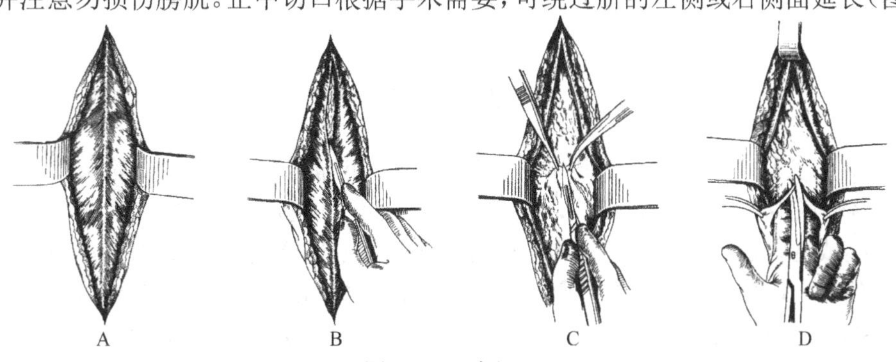

图 9-5 正中切口

A. 切开皮肤；B. 切开腹白线；C. 切开腹膜；D. 扩大切口

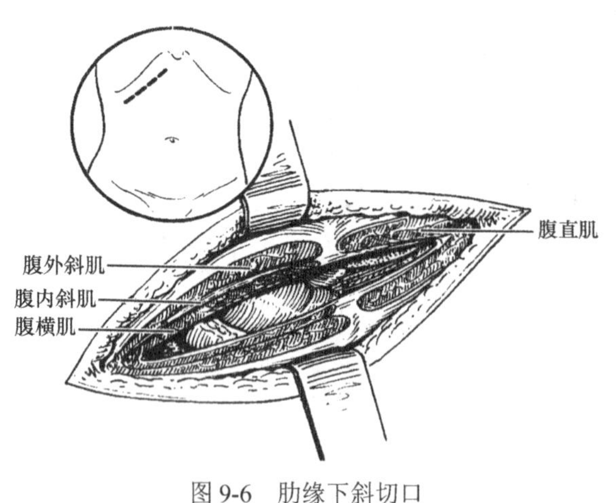

图 9-6 肋缘下斜切口

4. 肋缘下斜切口 分右侧肋缘下切口及左侧肋缘下切口，其切开方法相同。于剑突下 2cm 开始，沿肋缘下 2～3cm 向外侧切开皮肤及皮下组织，其长度根据手术需要而定。切口部位的腹壁各肌层及筋膜，均沿皮肤切口方向切断，如腹直肌前鞘及腹直肌、腹外斜肌、腹内斜肌、腹横肌等（图 9-6）。最后沿切口方向切开腹膜。此种切口的优点是较好显露上腹腔脏器，手术野清楚，操作方便，缺点是肌肉损伤及出血较多，切开缝合费时。

5. 阑尾切口 详见阑尾切除术。

6. 腹股沟切口 详见腹股沟疝手术。

7. 横切口 沿腹壁皮肤的皮纹所做的切口。根据腹腔内不同器官手术的要求，切口可做在腹壁一侧或两侧的不同平面上。该切口所经过的层次为：皮肤、皮下组织、腹直肌鞘前层、腹外斜肌腱膜和肌层（中间为腹直肌，外侧为腹外斜肌、腹内斜肌、腹横肌）、腹直肌鞘后层、腹横筋膜、腹膜外脂肪及腹膜壁层。优点：在上腹部不受肋缘限制，在下腹部不受髂骨限制，可向两侧延长，显露脏器良好，还能配合皮肤的皮纹，缝合后张力小，同时不易切断肋间神经。缺点：手术时肌肉损伤与出血较多，而切开与缝合又费时间。

（三）缝合腹壁各层

缝合腹壁前应仔细检查腹腔有无出血并清点手术器械及纱布，确实无误后才可按腹壁切开层次，逐层进行缝合。常用的各种腹壁切口缝合介绍如下。

1. 腹膜及腹直肌后鞘的缝合 用止血钳夹住腹直肌后鞘和腹膜切口的上下两端与两侧边缘，将切口下端的止血钳提起，自下端开始用肠线或粗丝线做连续缝合，并用缝线将止血钳提起的腹膜切口两角翻转结扎。在缝合过程中，可用压肠板保护腹腔内脏器，切勿损伤及将腹内脏器缝于腹膜上。沿肌纤维分离开的肌层一般不缝合；切断的肌层（如肋缘下斜切口）应用中号丝线行“8”字缝合或褥式缝合。

2. 腹直肌前鞘或腱膜用中号丝线作间断或“8”字缝合 于缝合前可用生理盐水冲洗切口。

3. 皮肤和皮下组织分层或作为一层用细丝线间断缝合 对合皮肤后用无菌敷料覆盖，胶布固定。

二、术后治疗

术后第 1～2 日切口一般都有疼痛，可应用针灸或止痛药物。正常愈合的切口于术后 2～3 日疼痛减轻或消失，5～7 日拆线，在此期间一般不需更换敷料。如术后 2～3 日切口仍有明显疼痛或逐渐加重，或患者有不明原因发热时，应揭开敷料检查切口。切口如有炎症反应，局部需用理疗或酒精纱布外敷，全身应用抗菌药物；如已化脓应及时拆除该处的皮肤缝线，扩开切口引流，换药至伤口愈合。为了减少腹壁切口的张力，预防切口裂开，可用腹带包扎腹部，至术后 1～2 周，并防止引起腹内压增高的并发症。

第三节　乳房肿块切除术

一、适　应　证

乳房良性肿瘤如腺瘤、纤维瘤、管内或囊内乳头状瘤等，均应行手术切除。

二、术 前 准 备

常规备皮。通常应用局部浸润麻醉。

三、手 术 步 骤

（1）患者取仰卧位。常规消毒皮肤，铺无菌巾。

（2）于肿瘤处做与乳头呈放射状切口，自乳房边缘起至乳晕，注意勿切开乳晕，切开皮肤、皮下组织至乳腺组织浅面。

（3）自皮下组织和乳腺之间向两侧分离，充分显露肿瘤及其周围部分正常乳腺组织，然后将肿瘤连同其周围部分正常乳腺组织做楔形切除（图 9-7）。

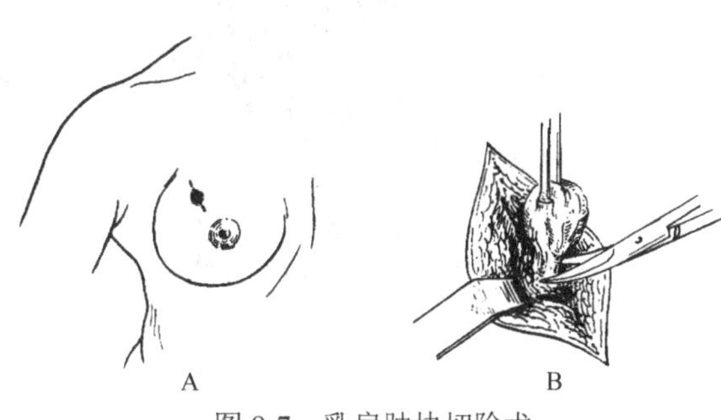

图 9-7　乳房肿块切除术

A. 放射状切口；B. 肿瘤分离、切除

（4）彻底止血后，用细丝线间断缝合乳腺组织、皮下及皮肤各层，必要时应放橡皮条引流。

四、术 后 治 疗

（1）切除的肿瘤应做病理检查，以排除恶性肿瘤之可能。

（2）放有橡皮条引流者手术后 24～48h 拔除。

（3）适当应用抗生素预防伤口感染。

第四节　乳房脓肿切开引流术

一、适　应　证

急性乳腺炎已有脓肿形成者，应及时行切开引流术。

二、术 前 准 备

（1）应用抗菌药物及对症治疗。

（2）小的表浅脓肿可用局部浸润麻醉，大而深的脓肿可行全身麻醉。

三、手 术 步 骤

（1）患者取仰卧位。常规消毒皮肤。大而深的脓肿应铺无菌巾。

（2）在波动或肿胀压痛最明显处做与乳头呈放射状切口，如为乳房后脓肿可沿乳房下缘做弧形切口，切开脓腔，放出脓液，注意不可切开乳晕。如果脓腔很大时可做两个以上的放射状切口，做对口引流。

（3）用手指伸入脓腔探查，如有结缔组织间隔时，应将其分开，必要时延长切口至与整个脓腔等长。冲洗脓腔，用凡士林纱布或有侧孔的软橡皮管引流，再以无菌纱布覆盖包扎（图 9-8）。

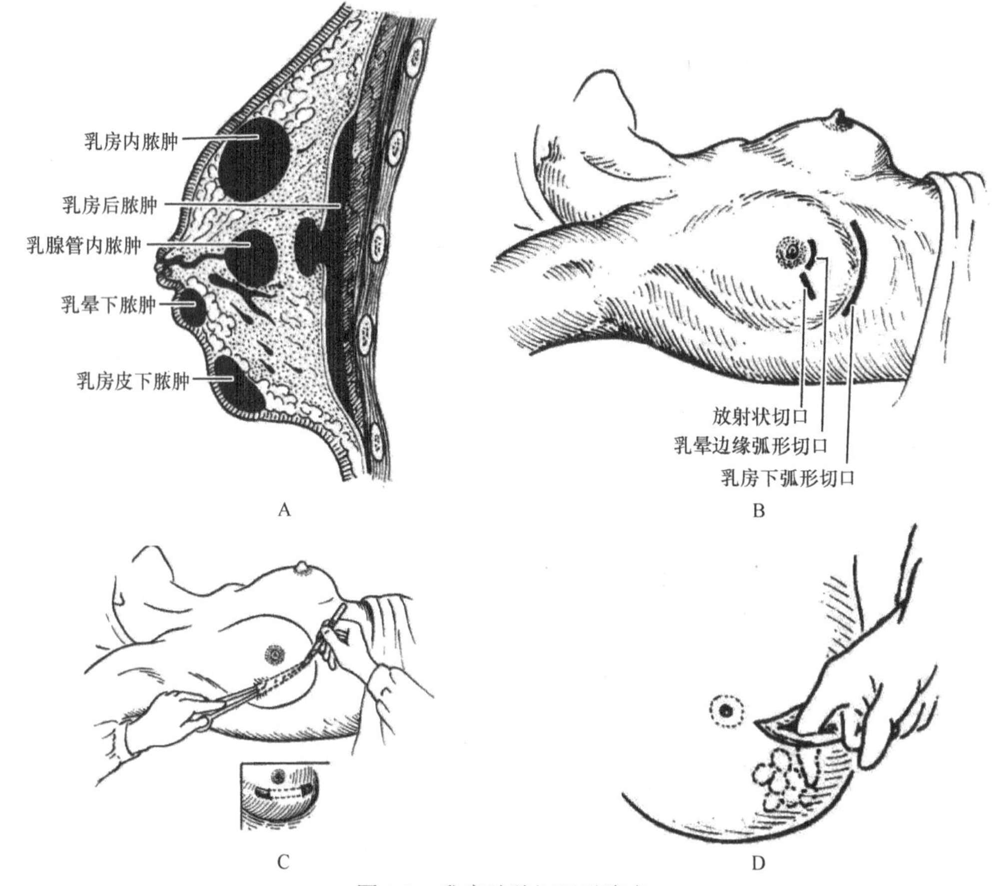

图 9-8　乳房脓肿切开引流术

A. 乳房脓肿的部位；B. 各种切口；C. 对口切开引流；D. 手指分离间隔

四、术后治疗

（1）继续应用抗菌药物至炎症局限及全身症状好转为止。

（2）根据引流脓液的多少每日或隔日换药，保持引流通畅，直至伤口愈合。

（3）如有乳瘘形成，伤口经久不愈者，应停止哺乳，并口服已烯雌酚 5mg 退乳，每日 3 次，3～5 日即可。

第五节　胸膜腔闭式引流术

一、适　应　证

（1）气胸经多次胸腔穿刺抽气无效者。

（2）急性脓胸经多次胸腔穿刺抽脓无效者。

（3）行某些胸腔比较大的手术者。

（4）慢性脓胸的患者，身体情况较差，暂不能耐受较大的手术，而脓胸又需引流以减轻患者的中毒症状。

二、术前准备

（1）术前通过物理检查、放射线检查或做胸腔穿刺确定病变的部位，决定引流的位置在皮肤上做一标记。如为排气多在锁骨中线略外侧第二肋间；如为液体引流一般多在腋后线第六到第八肋间。

（2）根据情况可用抗菌药物。

（3）清洗局部皮肤。

三、手术步骤

（一）体位

气胸患者取半坐位，胸腔积液的患者取健侧卧位或取反坐椅位。常规消毒，铺无菌孔巾。

（二）试行穿刺

局部肋间浸润麻醉后，在欲引流的标记处先试行胸腔穿刺，以估计胸壁及胸膜的厚度，确定引流部位是否正确。

（三）切口

以标记点为中心做一长 1～1.5cm 与肋间平行的切口，切开皮肤及皮下组织。用止血钳垂直钝性分离肌层直至将胸膜穿破，如有气体出入的响声或脓液溢出，即已证实进入有病变的胸膜腔。注意刺入胸膜腔时要缓慢，且不可刺入过深。

（四）放置引流管

一般采用弹性较好的胶管为宜，管的一端剪成钝斜面，在斜面的对侧剪一侧孔。自该孔的上缘开始按胸壁的厚度再加 3cm 左右作为插入胶管的总长度，在此处结扎一细丝线以作插入深度的标记。用止血钳夹闭胶管的远端，将有侧孔的近端用止血钳夹住，自切口慢慢送入胸腔，用手固定好胸部胶管，退出止血钳，用细丝线缝合皮肤切口，并结扎固定引流管或用一安全别针穿过胶管用胶布固定在胸壁上。

（五）连接闭式引流瓶

将插管通过一短玻璃管连接于闭式引流瓶的胶管上，短玻璃管的一侧粘一条纵行胶布，胶布的两端再用胶布环形固定在胶管和玻璃管连接处，以防脱开。胸壁切口用无菌纱布覆盖。开放夹闭引流管远端的止血钳，如有液体或气体引出则表示引流通畅（图 9-9）。

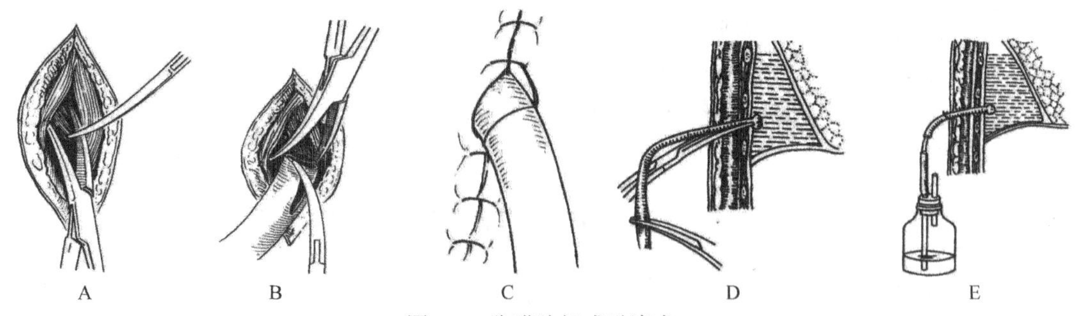

图 9-9　胸膜腔闭式引流术

A. 切开皮肤，分离胸壁肌肉；B. 插入引流管；C. 缝合固定；D. 胸腔引流管的固定；E. 接引流瓶

四、术后治疗

（1）引流液体或气体要缓慢，以免纵隔突然复位，患者不能耐受。

（2）引流瓶必须放在低于胸腔的位置，以免瓶内液体回流到胸腔内。接引流管的瓶内玻璃管必须插在液面以下 2～3cm，以免造成开放性气胸。

（3）引流瓶充满引流液时要随时倾倒，再倒入无菌液体至液体平面标记处（用胶布条即可），以便计算引流量。更换液体或倾倒引流液时应将引流管夹闭，以免空气进入胸腔。

（4）随时注意引流管是否通畅，当引流瓶内玻璃管的液面不随呼吸运动上下活动时则表示引流管已不通畅，应立即找出原因加以处理。如果经引流后肺已完全膨胀，则可将引流管夹闭观察 1～2 日，无气体或液体产生，即可拔除引流管，伤口用数层凡士林纱布覆盖。如引流管被脓液或纤维蛋白块所堵塞，可用手挤压引流管上端或用注射器抽吸，亦可用生理盐水冲洗，必要时可拔出引流管，待通畅后再插入。

（5）引流管需要长时间保留时，5～7 天应拆除固定引流管的缝线，改用安全别针固定引流管。皮肤伤口要及时清洁换药。

（6）根据需要可用抗菌药物。

第六节　腹股沟疝手术

一、适　应　证

腹股沟疝患者除一岁以内婴儿或伴有其他严重疾病（特别是能增高腹内压的疾病）外，均宜施行手术治疗。儿童疝或成年人的小型疝，腹壁无明显缺损者，可仅行疝囊高位结扎术。疝囊较小的成年人斜疝，可行加强腹股沟管前壁的疝修补术。老年人、疝囊较大或直疝，修补时以加强腹股沟管后壁为宜。巨大的腹股沟疝、复发性疝及腹股沟管的后壁有严重缺损等，无法行疝修补术时，可行疝成形术。嵌顿性腹股沟疝，应行急症手术治疗。

二、术前准备

（1）常规备皮。

（2）有便秘者，术前一日灌肠。

（3）麻醉选择：一般多采用局部浸润麻醉或腰麻，小儿患者可用全身麻醉或基础麻醉加局部浸润麻醉。采用局部浸润麻醉时，用 0.25%～0.5%普鲁卡因（或 0.5%～1%利多卡因）

行切口部皮肤及皮下组织浸润麻醉。切开皮肤及皮下组织后，在腹外斜肌腱膜下注射麻药20～30ml。切开腱膜后，沿提睾肌下方疝囊颈部注射麻药10～30ml，即可剥离疝囊。

三、手术步骤

腹股沟疝常用手术方法有疝囊高位结扎术、疝修补术、疝成形术三种，分别介绍手术步骤如下。

（一）疝囊高位结扎术

1. 体位 患者取仰卧位。常规消毒，铺无菌巾及手术单。

2. 切口 于腹股沟韧带上2～3cm处做与其平行的斜切口，上端起自腹股沟韧带中点，下端止于耻骨结节。切开皮肤、皮下组织，显露腹外斜肌腱膜，找到外环（图9-10）。

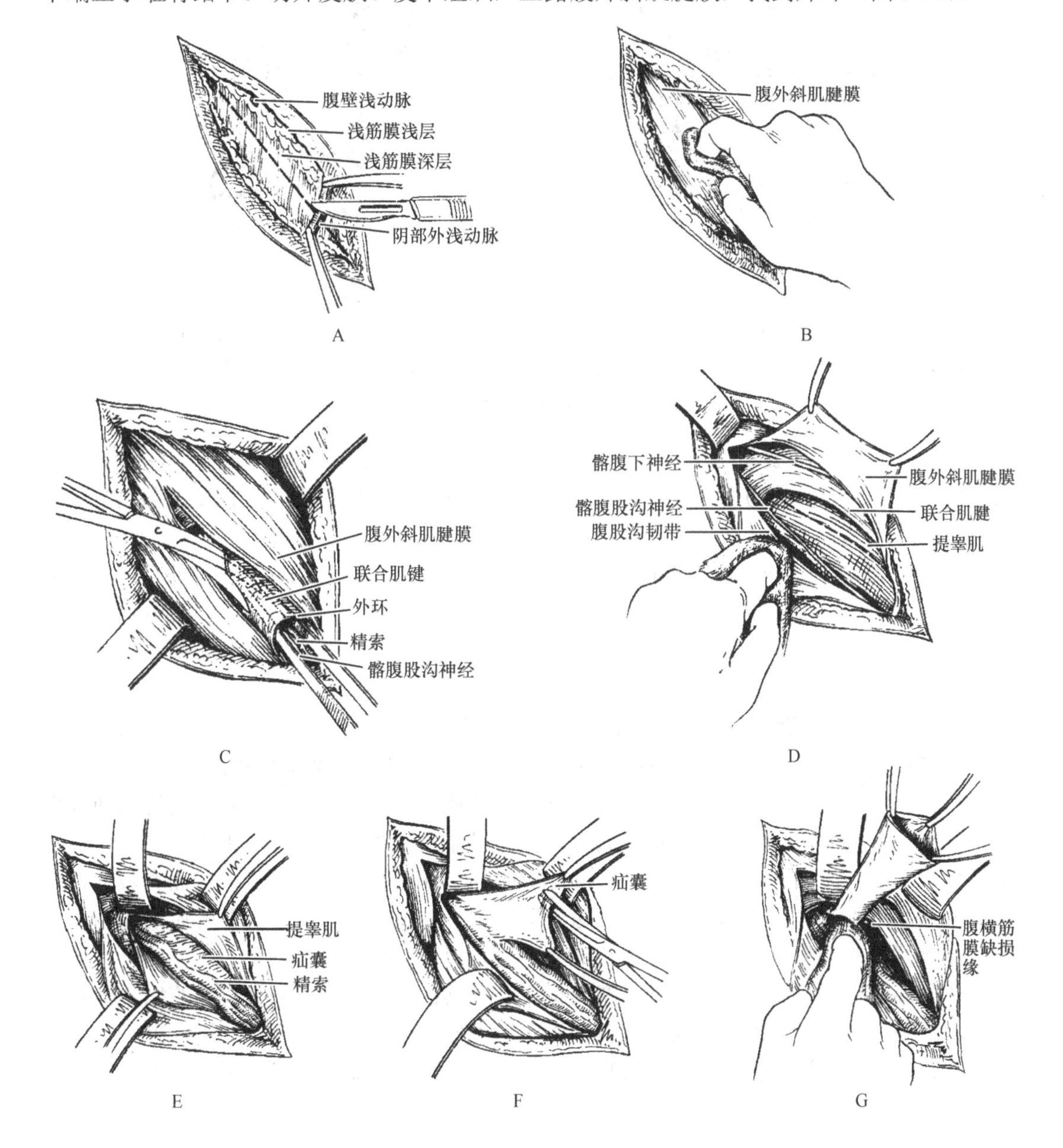

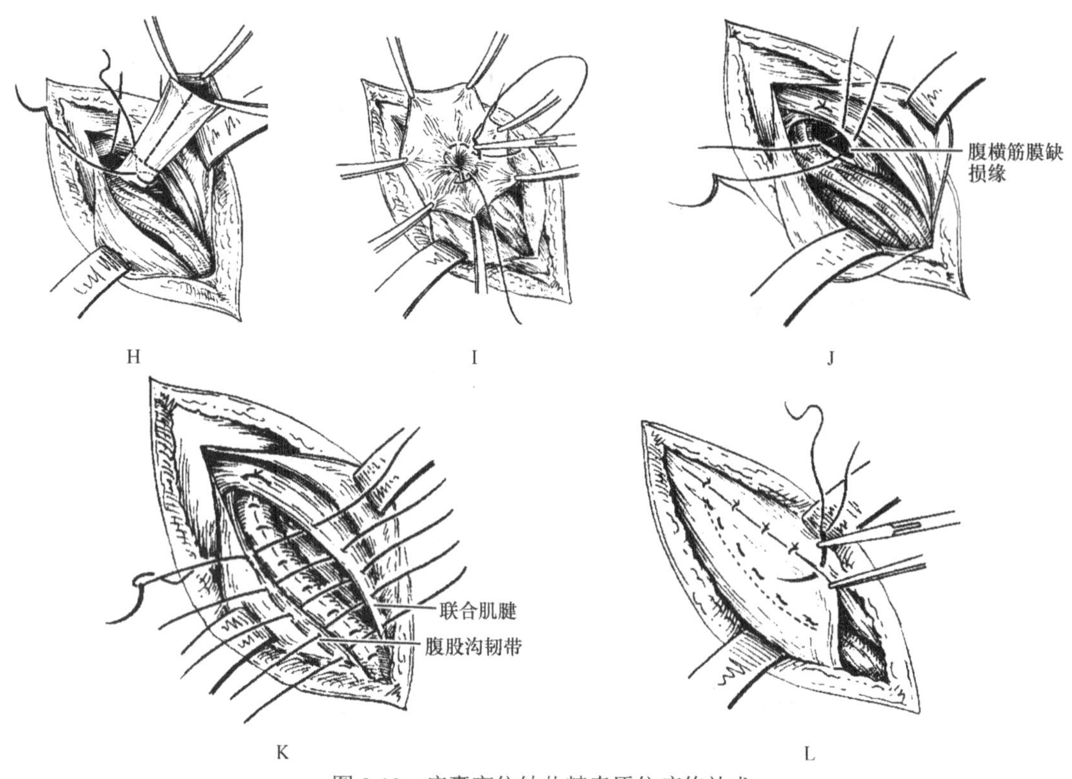

图 9-10 疝囊高位结扎精索原位疝修补术

A. 切开皮肤、皮下组织；B. 显露腱膜；C. 显露外环口；D. 显露局部解剖关系；E. 切开提睾肌，寻找疝囊；F. 切开疝囊；G. 分离疝囊；H. 高位结扎，切除多余疝囊；I. 高位荷包缝合；J. 缝合内环横筋膜缺损；K. 将联合肌腱缝合于腹股沟韧带上；L. 重叠缝合腱膜

3. 切开腹外斜肌腱膜 沿腱膜纤维方向切开腹外斜肌腱膜至外环，此时应注意勿损伤其深面的髂腹股沟神经与髂腹下神经。钝性分离腹外斜肌腱膜深面，外侧至腹股沟韧带，内侧至联合肌腱。

4. 寻找疝囊 斜疝的疝囊多位于精索的前内侧，沿肌纤维方向分开提睾肌，患者咳嗽时可见疝囊隆起为白色膜状可帮助寻找。直疝的疝囊位于精索的后内侧，在提睾肌之外，因此将精索向外侧牵拉，联合肌腱向内上侧牵拉，即可显露疝囊。直疝的疝囊多为弥漫性半球形隆起。

5. 切开并分离疝囊 用镊子夹住提起疝囊切开一小口（注意勿损伤疝内容物），检查如有疝内容物应先送回腹腔；如遇有大网膜和疝囊粘连不易分离时，可将部分大网膜切除。用手指自疝囊切开处伸入腹腔，探查腹壁下动脉和疝囊的关系，进一步确定其为斜疝或直疝。以左手食指伸入疝囊将其顶起，右手食指裹以盐水纱布将疝囊与周围组织分离，直到疝环为止。在分离疝囊时应彻底止血，并注意勿损伤输精管、精索血管。若疝囊较大，则可于近疝囊颈处将疝囊体离断，其远端留于阴囊内，以防过多分离后创面渗血形成阴囊血肿。注意残留的疝囊断端应敞开，不可结扎闭合，以免术后发生积液。

在分离直疝的疝囊时，要特别注意勿损伤位于其内侧的膀胱。如果直疝的疝囊隆起不明显，且疝环较大时，可不切除或切开疝囊，而在疝环处做连续缝合将疝囊内翻。如遇有腹股沟直疝与斜疝同时存在时，仅分离斜疝疝囊，同时将直疝的疝囊拉至腹壁下动脉的外侧与斜疝疝囊一并拉出。

6. 高位结扎疝囊　于近疝环处做贯穿结扎，或于疝囊颈部内面做荷包缝合结扎，在结扎时应将疝囊提起，注意勿结扎住肠管或大网膜。距结扎处0.5cm左右剪除多余的疝囊。用该结扎线将疝囊的残端高位缝合悬吊于腹内斜肌和腹横肌的深面。遇有疝囊颈很大时（如直疝），可将疝囊切除，然后用丝线做连续缝合。滑动性疝，打开疝囊后，可见滑出（脱垂）的内脏（多为结肠）构成疝囊的后壁。滑出的内脏仅其前面和部分外侧面被有腹膜，必须将其自疝囊壁游离出来，还纳于腹腔。其操作方法为先距滑出的结肠边缘约1cm处切开疝囊后壁，游离滑出的结肠后壁（注意勿损伤该段肠管的血管），并将其提起，然后缝合切开的肠壁浆膜和疝囊后壁的腹膜，这样把原来不完整的疝囊变为一个完整的疝囊。把滑出的结肠送回腹腔内，再高位缝合结扎疝囊。

7. 缝合切口　彻底止血后，用细丝线间断缝合提睾肌及其筋膜，中号丝线缝合腹外斜肌腱膜，使腹外斜肌腱膜下端留下能容纳一小指尖的裂隙为新建外环，再缝合皮下组织及皮肤。

（二）疝修补术

常用的方法有加强腹股沟管前壁及加强腹股沟管后壁两种。

1. 加强腹股沟管前壁疝修补术　疝囊高位结扎后，以细丝线间断缝合提睾肌。用较粗丝线于精索前间断缝合联合肌腱于腹股沟韧带上，以加强腹股沟管的前壁。缝合时张力不应太大，缝合不可太深，以免损伤膀胱和股动、静脉。缝合后的下端孔隙应能通过手术者小手指尖，以防影响精索的血液循环。重叠缝合腹外斜肌腱膜，其下端留一可容纳一小指尖的裂隙，为新建外环。缝合皮下组织及皮肤（见疝囊高位结扎术图9-10）。

2. 加强腹股沟管后壁疝修补术　在处理疝囊后，将精索游离，于精索之后用较粗丝线间断缝合联合肌腱于腹股沟韧带上（图9-11）；或缝于耻骨韧带上以加强腹股沟管的后壁（图9-12）；缝合时注意勿过深、过紧。腹外斜肌腱膜的重叠缝合可在精索之前；亦可在精索之后，使精索位于皮下（图9-13）。腹外斜肌腱膜重叠缝合后，若有压迫精索现象，可在精索出口旁做一小切口改善这种情况。

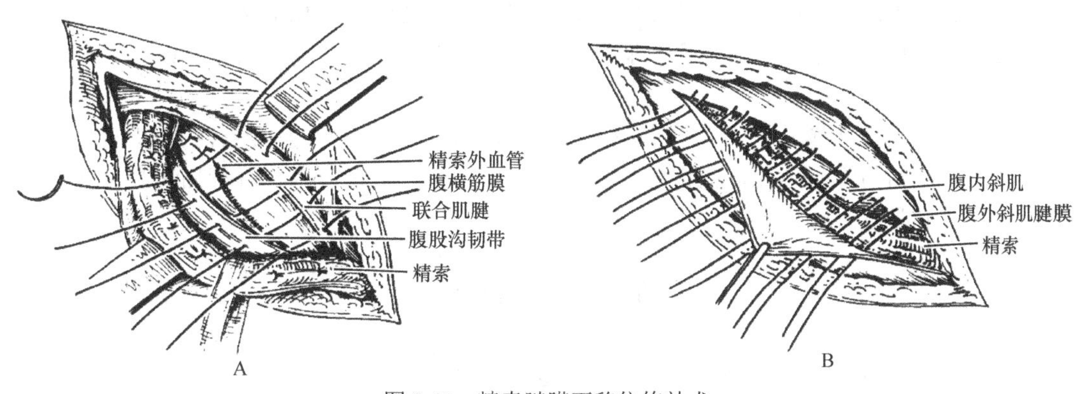

图9-11　精索腱膜下移位修补术

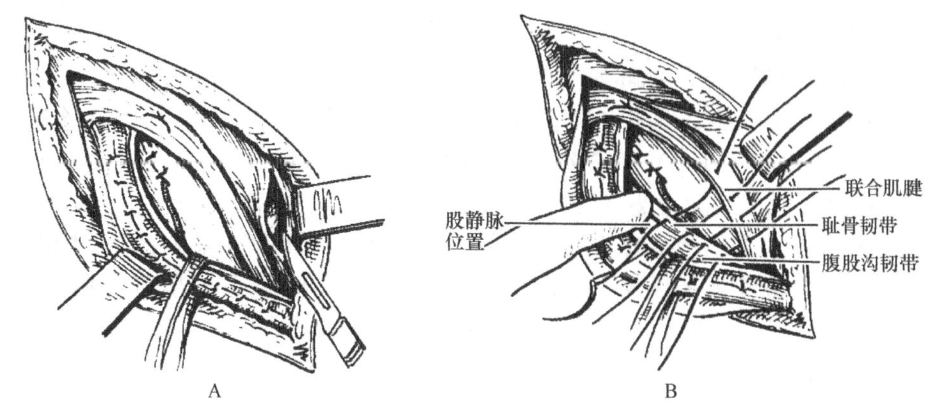

图 9-12 改良精索腱膜下移位修补术

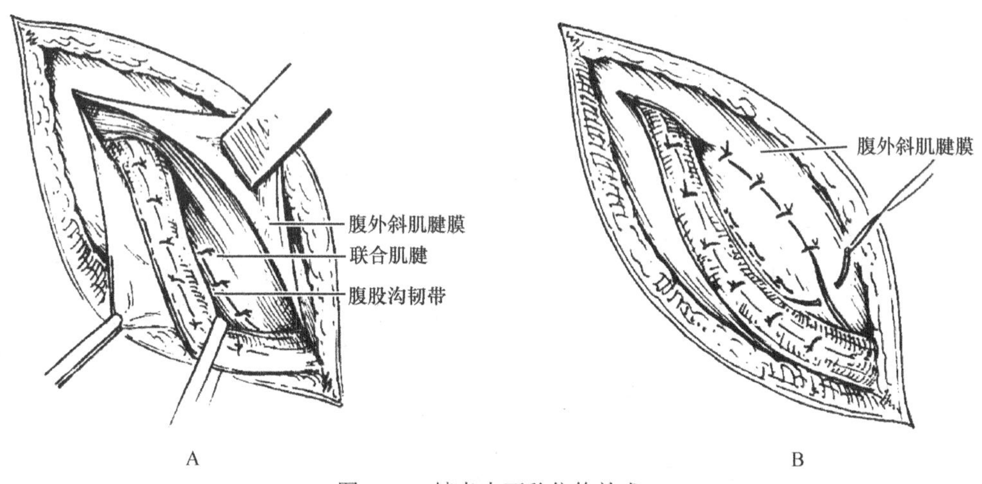

图 9-13 精索皮下移位修补术

（三）疝成形术

若腹股沟管的后壁缺损严重，不能行疝修补术时，行疝囊高位结扎后可取患者大腿的一块阔筋膜，在精索之后缝合于腹股沟韧带与联合肌腱之间，或弧形切开同侧的腹直肌前鞘，向外下翻转，在精索之后缝合于腹股沟韧带上，以修补腹股沟管后壁之缺损，称疝成形术。

嵌顿性疝打开疝囊后应先将缩窄环外侧切开，以松解被嵌顿的疝内容物，检查无坏死后缝合腹腔。如肠管已坏死，应将坏死部分肠管切除并行肠吻合术，再行疝囊高位内荷包缝合结扎，同时进行疝修补术。

四、术后治疗

（1）术后应预防性的抗菌治疗，一周后离床活动。

（2）术后用棉垫及丁字带将阴囊托起，以防阴囊水肿，若有水肿发生，可采用热敷，3～5 日可自行消退。

（3）对因疝囊较大剥离广泛者，手术后最初 24h 可在该部位放置一冰袋以防血肿发生，若有血肿发生，少量血肿者可热敷促进吸收，血肿过大时可穿刺抽液，必要时应打开切口，清除积血并寻找出血点进行结扎止血。

（4）术后注意预防腹内压增高的因素，如咳嗽、便秘、排尿困难等。

（5）术后半月可恢复一般工作，三月内避免重体力劳动、以防疝复发。

第七节　胃、十二指肠溃疡急性穿孔修补术

胃、十二指肠溃疡急性穿孔修补术可使胃、十二指肠内容物不再继续自穿孔处漏出，同时清除腹腔内的漏出物及渗液，以解除腹膜炎对患者的主要威胁，因此是治疗溃疡病急性穿孔常采用的手术方法。但在下列情况下，可采用其他治疗方法：①在空腹时穿孔的早期患者，穿孔后一般情况良好，症状和体征较轻，无幽门梗阻或溃疡病出血病史者；②穿孔较久（如 2～3 日），腹膜炎体征局限于上腹部，全身反应较轻，一般情况较好者则宜在严密观察下行非手术治疗；③穿孔前有溃疡反复出血的病史或幽门梗阻的症状和体征，在穿孔后患者全身情况尚好，术中探查腹腔污染较轻，应争取做胃大部切除术。

一、适　应　证

（1）患者情况较重，不能耐受胃大部切除术。

（2）穿孔时间超过 24h，且腹腔内感染严重者。

（3）患者较年轻、病史较短、穿孔及周围瘢痕小、溃疡仍有治愈可能者。

（4）设备或技术条件不具备行胃大部切除者。

二、术 前 准 备

（1）预防或治疗脓毒症休克、脱水、酸中毒。静脉输液并应用抗菌药物。

（2）禁食，下胃管行持续胃肠减压。

（3）一般用硬脊膜外腔神经阻滞麻醉或全身麻醉。患者全身情况危重，不适于上述麻醉者，可用局部浸润麻醉。

三、手 术 步 骤

（1）体位：患者取仰卧位。常规消毒皮肤，铺无菌巾及手术单。

（2）切口：做右上腹直肌切口或正中旁切口。

（3）切开腹腔后首先吸净腹腔内渗液及由穿孔处漏出的胃肠内容物。

（4）寻找穿孔：用手牵住胃前壁大弯侧，将胃向下拉，并提向切口，以显露胃幽门窦部及十二指肠第一部前壁。由于胃、十二指肠溃疡急性穿孔多数发生在这个部位，所以一般在此处多能找到穿孔部位。有时穿孔被食物堵塞、脓苔遮盖或与周围组织器官粘连而不易被发现。假如在此部位确实找不到穿孔，应考虑到近贲门端的穿孔、胃后壁穿孔或十二指肠低位穿孔的可能。

（5）缝合穿孔：在穿孔的周围距边缘 0.3～0.5cm 处沿胃及十二指肠纵轴平行的方向，

用细丝线做全层间断缝合，三针即可。轻轻结扎缝线将穿孔闭合，缝线暂不剪断；结扎时勿用力过大，以免割破组织。利用原缝线结扎固定一块大网膜，将穿孔处遮盖。如果穿孔较大或穿孔周围组织水肿严重，瘢痕组织过多，不易结扎缝线将穿孔闭合时，可先用一块大网膜将穿孔遮盖或填塞后，再结扎缝线（图 9-14）。

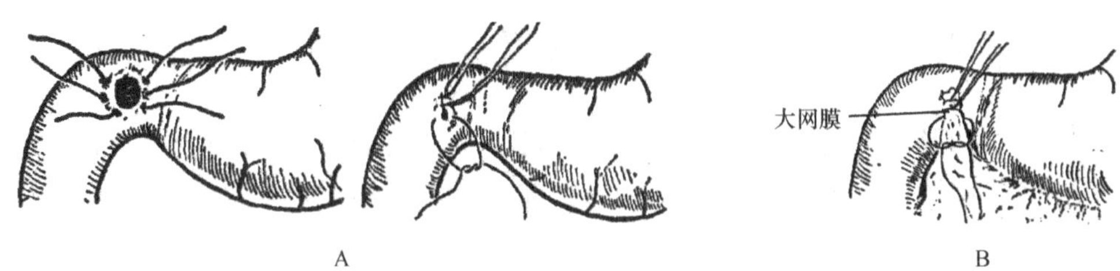

图 9-14　十二指肠溃疡急性穿孔修补术

A. 缝合穿孔；B. 固定大网膜

（6）冲洗腹腔：将胃或十二指肠放回原位，用大量无菌温生理盐水将腹腔冲洗干净。冲洗时操作要轻柔以免加重对患者的刺激，并应注意对两侧膈下及盆腔的冲洗。穿孔时间较久，腹腔污染严重者；或因病情危重，不允许彻底冲洗腹腔时；可于左、右下腹部做切口分别放置卷烟式引流或引流管。

（7）逐层缝合腹壁切口。

四、术后治疗

（1）患者清醒后如无休克表现即取半卧位。

（2）禁食，持续胃肠减压至肠蠕动恢复正常。静脉输液维持营养及水电解质平衡，继续应用抗菌药物。

（3）当肠蠕动恢复正常，有肛门排气而无腹胀时，即拔除胃管开始进流食，3～4 日后如无不适改为稀软易消化的饮食。

（4）如放有卷烟式引流，手术后 24h 应松动引流管，根据引流液情况可在手术后 24～72h 拔除引流管。

第八节　胃大部切除术

一、适应证

（1）胃、十二指肠溃疡，病史较长、症状重、发作频繁，影响劳动及生活，经非手术疗法无效者。

（2）胃、十二指肠溃疡并发幽门梗阻者。

（3）胃、十二指肠溃疡急性大出血，非手术疗法无效或反复出血者。

（4）胃、十二指肠溃疡急性穿孔，溃疡病史长、症状严重、穿孔时间短、腹腔污染轻，患者一般情况良好者。

（5）胃溃疡恶性变者。

（6）胃肿瘤、多发息肉及胃结核等。

二、术 前 准 备

（1）伴有幽门梗阻患者，应在术前三日开始每晚用温盐水洗胃，并纠正水、电解质紊乱。

（2）伴有大出血患者，应先采取抗休克措施，待收缩压升至 90mmHg 以上时再行手术较妥。

（3）伴有严重贫血患者，术前可少量多次输血，适当纠正贫血。

（4）腹膜炎患者，术前应用抗生素。

（5）术前应放置胃管。

三、麻醉与体位

患者取仰卧位，一般采用连续硬脊膜外腔神经阻滞麻醉或全麻。

四、手 术 类 型

胃大部切除后，须将残留胃与肠道吻合，根据胃肠道重建的传统术式，可分为胃、十二指肠吻合术，即比尔罗特（Billroth）Ⅰ式及胃、空肠吻合术，即比尔罗特（Billroth）Ⅱ式两大类（以下简称Ⅰ式及Ⅱ式）。Ⅱ式又分为结肠前与结肠后两种吻合方法。传统的结肠前是全口吻合，结肠后是半口吻合。目前已改进，发展衍化形成多种方式（图 9-15）。Ⅰ式操作比较简单，吻合后胃肠道的解剖生理关系近似正常，术后胃肠道机能紊乱所致的并发症少、恢复快，多用于胃溃疡病例。Ⅰ式术后的溃疡复发率仍较Ⅱ式为高，其原因可能Ⅰ式手术有时限制了胃切除范围，尚可能由于吻合口缺乏碱性胆汁、胰液的中和保护作用所致。Ⅱ式操作比较复杂，胃肠解剖生理关系改变较大，但可切除较多的胃（可达 70%）（图 9-16），溃疡复发的机会因而较少，对胃、十二指肠溃疡及早期的幽门部胃癌均适用。遇到难以切除的十二指肠溃疡时，也可不切除溃疡而做幽门窦旷置术，故Ⅱ式实际应用较多。

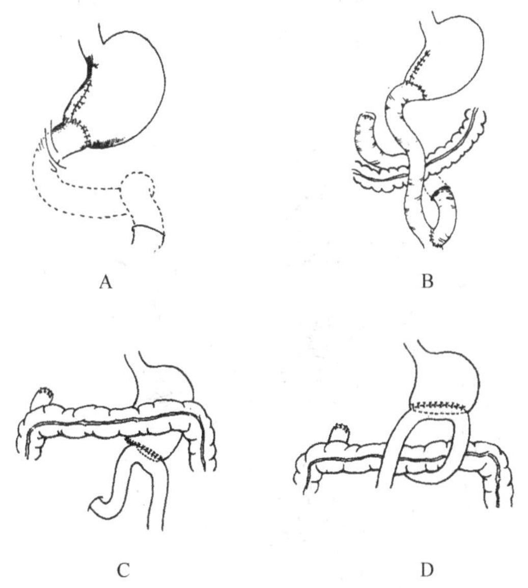

图 9-15　胃肠吻合手术类型

A. 胃十二指肠吻合；B. 胃空肠 Roux-Y 形吻合；C. 结肠后胃空肠半口吻合；D. 结肠前胃空肠全口吻合

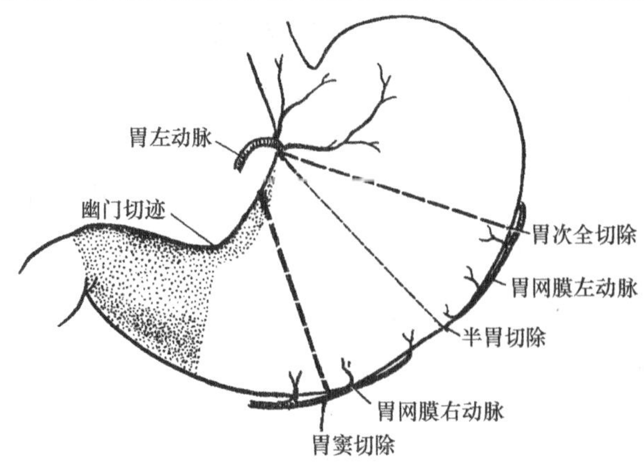

图 9-16 胃部分切除术的范围

五、手术步骤

（一）胃大部切除胃空肠吻合术

胃大部切除，胃空肠吻合的方式常用的有多种：①结肠后空肠近端对胃小弯，空肠远端对胃大弯全口式胃空肠吻合术。②结肠后空肠近端对胃小弯，空肠远端对胃大弯半口式胃空肠吻合术。③结肠前空肠近端对胃大弯，空肠远端对胃小弯全口式胃空肠吻合术。④结肠前空肠近端对大弯，远端对小弯，半口式胃空肠吻合术，现以结肠前半口式胃空肠吻合术为例介绍手术步骤：

1. 体位 患者取仰卧位，常规消毒皮肤，铺无菌巾及手术单。

2. 切口 做上腹正中切口，或左上腹正中旁切口打开腹腔，显露胃、十二指肠及其所属血管，并检查病变情况，选择适当的手术方式。

3. 游离胃大、小弯 先将胃结肠韧带的无血管区打开一小口（图 9-17），然后向两侧逐次游离胃大弯，钳夹、切断胃结肠韧带，断端予以贯穿结扎或单纯结扎。向左根据胃切除的范围大小（一般切除 60%～70%）于拟切除处切断、结扎胃网膜左动、静脉远端 2～3 支

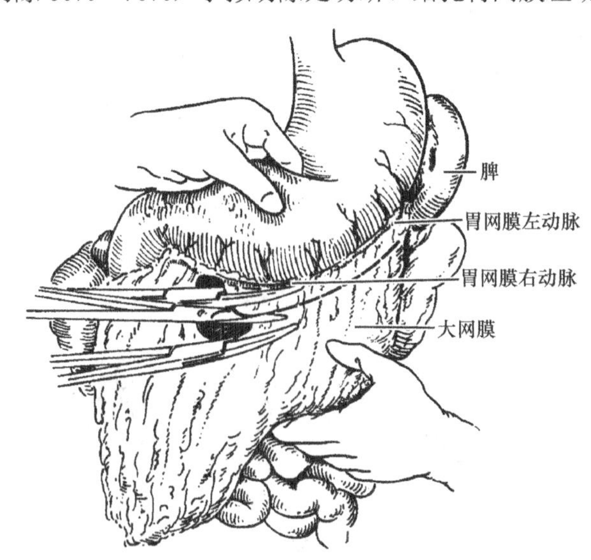

图 9-17 钳夹、切断左半部胃结肠韧带

分支为止。再向右分离胃结肠韧带至十二指肠球部，钳夹、切断并结扎胃网膜右动、静脉（图 9-18）。分离胃结肠韧带时细心分离粘连，注意勿伤及结肠中动脉。以同样方法切断肝胃韧带游离胃小弯，并切断结扎胃右动、静脉及胃左动、静脉。此时拟切除部分的胃体即分离完毕。

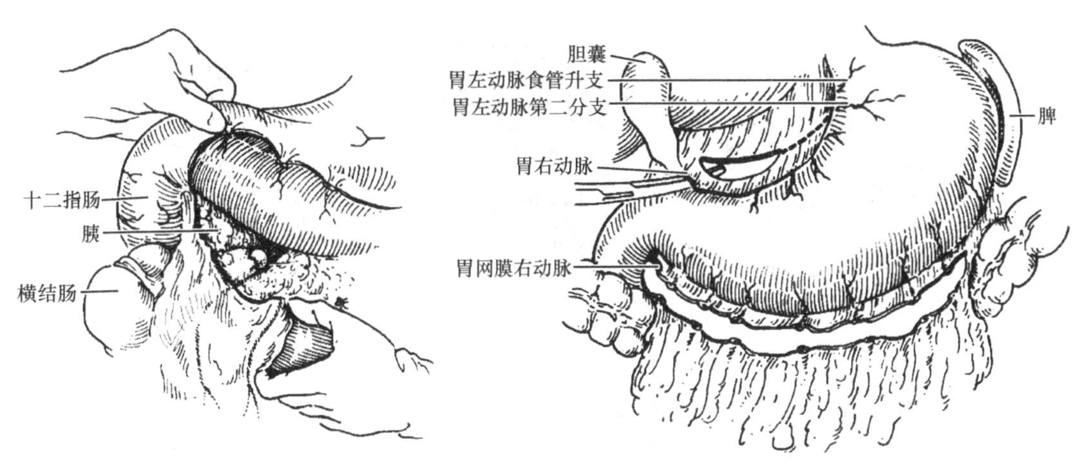

图 9-18　切断右半部胃结肠韧带及分离小网膜，切断胃右动脉

4. 切断及缝闭十二指肠残端　用两把大直止血钳夹住十二指肠近幽门处，自两钳之间切断十二指肠，用细丝线环绕止血钳贯穿钳夹的十二指肠残端的前后壁进行连续缝合。再放松夹闭十二指肠残端的止血钳，慢慢抽出，同时拉紧此连续缝合线，两端分别结扎，使十二指肠残端前后壁紧密对合，两个缝角处可行浆肌层半荷包缝合，然后再做一层浆肌层间断缝合，闭合十二指肠残端（图 9-19）。

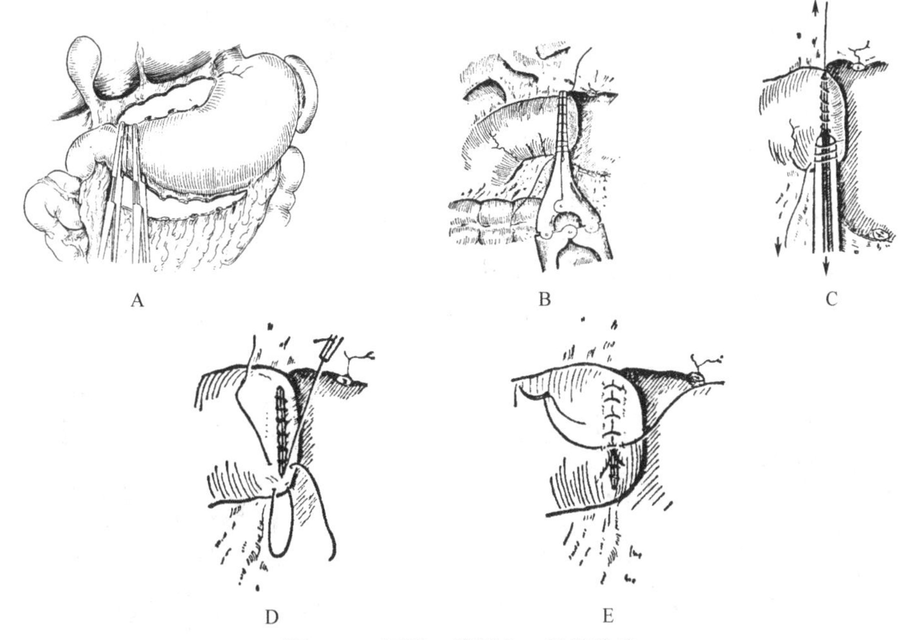

图 9-19　切断、缝闭十二指肠残端

A. 钳夹、切断十二指肠；B. 缝合十二指肠残端；C. 抽出钳子，拉紧缝线；D. 包埋两角；E. 浆肌层加固

如果十二指肠球部溃疡因粘连、瘢痕挛缩、解剖结构异常等原因，不能进行局部游离或切断后无法闭合时，均可采用“旷置切除法”（图 9-20）。即距幽门 3～4cm 处将胃的浆肌层做环形切开，从黏膜与肌层间进行分离至幽门，于幽门处将黏膜切断并贯穿结扎，再将浆肌层做连续内翻缝合，外加浆肌层单缝合闭合残端。

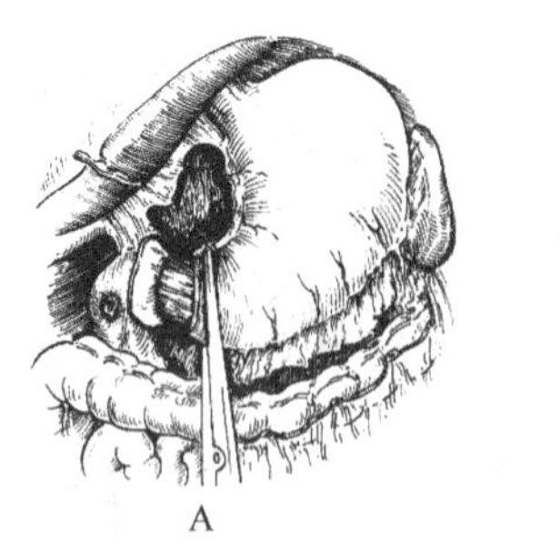
A

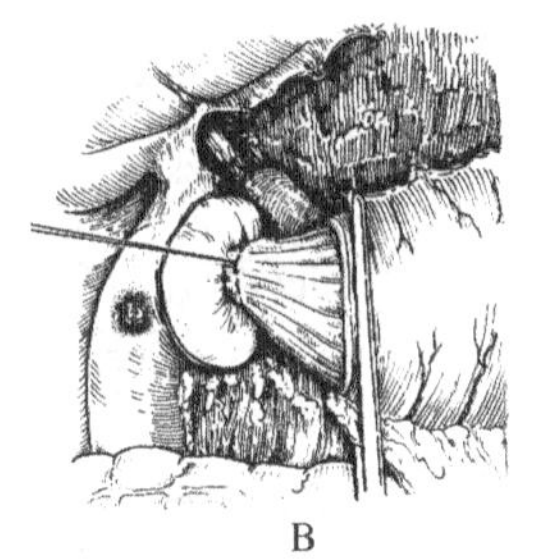
B

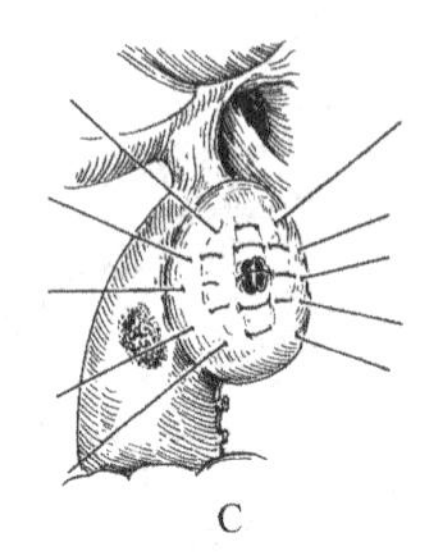
C

图 9-20　十二指肠溃疡旷置切除述

A. 胃浆肌层环形切开；B. 黏膜与肌层间分离至幽门；C. 闭合残端

5. 切除游离的胃体，并行胃空肠吻合　用胃钳钳夹拟切除的胃体后，距胃钳 1cm 的胃大弯侧钳夹一把十二指肠钳，钳夹长度约 6cm，在胃与十二指肠钳之间，切断胃体大弯至十二指肠钳钳尖处（图 9-21），再于钳尖处向胃小弯钳夹一把有齿钳，在有齿钳与胃钳之间切断胃小弯移去胃体远端（图 9-22）。留胃大弯侧吻合，关闭胃小弯。绕钳连续缝合胃小弯侧断端，同十二指肠残端关闭法缝闭胃小弯（图 9-23）。将胃体向左上翻，显露胃后壁。提起横结肠，在系膜根部脊柱左侧找到十二指肠悬韧带及空肠起始部，距十二指肠悬韧带 15～20cm 空肠壁缝两针牵引线作为吻合口的标志，将该段空肠提起绕过横结肠，以其近端对胃大弯，远端对胃小弯与胃后壁对合。以细丝线将空肠缝合于胃大、小弯处，做牵引固定，注意使两牵引线之间的空肠和胃壁等长。于两牵引线间以细丝线将胃、肠后壁做浆肌层间断或连续缝合（图 9-24），距缝线 0.5～1cm 处切开胃前后壁的浆肌层，于近心端缝合结扎黏膜下血管（图 9-25），然后剪开黏膜，吸净胃内容物后，胃及空肠侧各上一把肠钳，暂时夹闭胃肠腔，切除胃残端被钳夹的胃组织，然后距缝线约 0.5cm 处切开空肠，切口应与胃的断端开口等长。自胃肠切口的一端开始，以细丝线做后壁的全层连续缝合或锁边缝合（图 9-26）、全层内翻缝合吻合口前壁（图 9-27）。去除胃空肠侧各上的一把肠钳，再以细丝线作浆肌层间断缝合或连续缝合（图 9-28），并在胃肠吻合口小弯侧浆肌层半荷包缝合加固，此时胃空肠吻合即完毕（图 9-29）。

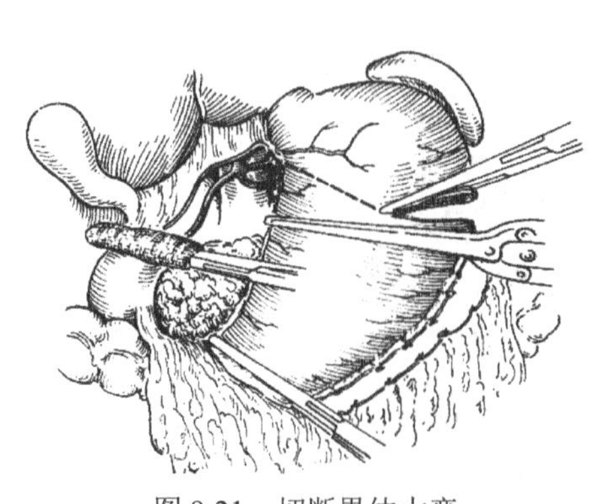
图 9-21　切断胃体大弯

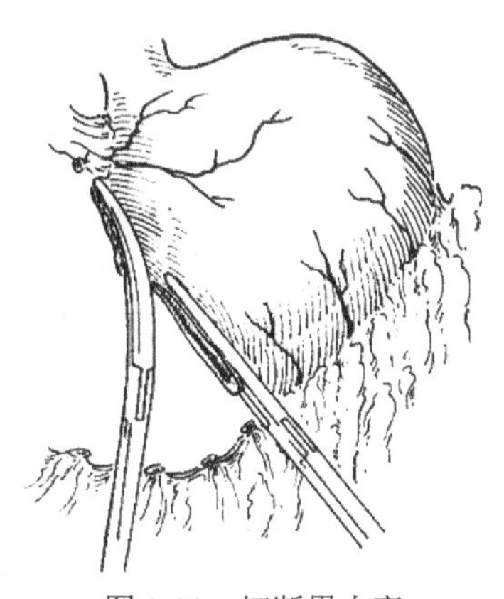
图 9-22　切断胃小弯

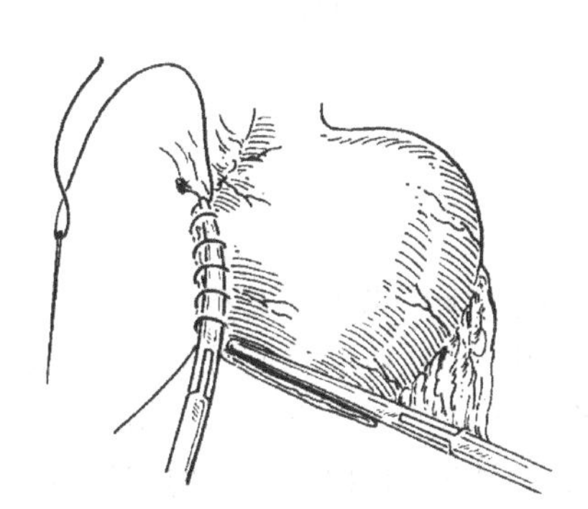

图 9-23　关闭胃小弯

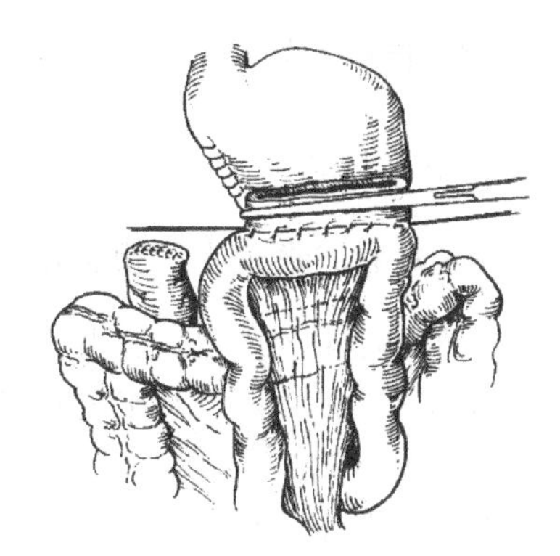

图 9-24　后壁浆肌层缝合

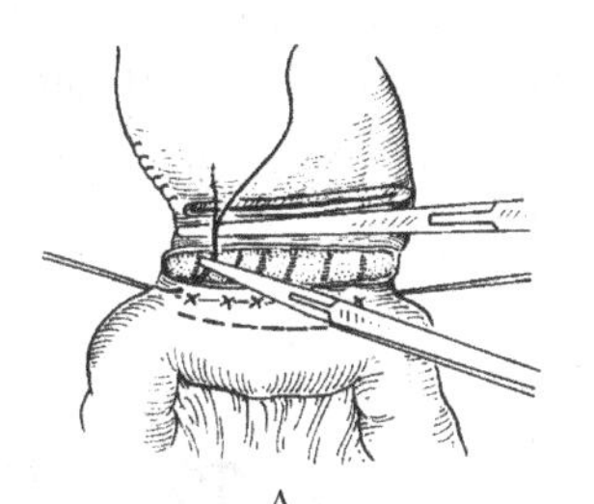

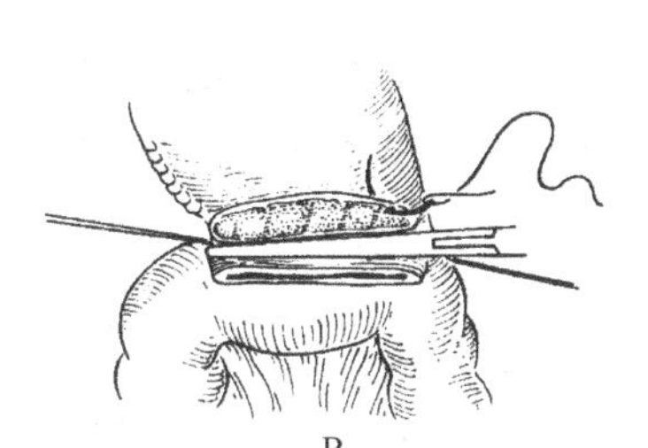

A　　B

图 9-25　胃前后壁黏膜下缝扎止血

A. 胃后壁黏膜下缝扎止血；B. 胃前壁黏膜下缝扎止血

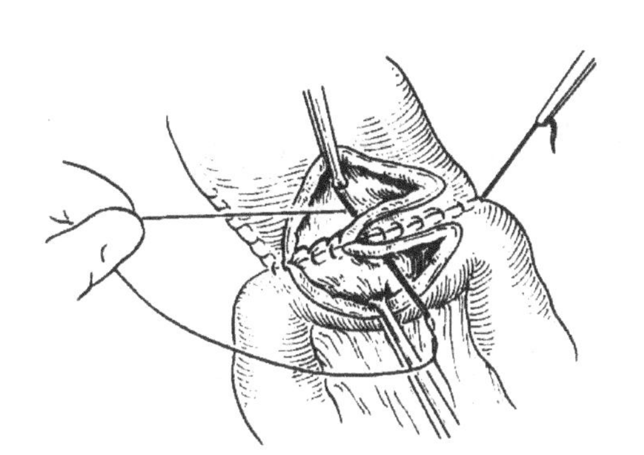

图 9-26　锁边缝合后壁

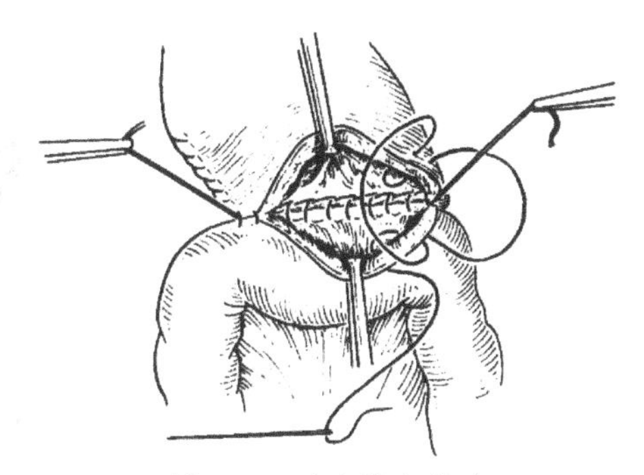

图 9-27　内翻缝合前壁

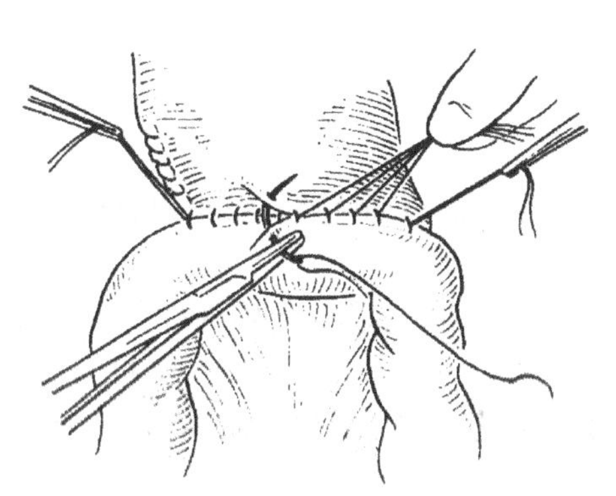

图 9-28　前壁浆肌层加固

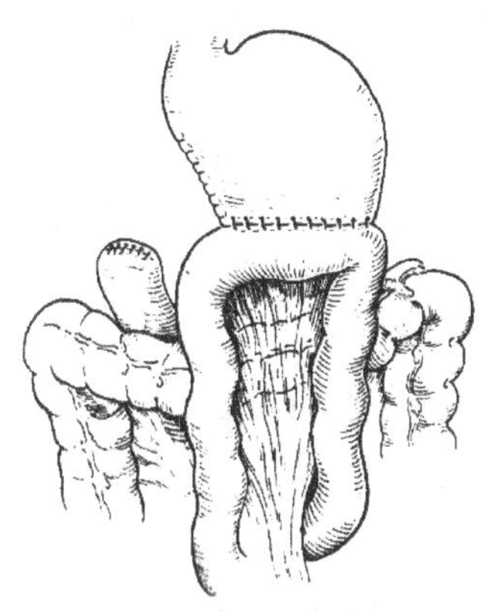

图 9-29　吻合完毕

6. 检查吻合口 如吻合口能通过三横指，输入口及输出口能通过一拇指，即为吻合口通畅。

7. 清点器械物品无误后逐层缝合腹壁切口。

（二）胃大部切除胃十二指肠吻合术

此种手术方法于游离胃大、小弯后，切断十二指肠，十二指肠断端不做缝闭，用两把胃钳钳夹拟切除的胃体，自两钳之间将其切断。按缝闭十二指肠断端的方法，将胃断端的小弯侧缝闭，大弯侧保留与十二指肠断端等长的胃断端不缝闭。将夹住十二指肠断端和胃断端大弯侧的止血钳相互靠拢，进行胃、十二指肠断端吻合。后壁的外层用细丝线距止血钳约 0.5cm 做浆肌层间断缝合。紧靠止血钳的下缘，将被钳过的部分切除。吸除胃和十二指肠的内容物。断端止血后，吻合口的后壁做全层间断缝合，距边缘约 0.5cm 将前壁间断全层内翻缝合，浆肌层间断缝合加固。在胃十二指肠吻合口小弯侧，用细丝线通过胃前壁、胃后壁及十二指肠的浆肌层，做一小荷包缝合（图 9-30），使此处严密对合，以减少术后发生吻合口漏的可能。

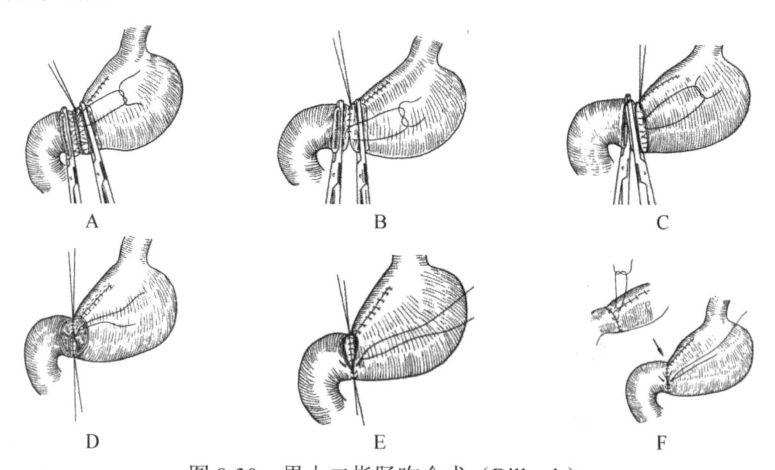

图 9-30 胃十二指肠吻合术（Billroth）

A. 胃十二脂肠断端对合；B. 吻合口后壁浆肌层间断缝合；C. 吻合口前壁间断全层内翻缝合；D. 胃后壁全层间断缝合；E. 胃前壁浆肌层间断缝合；F. 浆肌层前壁缝合

吻合后的吻合口应能通过一拇指。如果吻合口有张力，可沿十二指肠外侧将腹膜剪开，游离十二指肠第二部向胃靠近。

六、术 后 治 疗

（1）患者清醒后如无休克体征，即取半卧位。

（2）禁食，持续胃肠减压至肠蠕动恢复正常。静脉输液维持营养及水电解质平衡，应用抗菌药物。

（3）当肠蠕动恢复正常，有肛门排气而无腹胀时，即拔除胃管开始进流食，3～4 日后如无不适改为稀软易消化的饮食。

（4）如放有卷烟式引流，手术后 24h 应松动引流管，根据引流液质地和引流量，予手术后 24～72h 拔除引流管。

第九节　小肠部分切除吻合手术

小肠部分切除吻合术（partial resection of small intestine and anastomosis）有多种操作方法，如开放式端端吻合术、开放式侧侧吻合术、开放式端侧吻合术、关闭式端侧吻合术等。其指征可随各种情况而不同，应作适宜选择。目前临床上常采用的方法是开放式端端吻合术。开放式端端吻合术虽有引起腹腔污染的危险，但能在直视下进行操作，技术较为简易，容易掌握，既能准确地缝合和止血，又可使肠壁内翻组织减少，避免吻合口的过度狭小。此外，术前、术后可适当选用有效抗菌药物预防感染，故近些年来多采用开放式端端吻合术。

一、解剖要点

小肠是消化管中最长的一段，也是消化与吸收营养物质的重要场所。小肠上端续于胃的幽门。下端与盲肠相接，成人小肠全长 5～6m。小肠盘曲于腹腔中、下部，分为十二指肠、空肠和回肠三部分。十二指肠是小肠的起始部，长约 25cm，位置较为固定，呈 C 形弯曲包绕胰头。十二指肠和空肠交界处形成十二指肠空肠曲，它位于横结肠系膜根部、第二腰椎左侧，并被十二指肠悬韧带（suspensory ligament of duodenum，又称屈氏韧带（ligament of Treitz）所固定。此韧带是区分十二指肠与空肠的重要标志。空肠与回肠位于横结肠下区，完全由腹膜所包裹，为腹膜内位器官，所以空肠和回肠在腹腔内有高度的活动性。两者之间并无明显分界线，一般在手术时可根据肠管的粗细、厚薄，肠系膜血管弓的多少、大小以及肠管周围脂肪沉积的多少来辨认。空肠肠管较回肠稍宽而厚，肠系膜血管弓也较大而稀，但脂肪沉积不如回肠多。此外，空肠占小肠上段的 40%，回肠占小肠下段的 60%；或小肠上段 2/5 为空肠，下段 3/5 为回肠。小肠通过扇形的肠系膜自左上向右下附着于腹后壁。小肠系膜由两层腹膜组成，两层之间有血管、神经及淋巴管走行。远端肠系膜含脂肪组织较多，故回肠系膜内的血管网不易看清，但系膜内的血管弓多于空肠系膜内血管弓。手术时可根据上述特点予以区别。

小肠血液供给颇为丰富，空、回肠的血液来自肠系膜上动脉，此动脉发出右结肠动脉、结肠中动脉、回结肠动脉和 15～20 个小肠动脉支。小肠动脉支均自肠系膜上动脉左侧缘发出，在肠系膜两层之间走行，上部的小肠动脉支主要分布至空肠，称空肠动脉；下部的主要分布至回肠，称回肠动脉。每条空、回肠动脉都先分为两支，与其邻近的肠动脉分支彼此吻合形成第一级动脉弓，弓的分支再相互吻合成二级弓、三级弓甚至四级弓，最多可达五级弓。一般空腔的上 1/4 段只见一级弓，越向回肠末端，弓的数目越多。由最后一级弓发出直动脉分布到相应之肠段。小肠的静脉与动脉伴行，最后汇入肠系膜上静脉至门静脉，小肠的淋巴先引流至肠系膜根部淋巴结，再到肠系膜上动脉周围淋巴结，最后汇入主动脉腹部的腹腔淋巴结而入乳糜池。

二、适　应　证

（1）各种原因引起的肠坏死（如绞窄性肠梗阻等）。

（2）外伤性或病理性小肠穿孔不宜修补者。

（3）小肠及其系膜之良性或恶性肿瘤。

（4）先天性肠管畸形或后天病变（如结核等）所形成的肠管极度狭窄。

（5）一段肠袢内有多发性息肉、憩室存在者。

（6）复杂性肠瘘。

三、术 前 准 备

（1）胃肠减压：排空胃肠内的积气和潴留的胃内容物，减轻腹胀和毒素的吸收，以免术中恶心、呕吐。

（2）术前禁食。

（3）术前需作一些必要的血液生化检查（如钾、钠、氯及二氧化碳结合力等测定）、三大常规检查以及血型的测定。

（4）补充液体、血容量，纠正酸中毒及水电解质平衡失调。

四、麻醉与体位

连续硬脊膜外腔神经阻滞麻醉或静脉复合麻醉（多用于危重或极不合作者），体位取仰卧位。

五、手 术 步 骤

（一）小肠部分切除　端端吻合术（开放式）

1. 切口　腹壁切口的选择应根据病情而定，一般应位于病变部分附近。若为小肠梗阻而梗阻部位未能确定，则可选择右侧经腹直肌切口（于腹直肌中段），也可采用旁正中切口，切口长 8～12cm。

2. 切开腹壁各层组织　切开皮肤、皮下组织。钳夹、结扎出血点后，切开腹直肌前鞘，钝性分离腹直肌，然后剪开腹直肌后鞘及腹膜进入腹腔。

3. 进入腹腔后进行腹内探查　找到病变肠管，确定病变性质后，先在切口周围铺好盐水纱布垫，将拟切除之坏死肠袢托出腹腔之外。

4. 确定切除范围　一般在离病变部位的近、远两端之健康肠管各 5～10cm 处切断；若为肿瘤，可根据肠系膜淋巴结转移情况而决定，切除范围应略多一些，并包括区域淋巴结的广泛切除，可直至肠系膜根部。

5. 处理肠系膜及其血管　在供应切除段肠系膜主要血管两侧，用止血钳各分开一裂隙，充分显露血管，用两把止血钳夹住，钳夹切断血管，两端分别以 4 号丝线结扎，近侧端应做双重结扎或加贯穿缝扎一次。以同样的方法扇形分离、钳夹、切断、结扎两端边缘血管弓肠系膜（图 9-31）。

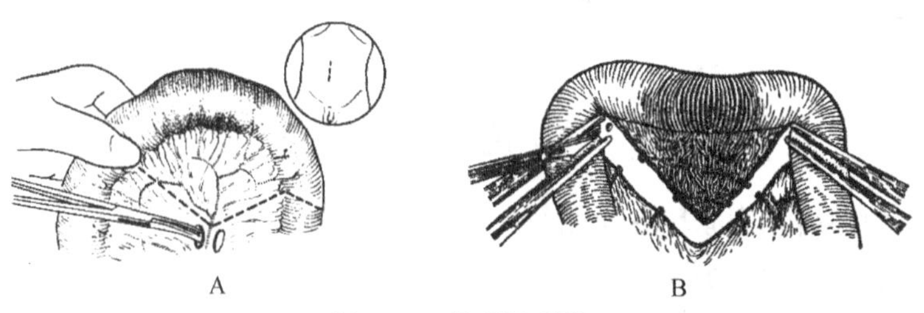

图 9-31　处理肠系膜

A. 切除范围；B. 扇形切除分离

6. 在切断肠管之前必须做好污染手术的隔离措施　上好有钩止血钳（Kocher 钳）和肠钳。在拟切除肠袢的两端分别用两把有钩止血钳将肠管斜行夹住，使其与肠管横轴构成45°～60°角。对系膜缘肠壁切除较多，可增大吻合口口径。并保证吻合口有充分的血运。用肠钳在距切缘3～5cm处分别夹住肠管的两端，注意不能钳夹过紧、以能阻断肠内容物外流为宜。然后紧贴两端的有钩止血钳外缘切断肠管，去除病变肠袢，吸尽残端内容物，并用碘伏或盐水棉球擦拭干净。

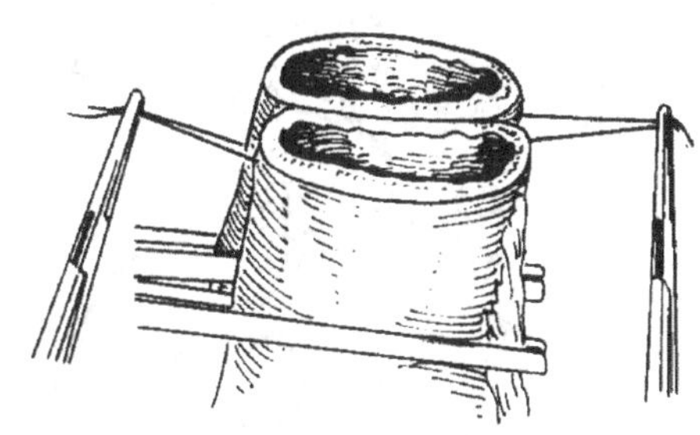
图 9-32　缝牵引线

7. 两断端并齐后缝闭三角裸区　将两断端靠拢，与系膜侧和系膜对侧各做一浆肌层缝合，此两缝线分别距肠管口约0.5cm（系膜侧之缝线，要求能封闭肠壁缺乏腹膜覆盖之三角裸区），两侧缝线结扎后留作牵引用（图 9-32）。

8. 吻合肠管　用细丝线全层间断缝合吻合口后壁（图 9-33），或用00号铬制肠线全层连续（或连续锁边）缝合，缝合时应从对系膜侧开始（亦可从吻合口后壁中点开始），每针距肠断端0.2～0.3cm（边距），间距0.3～0.5cm。缝至系膜侧时，缝针由同侧肠腔内向肠腔外穿出，至此转至吻合口前壁的缝合。前壁缝合采用全层连续内翻缝合（Connell 缝合），间断全层内翻缝合吻合口前壁（图 9-34）。即缝针从肠腔内黏膜进针穿出浆膜，跨越至对侧浆膜入针穿出黏膜，使线结打在肠腔内，将肠壁内翻，完成吻合。

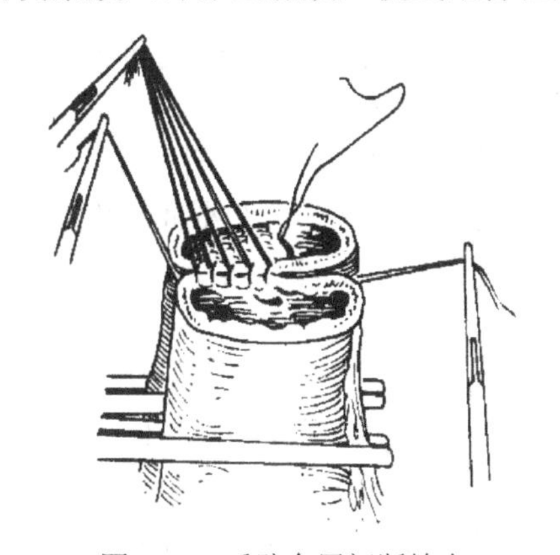
图 9-33　后壁全层间断缝合

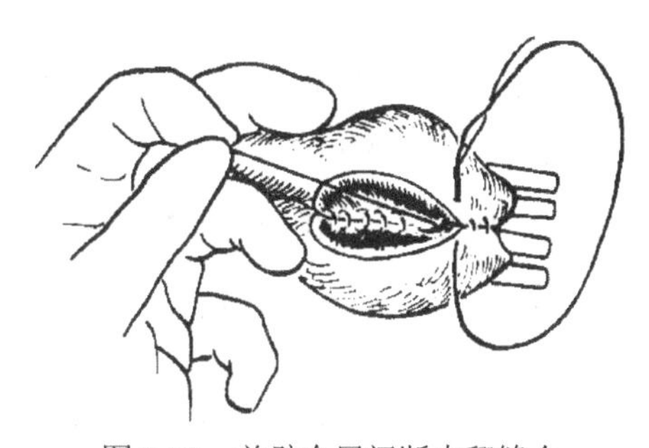
图 9-34　前壁全层间断内翻缝合

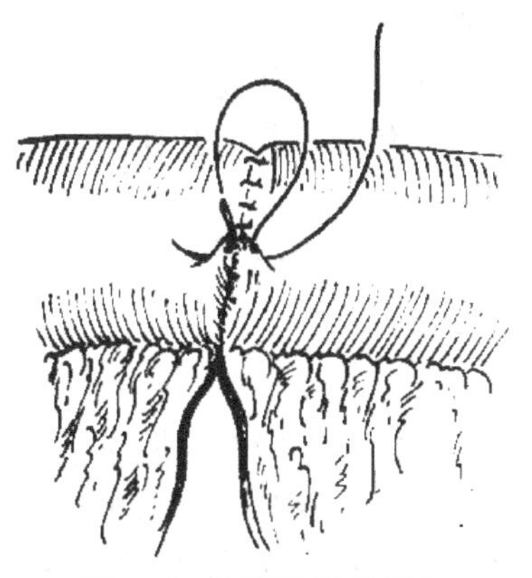
图 9-35　间断浆肌层缝合

9. 肠管吻合口外层加固缝合　关闭肠腔后，随即松开肠钳，撤除隔离措施，手术人员以1∶2000汞液（或1∶1000新洁尔灭溶液）冲洗手套消毒，继用生理盐水冲洗干净后再行外层的缝合。用1号丝线在距原全层缝线边缘0.3cm处做一圈间断浆肌层缝合（Lembert 缝合），予以加固（图 9-35）。

10. 缝合肠系膜裂孔　用1号丝线间断（或连续）缝闭肠系膜裂孔，缝合时应注意避开血管，以免造成血肿、出血或影响肠管的血运，缝合时针距要适宜，不留空隙，以免术后发生内疝（图 9-36）。

11. 检查吻合口通畅情况　用拇指和食指捏住吻合口两端肠壁，以指尖对合检查吻合口的通畅程度。一般吻合口大小以能容纳两指尖为宜（图 9-37）。

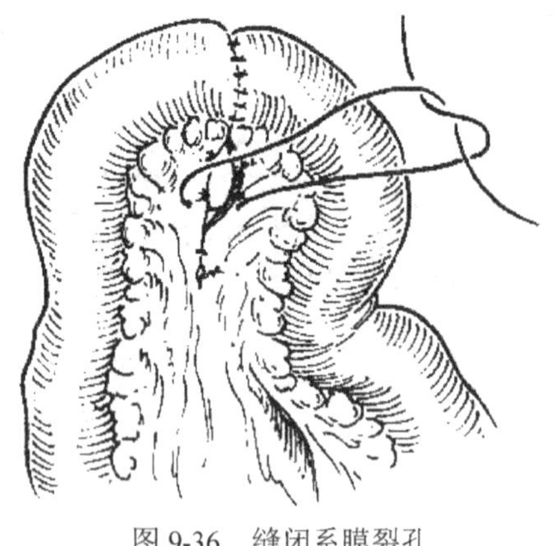

图 9-36　缝闭系膜裂孔

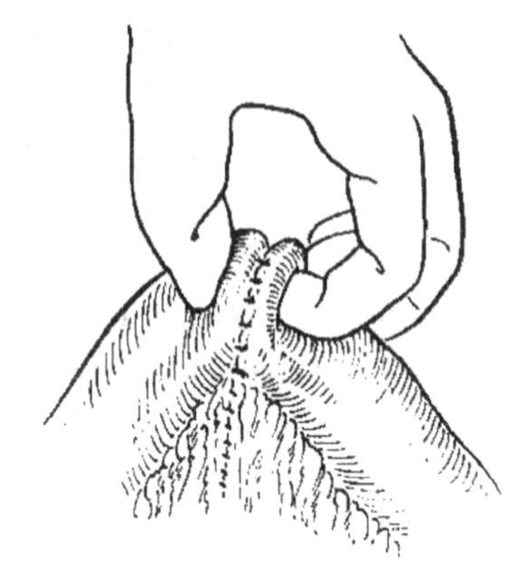

图 9-37　检查吻合口

12. 关闭腹腔　将吻合好的肠管轻轻放回腹腔（注意按顺序放回，切勿扭转）。分别以 4 号丝线和 1 号丝线依次缝合腹壁切口各层组织，关闭腹腔（腹膜可用 1 号铬制肠线连续缝合）。

（二）小肠部分切除端端吻合术（闭合式）

1. 用 1 号丝线在两断端间越过血管钳做一排前壁的间断浆肌层缝合，均暂不结扎，线头用血管钳夹住。再将肠管翻转 180°，以同样的方法缝合后壁。

2. 慢慢抽出缝线底下之血管钳，同时拉紧前后壁缝线，分别打结，剪去线。

3. 在肠系膜无腹膜遮盖三角裸区及对系膜缘做加强缝合。在原缝线外面再做一排间断浆肌层缝合（Lembert 缝合）。然后间断缝合（或连续缝合）肠系膜裂孔。

（三）小肠部分切除侧侧吻合术

1. 切除肠管后，先缝闭两个断端。用 1 号丝线绕过血管钳做连续的内翻褥式缝合，缝线暂不拉紧。

2. 用血管钳压住肠壁使其向内掩埋，在抽出血管钳的同时拉紧缝线，两角再各缝一针分别结扎后，留下线头与第一针缝线再进行结扎，其外再加一排浆肌层间断缝合，然后做半荷包缝合埋入两角。最后将封闭的两断端肠管处进行侧对侧吻合。

3. 两断端分别用肠钳沿肠管纵轴夹住肠管，长为 8～l0cm。用肠钳夹住肠管后将其并列，注意两断端残留部分应以 2～3cm 为宜，需保持顺蠕动方向，然后进行切开和吻合，切口长度约为 6cm。其缝合方法同端对端开放式吻合法。

4. 缝闭肠系膜裂孔，用 1 号丝线间断褥式缝合肠系膜裂孔。

六、术中注意事项

（1）在决定行肠切除吻合术前，首先应判断肠管的生活力，特别在疑有大段肠管坏死，由于留下的小肠不多，必须争取多保留肠管时，严格鉴定肠管是否坏死就显得更加重要。确定肠管坏死与否，主要根据肠管的色泽、弹性、蠕动、肠系膜血管搏动等征象：

①肠管是紫褐色、暗红色、黑色或灰白色；②肠壁变薄、变脆、变软、无弹性；③肠管浆膜失去光泽；④肠系膜血管搏动消失；⑤肠管失去蠕动能力。以上现象经热敷后无改善时，应决定切除。

（2）手术中应做好污染手术的隔离措施，要妥善保护手术野，将坏死肠袢与腹腔及切口隔离开，以减少腹腔及切口的污染。

（3）小肠严重膨胀，不便进行手术操作时，可先进行穿刺或切开肠管减压，减压后的针孔或小切口可予以修补缝合或暂时夹闭，待之后一并切除。

（4）肠系膜切除范围应成扇形，使其和切除的肠管血液供应范围一致。吻合口处肠管的血运必须良好，以保证吻合口的愈合。

（5）两端肠腔大小相差较大时，可将口径小的断端切线斜度加大，以扩大口径。差距太大时，可做端侧吻合。吻合时必须是全层缝合，使两肠壁的浆膜面相接触，以利愈合。

（6）肠吻合时，边缘不宜翻入过多。以免吻合口狭窄。一般全层缝合应距离边缘 0.4cm。在拉紧每针缝线时，应准确地将黏膜翻入，否则黏膜外翻而影响吻合口的愈合，甚至引起肠“唇”样漏，导致弥漫性腹膜炎。

（7）慢性肠梗阻患者，如近端肠腔明显增大、水肿，全身情况较差时，即使勉强吻合，吻合口往往不易愈合。估计吻合后有不愈合的可能性时，可行暂时性肠造口（但以不用为宜）。

（8）前壁全层缝合时，进针勿过深，以防将后壁缝入，造成肠腔狭窄。另外，浆肌层缝合不应穿通肠腔壁全层，缝线结扎不宜过紧，以免割裂肠壁。

（9）缝闭肠系膜裂孔时，勿将系膜血管结扎，也不能将其穿破引起出血，因肠系膜组织疏松，出血后不易止血而形成较大的血肿，甚至可压迫血管影响肠管的血液供应。

七、术后处理

（1）密切观察病情变化，定时测量血压、脉搏和呼吸。

（2）持续胃肠减压，禁食水。

（3）术后取半卧位为宜。待肠蠕动恢复或自肛门排气后，可拔掉胃管，开始进流质食物，如情况良好，3 天后改为半流质食物，7～8 天开始进普食。

（4）禁食期间应经静脉补充足够的液体和电解质，同时给予维生素 C 和维生素 B，以促进伤口愈合。

（5）预防感染，可适当选用有效抗生素。

（6）鼓励患者早期活动，以促进机体和胃肠功能的恢复，防止术后发生肠粘连。

第十节　阑尾切除术

急性阑尾炎是外科常见的一种疾病，阑尾切除术是最为普通的手术之一，但有时却很困难，需认真对待每一例手术。阑尾的位置变异很大，但其盲肠开口位置，总是位于结肠带的汇合处，不会改变（图 9-38）。

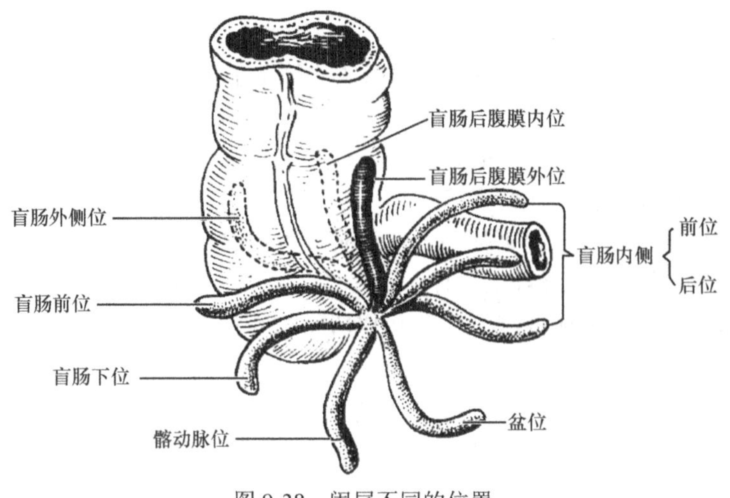

图 9-38 阑尾不同的位置

一、适 应 证

（1）单纯性急性阑尾炎经非手术治疗，症状及体征加重，体温、白细胞及中性粒细胞继续增高者。

（2）急性化脓性或坏疽性阑尾炎，或急性阑尾炎穿孔合并腹膜炎者。

（3）老年人、小儿及妊娠期阑尾炎，症状较明显者。

（4）慢性复发性阑尾炎。

（5）阑尾脓肿经治疗后好转，但仍有慢性阑尾炎症状者，可择期行阑尾切除术。

二、术 前 准 备

（1）急性化脓性或穿孔性阑尾炎术前予必要的抗生素治疗。

（2）对不能进食或呕吐严重、有脱水及电解质紊乱，应根据情况适当补液纠正体液代谢平衡。

（3）阑尾穿孔合并弥漫性腹膜炎伴腹胀者，应置胃肠减压管引流。

（4）妊娠阑尾炎患者，应予肌内注射孕酮，预防发生流产及早产。

三、麻醉与体位

局部浸润麻醉、硬脊膜外腔神经阻滞麻醉；小儿可选用全身麻醉。患者取仰卧位。

四、手 术 步 骤

（一）顺行法阑尾切除术

（1）阑尾切除术的切口很多，最常用者为右下腹部斜切口，亦称为阑尾切口或麦氏切口。在右髂前上棘与脐连线中、外 1/3 交界处，做一与此线垂直的长 5～7cm 的切口。诊断不明确或估计手术复杂的，可选用右下腹部经腹直肌切口或腹直肌旁切口，切开皮肤和皮下组织，按肌腱纤维方向剪开腹外斜肌腱膜（图 9-39）。

（2）以拉钩将腹外斜肌腱膜向两侧拉开，显露腹内斜肌。沿腹内斜肌纤维方向切开肌膜，然后手术者与助手各持一把弯止血钳，交替钝性分离腹内斜肌和腹横肌肉（图 9-40）

至腹膜。

（3）用刀柄与手指将肌肉拉开，以扩大切口，充分显露腹膜（图 9-40）。操作时不可用暴力，尤其在局麻下手术时，更要注意动作轻柔。

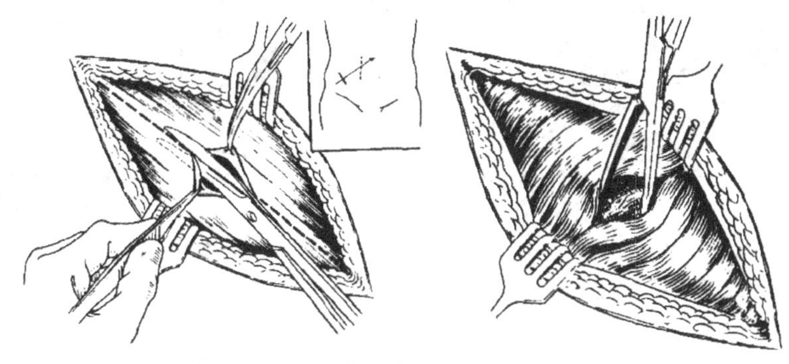

图 9-39　切开腹外斜肌腱膜，分离肌肉

（4）用两把甲状腺拉钩或阑尾拉钩向两旁拉开肌肉，手术者与助手各用弯血管钳反复将腹膜提起、放松，准确提起腹膜，以免误夹腹腔内脏器。在切开腹膜时用手指捏膜，确定未将肠壁夹住时，在两钳间将腹膜切开一小口（图 9-41）。

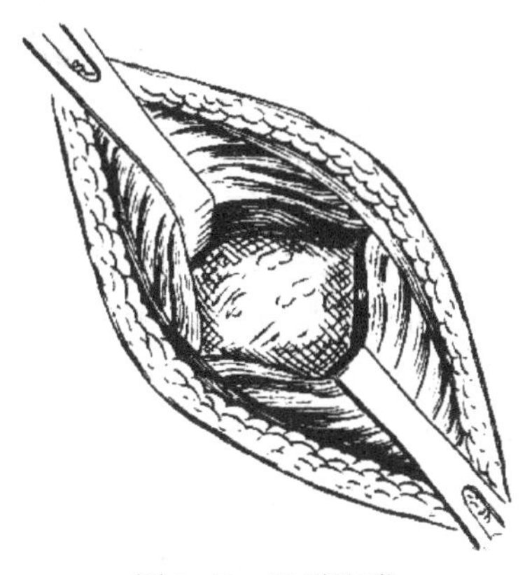

图 9-40　显露腹膜

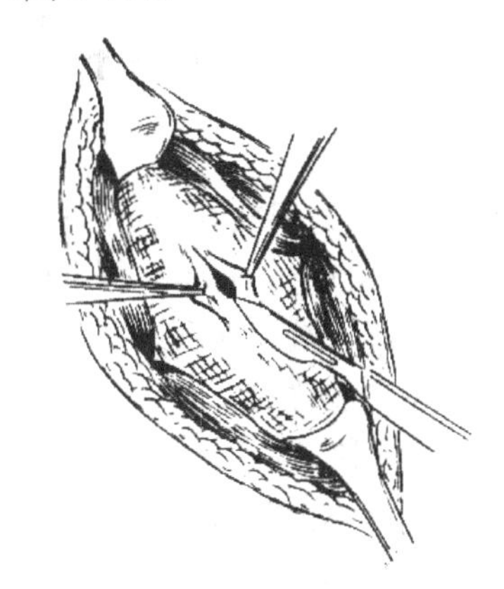

图 9-41　切开腹膜

（5）以两把弯止血钳夹住切开的腹膜边缘，剪开腹膜（图 9-42），若有脓液溢出，应及时吸尽，切口周围用纱布垫保护。因腹膜的弹性较大，腹膜切口可略小于腹壁切口，以便于后期缝合。

（6）切开腹膜后，用拉钩牵开切口，充分显露手术野，将肠管及大网膜推向内侧，在右髂窝部寻找盲肠。盲肠的特征是有结肠带和脂肪垂，颜色较小肠略显灰白，找到盲肠后，即可顺结肠带向下寻找阑尾。用海绵钳或衬纱布的手指将盲肠轻轻提出切口外，显露阑尾根部，找到阑尾（图 9-43）。

（7）用组织钳夹住阑尾尖端的系膜，将阑尾提出切口外，充分显露阑尾及其系膜，于阑尾根部的无血管区，用弯止血钳戳一小口（图 9-44）。

（8）用两把弯止血钳通过小孔夹住系膜和阑尾血管，于两把止血钳之间剪断系膜（图 9-45），两端分别用 4 号丝线结扎，近端系膜须结扎两道（或贯穿 8 字缝扎）。若阑尾系膜短小而肥厚，含脂肪较多，或出现感染及水肿，可用弯止血钳从阑尾尖端的系膜部开始，分段夹住系膜后进行切断、结扎，直至根部使阑尾与系膜完全分离。

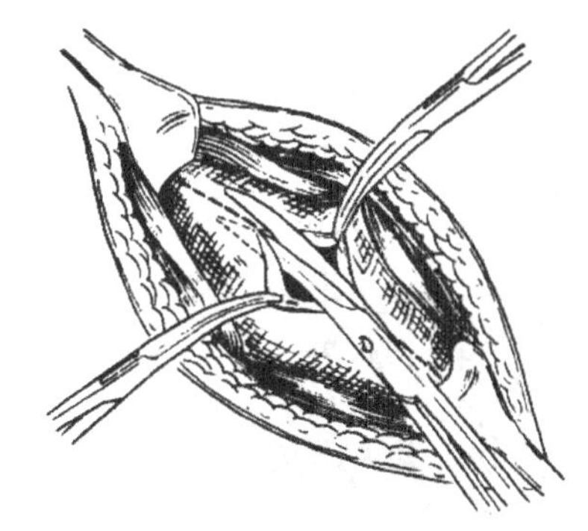

图 9-42　扩大切口

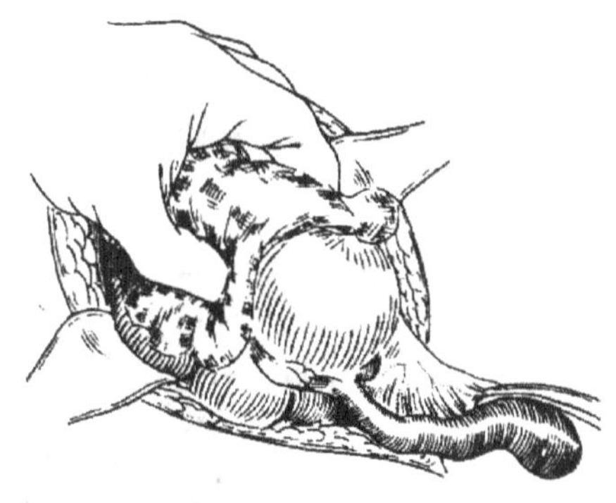

图 9-43　找出阑尾

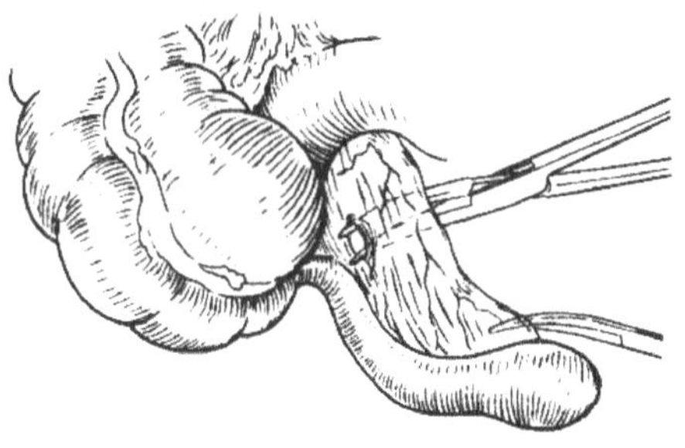

图 9-44　戳孔分离系膜

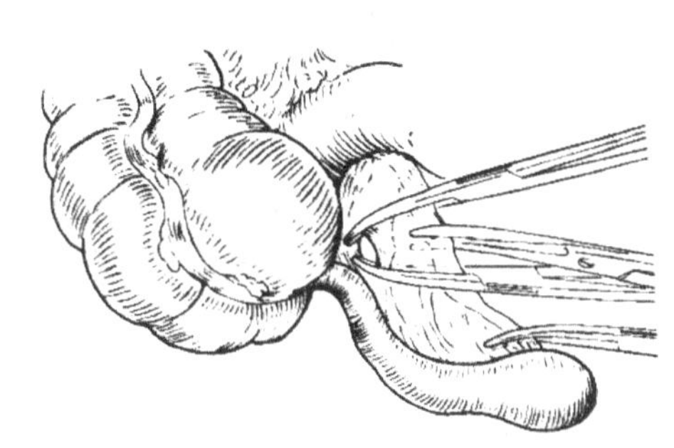

图 9-45　切断系膜

（9）在距阑尾根部 0.5cm 的盲肠壁上，用 1 号丝线作一荷包缝合（图 9-46），缝线仅穿浆肌层，暂不打结。若阑尾根部较粗大，水肿明显，则行荷包缝合不宜过于靠近阑尾，反之不易将阑尾残端埋入盲肠壁内，若埋入确有困难者，可于阑尾切除后用细丝线间断缝合盲肠壁，将残端遮盖。

（10）提起阑尾，用止血钳在距阑尾的根部 0.5cm 处轻轻钳夹按压，然后用 4 号丝线或 7 号丝线在按压部结扎阑尾（图 9-47），用蚊式止血钳夹住线结，在其远端将线剪断（阑尾根部炎症严重或已形成坏疽，钳夹按压时恐有压断的危险，则不应按压，可直接结扎）。

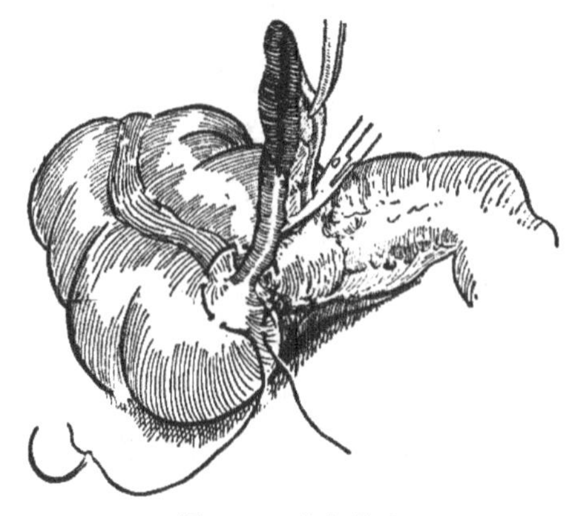

图 9-46　荷包缝合

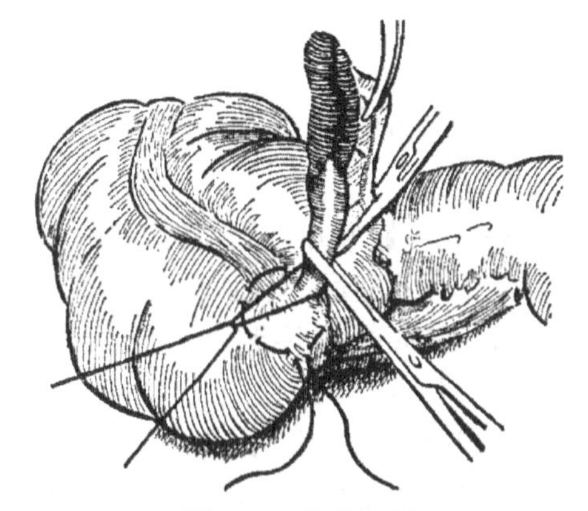

图 9-47　结扎阑尾

（11）于阑尾根部的周围，用纱布遮盖保护，以免切除阑尾时内容物污染周围组织。于阑尾结扎处的远侧约 0.5cm 处，用一把止血钳夹住阑尾，在止血钳下切断阑尾

（图 9-48）。阑尾残腔用蘸以纯苯酚的棉签涂擦，然后用酒精、盐水棉签依次涂擦。处理完毕，清除纱布。

（12）助手用蚊式止血钳向盲肠壁内推压阑尾残端，同时，手术者将荷包缝线逐渐收紧结扎，阑尾残端埋藏于盲肠壁内（图 9-49）。

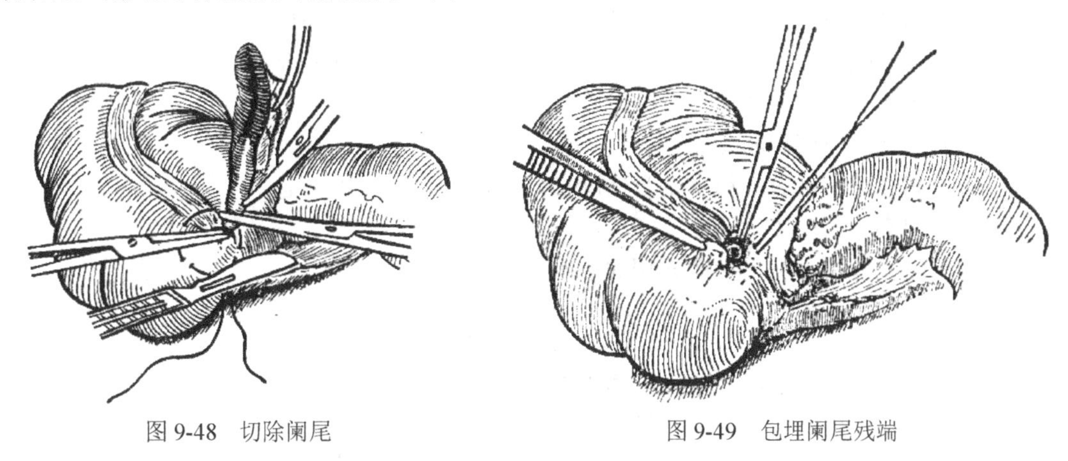

图 9-48　切除阑尾　　　　图 9-49　包埋阑尾残端

（二）逆行法阑尾切除术

阑尾位于盲肠后位，术中如因粘连固定不能提出于切口外时，可将其逆行切除。

（1）将盲肠提起，显露阑尾根部。

（2）于阑尾根部靠近阑尾侧用弯止血钳穿过阑尾系膜，再以丝线结扎阑尾根部。在结扎远端 0.5cm 处，用止血钳夹住阑尾，于结扎线与止血钳间切断阑尾。

（3）阑尾断端用纯苯酚、酒精和盐水处理后，再在阑尾根部的盲肠壁上作荷包缝合，将阑尾残端埋入。

（4）逐步分段，用弯止血钳边夹、边切断阑尾系膜，用丝线缝合结扎阑尾系膜，并分离出整个阑尾。

（三）放置引流、关腹

（1）仔细观察阑尾系膜有无出血，髂窝部有无积液、积脓（若有，应用吸引器吸除，必要时放置烟卷式引流）。将盲肠放回原位，用 4 号丝线或 2 号铬制肠线连续缝合腹膜。清点纱布及手术器械的数目。

（2）以生理盐水清洗伤口，用 7 号丝线间断缝合腹内斜肌和腹横肌，用 4 号丝线间断缝合腹外斜肌腱膜，再用 1 号丝线间断缝合皮下组织与皮肤。

五、术后处理

一般阑尾切除术后不需特殊处理，病员宜早期离床活动。手术后 1～2 天进流质饮食，对阑尾穿孔并发腹膜炎者，则应按腹膜炎处理。

第十一节　胆囊切除术

胆囊切除术（cholecystectomy）分顺行法（从胆囊管开始到胆囊底）和逆行法（从胆

囊底部开始到胆囊管）两种。前者出血较少，手术方便，优先采用。但在炎症严重，胆囊与周围器官紧密粘连，解剖关系不清，不易显露胆囊管及胆囊动脉时，则宜采用逆行法。

一、适　应　证

（1）急性胆囊炎，发作时间未超过48小时，且患者一般情况尚可者。

（2）慢性胆囊炎伴有结石，或慢性胆囊炎反复发作伴有息肉者。

（3）胆囊萎缩已无功能伴有临床症状者。

（4）胆囊积液或积脓者。

（5）胆囊外伤破裂，患者全身情况良好者。

（6）胆囊肿瘤。

（7）胆囊造瘘术后需做胆囊切除手术者。

二、术 前 准 备

（1）纠正水、电解质及酸碱平衡失调。

（2）应用广谱抗生素控制感染。

（3）黄疸患者凝血机制多较差，术前需用维生素K，术中应用止血剂静脉点滴。

（4）重症患者应输血。

（5）脓毒症休克患者应积极抢救休克治疗，但经一段时间抢救，休克仍无好转者，则应边抢救边手术。

（6）有肠麻痹或腹胀者，术前下胃管行胃肠减压。

（7）慢性病例术前应：纠正贫血，改善营养状况，采用高糖、高蛋白、高维生素的保肝治疗。术前配血400～600ml备用。

三、手 术 步 骤

（一）顺行法胆囊切除术

1. 切口　一般选用右上腹经腹直肌切口或右肋缘下斜切口。

2. 探查　首先探查肝脏有无充血、肿大、纤维化萎缩、异常结节、肝硬化或脓肿等。然后探查胆囊的形态、大小，有无水肿、充血、粘连和有无坏死与穿孔等情况。轻轻挤压胆囊能否排空，胆囊内有无结石，胆囊颈及胆囊管内有无结石嵌顿等。再触诊胆总管内是否有结石、蛔虫，是否增粗或纤维化。胃十二指肠有无溃疡、肿瘤或憩室存在。总之，应在需要和病情允许的条件下尽量先做比较详细的探查，再根据探查所得的情况决定手术方式和步骤等。

3. 显露胆总管与胆囊管　胆囊和肝十二指肠韧带若有粘连，应先仔细分离，以充分显露肝十二指肠韧带。用盐水纱布垫填入网膜孔处，以防止胆汁或血液流入小网膜囊内。用组织剪沿肝十二指肠韧带右缘纵行剪开肝十二指肠韧带，仔细分离出胆囊管、肝总管及胆总管，辨清胆囊管与肝总管的汇合处。

4. 切断、结扎胆囊管　将胆囊管全部游离，在距胆囊管与肝总管汇合处0.5cm左右，用两把弯血管钳钳夹胆囊管，在钳间剪断胆囊管，近胆总管侧断端作双重结扎。

5. 显露、结扎、切断胆囊动脉　在胆囊三角内钝性分离出胆囊动脉，并确认该动脉进入胆囊壁后才予以钳夹，切断并双重结扎近心端，必要时应作贯穿缝合结扎（图9-50）。

6. 分离、切除胆囊　在距胆囊与肝面交界约1cm处，浆膜下注射少量生理盐水，使浆膜水肿浮起，再切开浆膜。提起胆囊管，在胆囊与胆囊床之间，钝性加锐性分离切除胆囊（图 9-51）。

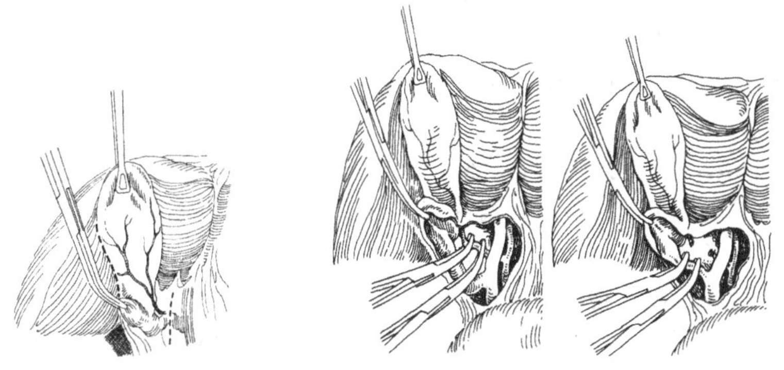

图 9-50　切开肝十二指肠韧带，显露胆管及血管并钳夹、切断、结扎

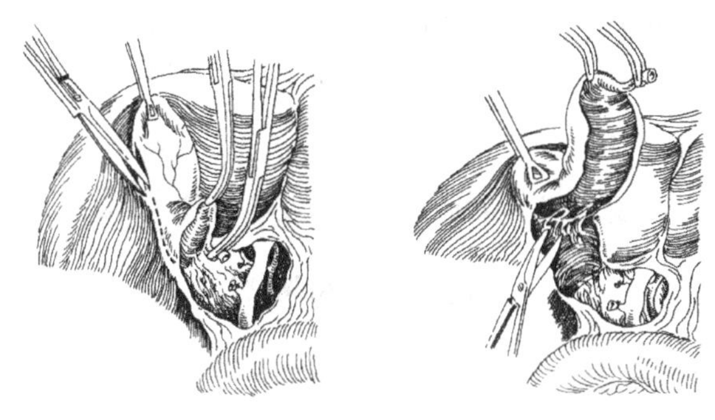

图 9-51　钝、锐性分离顺行切除胆囊

7. 处理胆囊床创面　胆囊切除后，胆囊床创面如有活动性出血点，应予结扎或缝扎止血。将胆囊窝两侧浆膜用丝线（或肠线）作间断或连续缝合。关闭胆囊床创面（但有时为了防止胆囊床处血肿、感染，亦可不予缝合）。

8. 放置引流、缝合腹壁切口　网膜孔处放一根带有侧孔的橡皮引流管，经腹壁另作戳口引出，腹壁切口按层缝合。

（二）逆行法胆囊切除术

先从胆囊底开始，首先游离胆囊，再显露胆囊血管并结扎切断，最后分离出胆囊管直至与肝总管汇合处，并钳夹、切断、结扎，然后缝合胆囊床及放置腹腔引流管。

四、术中注意事项

（1）要充分显露手术野，全部手术过程要求在直视下进行，以免误伤胆总管、肝总管或右肝动脉。

（2）必须认清胆囊管、胆总管及肝总管之间关系及变异后，才允许进行钳夹、切断和结扎等操作，术中动作必须仔细、轻柔。

（3）胆囊管残端不宜超过 0.5cm，否则会引起“胆囊切除术后综合征”及“再生胆囊”。但也不宜过短，以免因结扎部分胆总管而造成胆总管狭窄。

（4）胆囊动脉要结扎牢靠，以免结扎线滑脱造成术后大出血。

（5）游离胆囊时，要求完整剥离下来，但又要注意勿损伤肝脏。

五、术后处理

（1）休克患者取平卧位，血压平稳后改半卧位。

（2）禁食，持续胃肠减压。术后2～3日，腹不胀，肠鸣音恢复或排气时，可拔除胃管，开始进全流质饮食，并适当减少输液量。进食1～2日后，如腹部未出现胀痛，可改半流质饮食，停止输液。

（3）静脉输液，补充水和电解质，纠正酸中毒，肌内注射维生素B、维生素C、维生素K。

（4）给予广谱抗生素，直至体温恢复正常三日后，且白细胞不高时为止。

（5）危重患者适当输血。

（6）术后第2日拔除腹腔引流管。

（7）胆囊引流管接消毒引流瓶或引流袋，每日记录24小时胆汁经胆囊引流管引流量、观察胆汁颜色、浑浊度、气味、有无脓血等。术后5日起可间断用生理盐水冲洗引流管。

（8）胆囊引流管一般手术后2周左右拔除。拔前先试行夹管1～2日，如无不良反应，经胆囊引流管作逆行胆系造影，显示胆囊、胆管内无异常后，方可拔管，否则，引流管应保留至下次手术时拔除。

第十二节 脾切除术

一、脾脏的解剖

（一）脾脏的位置与毗邻

脾脏是一个富于血供的淋巴器官，紫红色、质软而脆，位于左季肋部深处，被9～11肋所掩盖，正常时肋弓下难以触及。其外面贴横膈，内面中部有脾门，脾门与胰尾相邻，前方与胃相邻。后方邻左肾及左肾上腺，行脾切除手术时不可伤及周围脏器。

（二）脾的韧带

除脾门外，脾的各面均被腹膜所遮盖，腹膜反褶形成韧带与邻近器官相连，支持并固定脾脏。进行脾切除手术时，必须切断这些韧带。

1. 胃脾韧带 为脾门至胃大弯的腹膜皱襞，其上部内有胃短动、静脉，下部内有胃网膜动、静脉。此韧带有时很窄，使胃大弯与脾门紧密相邻，切断此韧带时应避免误伤胃壁或引起脾撕裂。

2. 脾结肠韧带 是脾下极与结肠脾曲之间的腹膜皱襞，此韧带较短，脾切除手术中切断此韧带时，要注意勿伤及结肠。

3. 脾肾韧带 为脾门至左肾前面的腹膜皱襞，其中有脾蒂和胰尾，脾蒂包括出入脾门的动、静脉，淋巴和神经。脾切除手术、结扎脾蒂的血管时，注意不可伤及胰尾。

4. 脾膈韧带 是脾上极与膈肌之间的腹膜皱襞，脾肿大时它亦随之而增大，门静脉高压症时，韧带内的小血管就成为门、腔静脉间的侧支循环路径，手术中如果未予以结扎就切断韧带，可引起术中或术后出血。

如果上述韧带和脾蒂过长，使脾不能固定于正常位置，则称游走脾。

（三）脾的血管

脾动脉由腹腔动脉分出后沿胰腺上缘走向左侧，经脾肾韧带达脾门附近，进入脾门前分上、下两支或上、中、下三支，再分为二级或三级分支进入脾门。脾脏除主干发出的分支外，尚有一支独立的上级动脉和下级动脉，前者发自脾动脉的胰段，后者可由胃网膜左动脉或脾动脉的下支发出。脾静脉由脾门处的 2～6 条（常见为 3 条）属支组成，位于脾动脉的后下方，行于胰尾和胰体后面上部的胰沟中。脾静脉比脾动脉粗 1 倍且壁薄，巨脾切除手术中分离、结扎此静脉时应仔细操作，以免引起破裂出血。脾静脉的属支中包括胰腺支，手术分离脾静脉与胰尾时应注意勿损伤胰腺支而出血。

（四）副脾

15%～40%的人有副脾，多位于脾门、脾蒂、大网膜等处。因脾功能亢进而进行脾切除时，必须同时切除副脾，否则副脾可发生代偿性脾功能亢进。

二、手术适应证

1. 原发性脾功能亢进

（1）先天性溶血性贫血，如先天性溶血性黄疸和地中海贫血等。

（2）自体免疫性溶血性贫血。

（3）原发性血小板减少性紫癜。

（4）血栓形成性血小板减少性紫癜。

（5）原发性脾源性中性粒细胞减少症和全血细胞减少症。

2. 继发性脾功能亢进

（1）炎症性疾病如黑热病、疟疾等脾肿大伴有明显的脾功能亢进者。

（2）门静脉高压引起的充血性脾肿大和脾功能亢进者。

（3）家族性脾性贫血症和鞘磷脂沉积病等引起的脾肿大脾功能亢进者。

（4）淋巴瘤、白血病、骨髓纤维化等疾病引起脾肿大和继发性功能亢进者。

3. 游走脾。

4. 脾脏肿瘤。

5. 脾脏囊肿、脾脓肿。

6. 脾破裂　脾脏破裂全脾切除主要适应于以下情况：

（1）脾破裂严重。

（2）脾动、静脉损伤，脾脏失去活力不能保留。

（3）合并严重的联合伤或严重出血、休克，威胁生命。

（4）合并腹内脏器损伤而腹腔明显污染。

（5）病理性脾破裂。

（6）老年人脾破裂。

三、术前准备

（1）外伤性脾破裂常伴有失血性休克，应在积极抗休克治疗的同时进行急诊手术。

（2）对有肝硬化、年老、体弱的患者，要重视对脾脏的保护及心、肺的代偿功能；门静脉高压症的患者，在腹水消退、病情稳定后再手术。

（3）有些择期施行脾切除者，需特别注意血液学方面的检查，治疗贫血和凝血功能异常。

四、麻醉和体位

全身麻醉或连续硬脊膜外腔神经阻滞麻醉。体位可采用仰卧位，左侧腰部垫高 30°；行胸腹联合切口时，垫高 45°，略向右侧卧位。

五、手 术 步 骤

（一）切口

在左上腹经腹直肌切口，切口可向左横行延长成“L”形。或取左侧肋缘下斜切口。脾周围粘连严重者，可考虑选用左侧胸腹联合切口。

（二）探查

探查的目的：了解病变，验证诊断和决定术式。

1. 脾脏破裂大出血时的腹腔探查及处理　开腹后可一边吸除血液，一边向脾门及血块最多处探查，并立即用手捏住脾蒂控制出血，快速清理手术野，改善显露区域。如仍有活动性出血，则可能合并有其他脏器或血管损伤，应立即查明原因并及时处理。

2. 慢性脾病的腹腔探查　了解充血性脾肿大的原因，脾脏与周围组织的关系，以及脾病所引起的局部解剖上的改变等。

（三）结扎脾动脉

探查完毕后，若因充血性脾肿大而行脾切除，一般先结扎脾动脉，使脾脏缩小、变软。其做法是将胃底向右侧、胃向肝侧牵开，显露胃脾韧带（图 9-52），在无血管区剪开小孔，沿胃大弯向左上结扎、切断。胃短动、静脉靠近脾的上极，可暂不处理。此时，显露出网膜内的胰尾及部分胰体，在其上缘可触及或见到有搏动的脾动脉。用镊子提起脾动脉表面的后腹膜，长剪刀剪开 1～2cm，露出动脉，直角钳或细长弯血管钳分离出脾动脉一段 1cm 左右，并用钳带过两根粗丝线，作脾动脉的双重结扎（图 9-53），但不切断脾动脉。

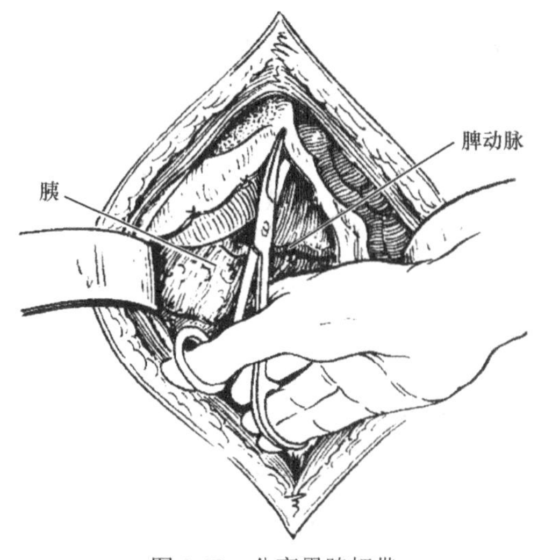

图 9-52　分离胃脾韧带

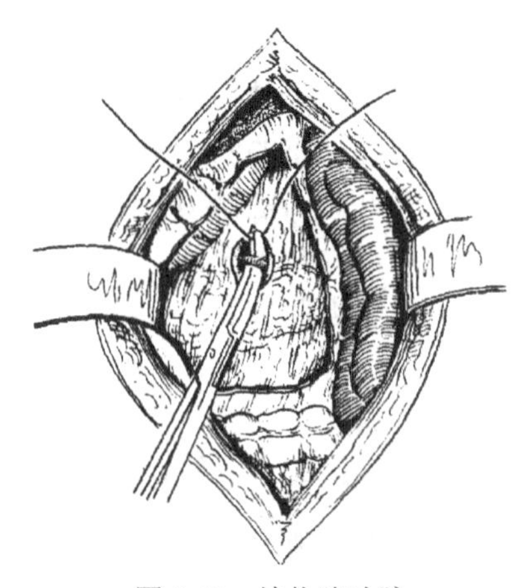

图 9-53　结扎脾动脉

（四）游离脾脏

脾脏游离的关键，在于充分地分离和处理脾肾韧带及脾膈韧带，尤其是巨大的脾脏，粘连及侧支循环较多，操作不容易。可先将脾脏向上翻，结扎、切断脾结肠韧带（图 9-54），注意勿损伤结肠壁及结肠系膜的血管。分离完毕后，再将脾脏向内侧翻转，显露脾肾韧带（图 9-55），并予以分离、切断、结扎。然后，手术者右手伸入脾膈间，将脾与膈面或肝左叶的疏松粘连行钝性分离，如为紧密的血管性粘连，则要在直视下钳夹、切断、结扎（图 9-56）。

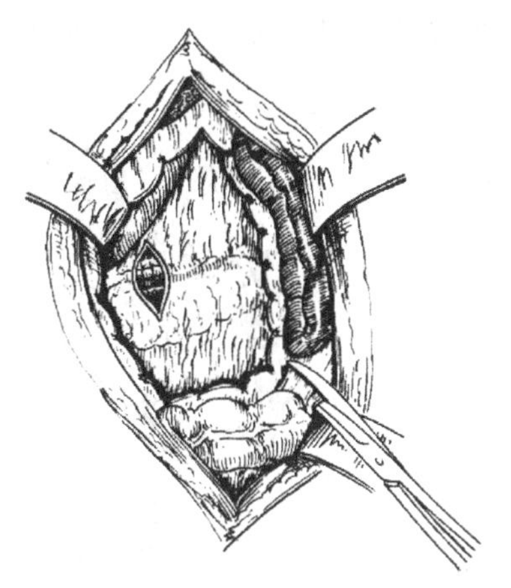

图 9-54　分离脾结肠韧带

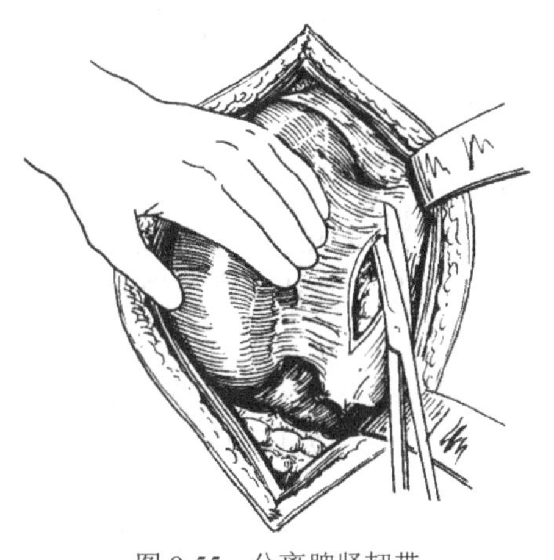

图 9-55　分离脾肾韧带

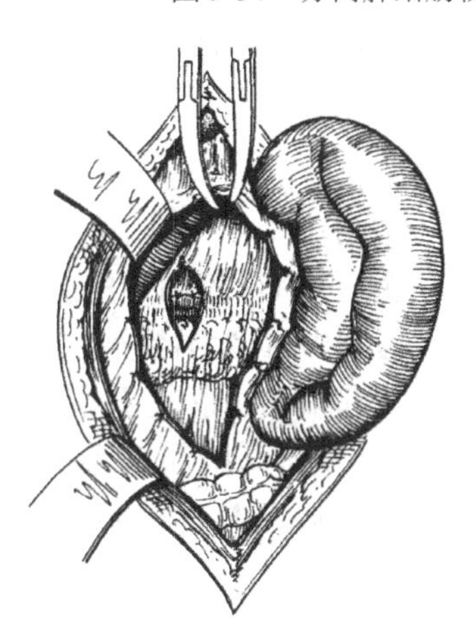

图 9-56　分离脾膈韧带

（五）处理脾蒂

手术者右手伸入脾上极的后侧面，将脾脏连同胃底托出腹腔，但避免过度牵拉脾蒂。将尚未处理的胃短动、静脉进行结扎、切断，然后尽量推离胰尾，使脾蒂游离，用两把脾蒂钳和一把大弯血管钳夹住脾蒂，在近脾侧的血管钳与脾蒂钳间切断脾蒂（图 9-57），取出脾脏。脾蒂用粗丝线作双重结扎，并贯穿缝扎一次。

（六）脾脏切除后处理

切除脾脏后，需将分离面的出血点处理，并检查胃短动、静脉以及脾蒂部有无活动性出血，如有出血需及时处理，脾窝处渗血可用热盐水纱布垫压迫数分钟，并左膈下脾窝处放置引流物（图 9-58）。

如果脾脏不大，又无粘连时，不必先结扎脾动脉。手术者可用手将脾脏托出腹腔外，逐个处理各韧带，最后结扎脾蒂部的动、静脉，切除脾脏。

（七）副脾的处理

副脾的功能与脾脏相同，故因脾功能亢进（血小板减少性紫癜、溶血性黄疸等）而行脾切除术时，应一并将副脾切除，以免症状复发。

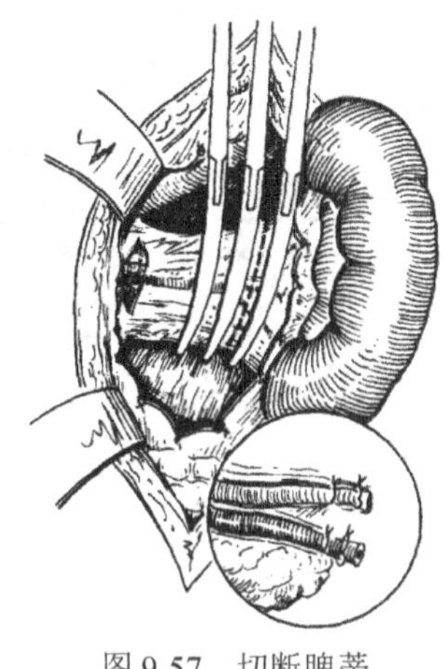

图 9-57　切断脾蒂

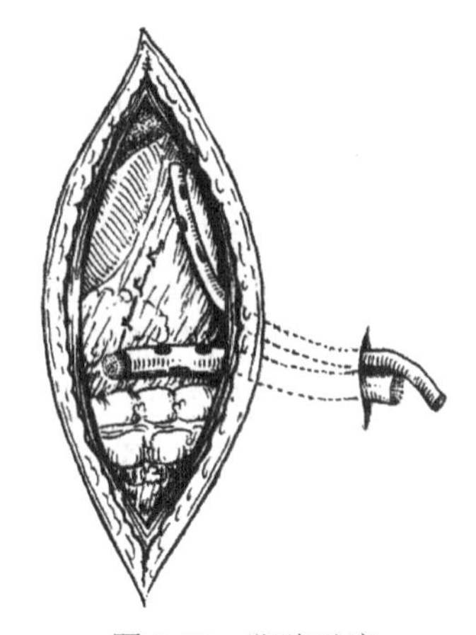

图 9-58　腹腔引流

六、术中注意事项

1. 避免大出血　引起大出血的原因很多，常见的有：

（1）撕裂脾附近的韧带出血：多因分离脾各附着韧带尚未充分，急于将脾托出进行脾蒂处理。这种出血多为持续性，常会招致失血性休克。预防出血措施是尽量分离、切断、结扎各附着韧带后再将脾托出。

（2）脾膈韧带和膈面粘连渗血：虽出血量较少，速度缓慢，但如果持续不停，最后也会造成大量失血。术中最好能在直视下分离此处粘连，分离后要仔细检查，如有渗血，需及时缝扎止血。

（3）撕裂脾门大出血：多发生在托出脾时操作不当，牵拉过甚，在脾门上方发生撕裂而大出血。如仔细操作，避免用力过猛，可避免出血产生。

（4）脾动脉扎断大出血：门静脉高压症时，脾极度充血肿大，脾动脉亦相应增粗。在胰体、尾部分离结扎脾动脉时，如过于用力，可扎断脾动脉而致大出血。因此在结扎脾动脉时（特别是近心端第一个结时），用力只是以闭合血管腔为度，以防过于用力而扎断。若意外产生出血，可用左手指按住胰体上方脾动脉的近端，控制出血后再处理扎断处。同时，在分离脾动脉时，要保持手术野清晰，避免在血迹模糊中用止血钳盲目分离或钳夹，以免刺破其下方的脾静脉，引起更大的出血。若分离时刺破脾静脉，应立即用纱布垫压迫，多可止血。

总之，脾切除术中发生意外的大出血，常使患者因失血过多，发生休克，严重影响到术后的恢复。为防止术中意外大出血，除应采取防治措施外，还需术前做好输血准备，包括建立良好的输液通道、充足备血等，一旦发生大出血，可及时抢救。

2. 避免附近脏器损伤　最易损伤的是胃大弯部、胰尾、结肠脾曲等。发生的原因是手术部位显露不佳，出血较多时盲目钳夹所致。除了术中仔细操作、检查外，在脾切除后依然要仔细检查，如发现损伤，应及时修补。

3. 紧急处理　脾破裂引起腹腔内大出血，病情紧急时，应立即施行脾切除。同时，在出血后，脾及其附近脏器的正常解剖关系常不能辨认清楚，所以在作紧急脾切除术时，应注意以下几点：

（1）采用左上腹正中旁切口或经腹直肌切口，操作方便、迅速。剖腹后尽快吸出腹腔内积血，便于找到出血来源。

（2）右手迅速伸入左膈下区，证实是脾破裂后，将脾握住向内前方托出。如有困难，则可用食指和中指钝性分离脾后部的腹膜（即脾肾韧带左叶）。

（3）将厚纱布垫塞入左膈下脾窝部，压迫止血，以防止脾再次滑入腹腔，更便于操作。

（4）用三钳法处理脾蒂，此时还需要注意检查是否有误夹附近脏器（如胃大弯、胰和结肠等）的情况。

（5）脾切除后，要取尽腹内残留的脾碎块组织。去除纱布垫后，要检查和结扎脾膈韧带或脾肾韧带处的止血点。其他和择期脾切除术一样，缝合腹壁前，左膈下须放置引流物。

七、术后处理

（1）观察有无内出血，常规测量血压、脉搏和血红蛋白的变化。观察膈下脾窝引流管的情况，如有内出血倾向，应及时输血补液，如确系持续性大出血，则应考虑再次手术止血。

（2）脾切除术对腹腔内脏器（特别是胃）的刺激较大，所以应置胃肠减压管，防止术后发生胃扩张。术后 2～3 日再恢复进食。

（3）很多施行脾切除术的患者，肝功能较差，术后应充分补充维生素、葡萄糖等，如疑有肝昏迷时，应及时采取相应的防治措施。

（4）注意肾功及尿量的变化，警惕肝肾综合征的发生。

（5）术后常规应用抗生素，以防治全身和膈下感染。

（6）及时测定血小板计数，如迅速上升达 50×10^9/L 以上，则可能发生脾静脉血栓；如出现剧烈的腹疼和血便，则提示血栓已蔓延到肠系膜上静脉中，须及时使用抗凝血治疗，必要时手术治疗。

（7）术后第 2～3 天拔除引流管，第 7～10 天拆除皮肤缝线。

八、术后并发症

（一）腹部并发症

1. 出血　术后迟发性腹内出血常发生在脾功能亢进和肝功能不佳的患者。对于这些患者应在术前、术后采取措施，改善凝血功能，以防止出血。

2. 膈下感染或脓肿　多继发于膈下积血的患者。术后 3～4 日后，体温又复升高者，要高度警惕，及时详查。如已形成脓肿，应及时切开引流。

3. 术后急性胰腺炎　虽较少见，但病情很严重，常由于术中损伤引起。对于有剧烈上腹或左上腹疼痛的患者，应及时测定胰淀粉酶，以明确诊断，及时处理。

（二）肺部并发症

肺不张和肺炎最为常见，尤其是老年人更易发生。如有左侧胸腔反应性积液，应疑有膈下感染，但亦可为肺部并发症所致，应及时行胸腔穿刺抽液进一步诊治。

（三）其他并发症

1. 脾静脉炎　术中结扎脾静脉后，因远端成为盲端，故极易产生血栓，如并发感染后常出现高热、腹痛和败血症等症状，应注意防治。脾静脉炎常为脾切除术后高热不退的主要原因，但也须注意排除由于脾切除术后，患者免疫力下降易产生感染的可能。

2. 术后黄疸和肝昏迷　多发生在肝硬化的患者，一般预后较差，应提高警惕，及时防治。

第十三节　肛 肠 手 术

一、肛瘘挂线疗法

（一）适应证

1. 距肛门较近的直形肛瘘。
2. 与其他手术方法结合，治疗高位肛瘘。

（二）术前准备

1. 肛瘘有急性炎症或积脓时，应先控制感染后再行手术。
2. 术前排便，清洁肛门。

（三）手术步骤

1. 体位　患者取胸膝卧位或侧卧位。常规消毒肛门部皮肤。

2. 插入探针　将左食指放入肛门内，右手持探针由瘘管的外口沿瘘管的方向轻轻深入，借左食指触及探针头仔细找到内口，并将探针头自内口穿出。注意在找内口时不要过于用力，以防探针穿透正常黏膜，造成假内口而致术后复发。

3. 引出橡皮条　在肛门内的左食指将探针向下弯曲并拉至肛门外，用线将一橡皮条结扎在探针头上。抽出探针，将橡皮条由内口经过瘘管从外口引出。

4. 扎紧橡皮条　将橡皮条两端用力拉紧后，在紧贴肛门处用粗丝线将其结扎（图 9-59）。在结扎橡皮条前，可在局部浸润麻醉下，沿瘘管切开外口和肛门之间的皮肤，以减轻术后疼痛。

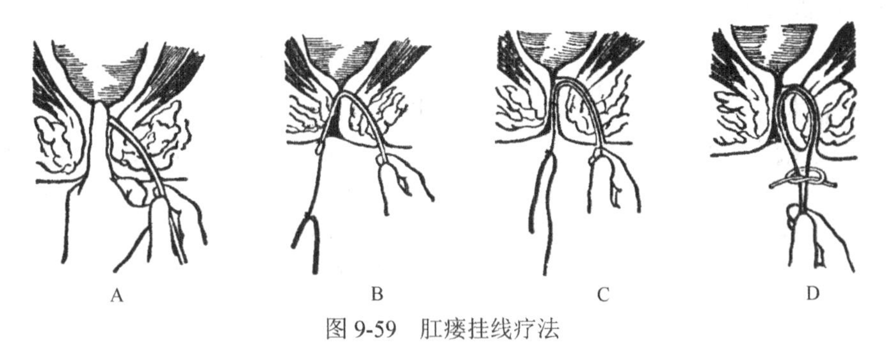

图 9-59　肛瘘挂线疗法

A. 将探针插入瘘管；B. 橡皮条系在探针上；C. 引出橡皮条；D. 拉紧结扎橡皮条

（四）术后治疗

术后由于橡皮条的紧缩力可逐渐将瘘管全部割开。如果在未割开前橡皮条已松脱，则应再次拉紧结扎。

二、肛瘘切除术

（一）适应证

外口距肛门较远的，不适于挂线疗法的肛瘘。

（二）术前准备

1. 肛瘘有急性炎症者，应先控制感染后再行手术。
2. 术前数日坐浴，术前一日晚灌肠。
3. 常规备皮。
4. 多选用鞍区麻醉或局部浸润麻醉。

（三）手术步骤

1. 体位　患者取膀胱截石位或胸膝卧位，常规消毒皮肤，铺无菌巾。

2. 寻找瘘口　自外口向瘘管注入少量美兰，以便寻找瘘管内口和分支管。用有槽探针自外口沿瘘管方向探入，并由内口穿出。弯曲复杂肛瘘不能一次自外口探到内口时，可分次探入切开瘘管，直至探入内口（图 9-60）。

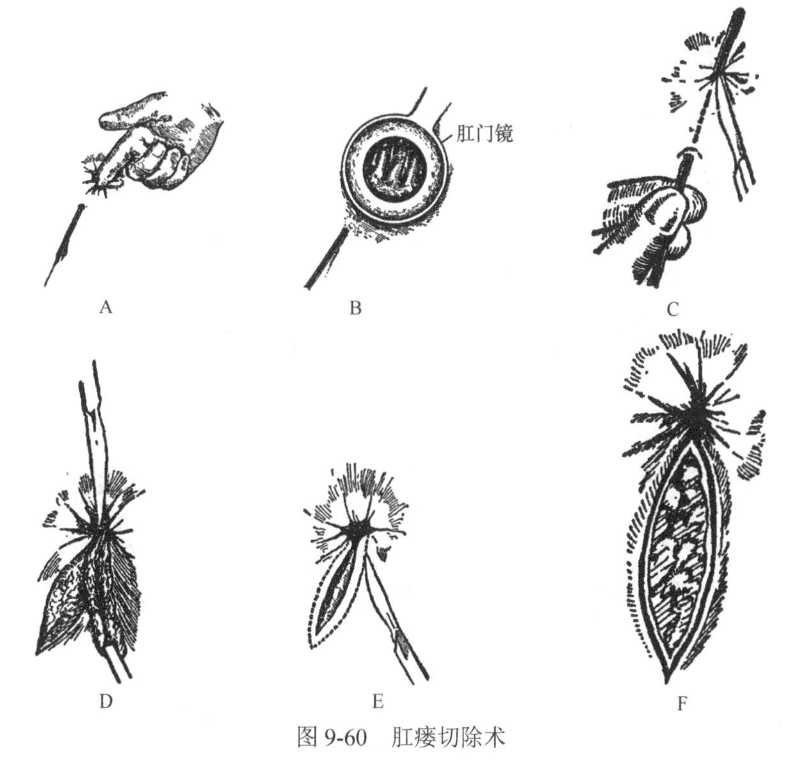

图 9-60　肛瘘切除术

A. 探针插入瘘外口；B. 探针自内口穿出；C. 切开瘘管；D. 切除瘘管；E. 切除边缘皮肤；F. 切口敞开引流

3. 切开瘘管　沿探针由外口至内口将瘘管全部切开。如瘘管内口位于肛管直肠环上方，应采用分期切开法，不可一期将其全部切开，以免引起术后肛门失禁。一期仅切开外括约肌的皮下部和浅部（切开方向应与括约肌方向垂直），并切除其下方的瘘管，然后用一条粗丝线穿入剩余的瘘管内，由内口穿出，缚在肛管直肠环上。待外部伤口已经愈合时，再进行二期手术，切除缚线部分的瘘管。或于第一期手术时，将剩余的瘘管采用挂线疗法，此法可以免除二期手术。

4. 切除瘘管 切开瘘管后，将瘘管、分支管及周围的瘢痕组织全部切除，并将切口边缘的皮肤切除一部分以便引流。妥善止血后，创面用凡士林纱条覆盖，如有渗血可稍加压。肛门处盖无菌纱布。

（四）术后治疗

1. 术后 1～2 日伤口清洁换药，后期应用 1∶5000 高锰酸钾溶液坐浴，每日 2～3 次。

2. 术后 2～3 日最好不排便。患者可吃流食，必要时服鸦片酊。后期保持大便通畅，并于便后坐浴。

3. 术后换药时应保持伤口引流通畅，使伤口由基底部逐渐向表面愈合。

三、外痔切除术

（一）适应证

各种外痔，经非手术治疗无效者；血栓性外痔伴有剧烈疼痛，其组织水肿或感染并不严重者。

（二）术前准备

排净大便；常规备皮；多选用局部浸润麻醉。

（三）手术步骤

患者取胸膝卧位或膀胱截石位。常规消毒，铺无菌巾。在局部浸润麻醉下，围绕痔结节与肛门呈放射状梭形切口切开皮肤，注意切除正常皮肤不宜过多。提起切口外端，分离皮下组织，将皮肤连同外痔组织（血栓性外痔应包括血栓在内）一并切除。其切口一般不缝合（图 9-61）。

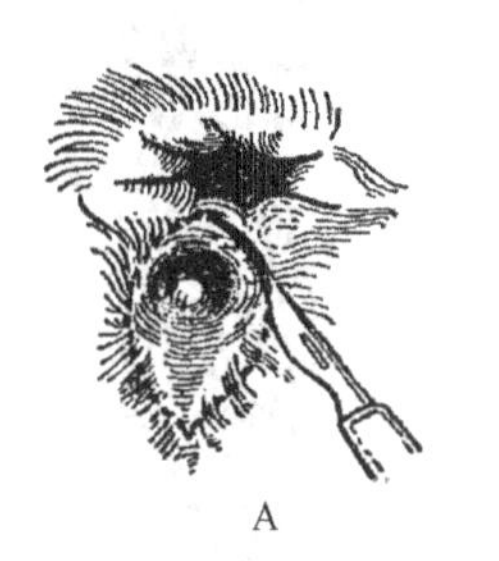
A

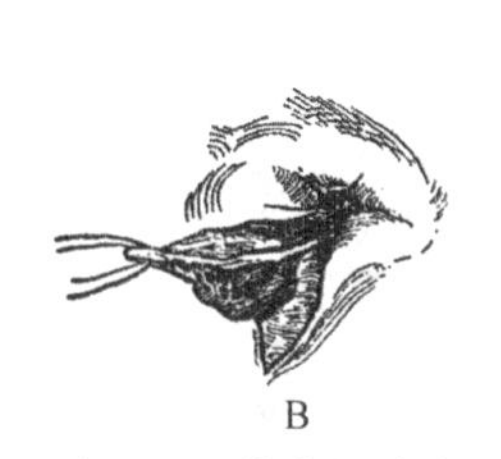
B

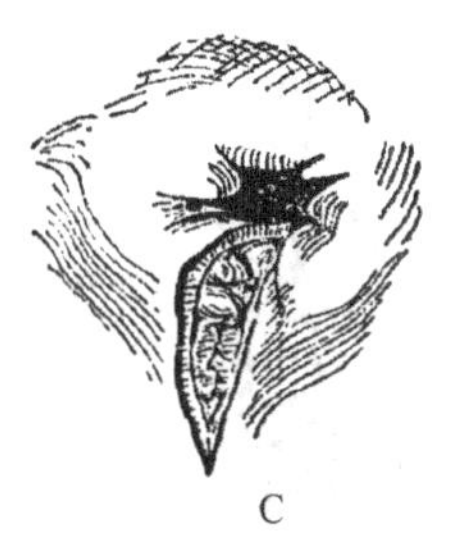
C

图 9-61 外痔切除术

A. 梭形切开皮肤；B. 切除外痔组织；C. 创面不缝合

（四）术后治疗

保持大便通畅，便后用 1∶5000 高锰酸钾溶液坐浴。

（赵兴荣 顾巧玲）

第十章　动物手术学常用实验动物

实验动物外科手术的特点：第一，以治疗为目的的手术要考虑动物的经济价值、利用价值以及对实验研究的影响。第二，实验动物外科手术常在健康的动物体上施行。第三，施行手术时，动物由于体位不适或疼痛常躁动不安，不但妨碍手术的顺利进行，而且有可能造成人和动物意外损伤。因此，动物的固定及麻醉技术，手术操作的稳、准、轻、快要求特别重要。第四，动物体表被毛多，又有非手术室施行手术的情况，这就要求手术工作者认真执行无菌操作技术，加强术后护理，确实保证手术成功率。第五，进行手术时，必须爱护正常组织，对病变组织也应轻巧而细致地分离操作。因此，手术人员除应具备专业知识和熟练的手术基本功外，还应具备局部解剖学、生理学、病理学等方面的知识，以保证在动物体上准确而迅速地实施各种手术。

实验动物（laboratory animal）是指经人工饲育，对其携带的微生物实行控制，遗传背景明确或来源清楚，用于科学研究、教学、生产、检定以及其他科学实验的动物。实验动物的育种目的是科学研究。为了获得背景清晰、表型稳定、反应均一的动物，人们把自然界中具有科学研究应用价值的动物在一定的人工控制环境条件下，以特定的遗传控制繁育手段保留其科学研究所需的独特生物学特性，定向培育出遗传稳定、来源清楚的动物种群，并通过生物净化的方式排除病原体的干扰。所以，实验动物有着严格的遗传、微生物、环境和营养控制，以确保其质量，满足科学研究的需要。

医学生在进入临床实习之前都要学习动物手术学训练的教学课程。其主要教学目的是使学生通过动物手术模拟人体手术的练习，树立牢固的无菌观念，掌握正确的手术器械使用原则和手术基本操作方法，为临床工作或医学实验研究打下基础。因此，体形适中、结构合理、价格便宜、易于驯服的动物，就成为动物手术学的主要实验对象。了解常用手术实验动物的生理解剖结构和手术前麻醉对于医学生学习手术内容将有很大帮助，目前外科手术教学中常用的实验动物有犬、家兔和猪。

第一节　实验动物的分类

我国实验动物按国家标准《实验动物　环境及设施》（GB 14925—2010）规定，根据遗传特点的不同，实验动物分为近交系、封闭群、杂交群。

按照我国实验动物国家标准《实验动物　寄生虫学等级及监测》（GB 14922.1—2001）和《实验动物　微生物学等级及监测》（GB 14922.2—2011）规定，根据对实验动物体内外所携带微生物与寄生虫的控制要求不同，实验动物寄生虫学和微生物学等级分类均为：普通动物、清洁动物、无特定病原体动物、无菌动物。

1. 无菌动物（germfree animal，GF）**和悉生动物**（gnotobiotic animal，GN）　无菌动物指用现有的实验手段检测，动物的体表体内不携带其他生命体（包括一切微生物和寄生虫）的实验动物。悉生动物又称已知菌动物，指动物体内带有明确的微生物种类的动物。无菌动物和悉生动物都需饲养于无菌隔离器内。

2. 无特定病原体动物（specific pathogen free animal，SPF） 除清洁级动物应排除的病原外，指不携带特定病原体（细菌、病毒、寄生虫），但带有未知的微生物群落的动物。SPF 大小鼠为国际通行的科研用动物。

3. 清洁动物（clean animal，CL） 微生物控制级别介于 SPF 动物和普通动物之间的动物，除普通动物应排除的病原外，不携带对动物危害大和对科学研究干扰大的病原。如各种科研、教学用大鼠、小鼠。

4. 普通动物（conventional animal，CV） 不带有严重危害动物自身健康和人畜共患病病原体的动物。可饲养于普通开放环境，经微生物学检查不带有上述病原体的动物，或 SPF 动物降级。

第二节 常用手术动物的解剖

传统的实验动物绝大多数是脊椎动物门的哺乳纲动物，较常用的有小鼠、大鼠、豚鼠、地鼠、家兔、犬、猪、猴等。此外，鉴于东方田鼠、树鼩、雪貂等野生动物具有特殊的实验应用价值，近年来这些动物的实验动物转化工作正在陆续开展。而线虫、果蝇、家蚕、斑马鱼、爪蟾等非哺乳纲的动物由于具有价格低廉、操作方便、特性明确等独特优势也逐渐被开发成为新兴实验动物。但外科手术学教学由于解剖要求，常用的实验动物以家兔、犬、猪为主。

一、犬

犬俗称狗，其腹壁结构与人体腹壁的解剖结构基本相似，尤其适合于练习剖腹术。腹壁剃毛后可显示皮肤及脐部，切开表层为皮下组织，深层为腹膜，表层和深层之间为胸腹部肌肉，由腹外斜肌、腹内斜肌、腹横肌和腹直肌组成（图 10-1）。前三种肌肉形成腹腔的外侧壁，其腱膜分别汇合于腹部正中的腹白线并形成腹直肌鞘的内鞘和外鞘，将腹直肌包被起来。腹外斜肌起自肋骨 8 或 9 的外面和腰背筋膜，止于腹白线，其纤维向下后斜行。腹内斜肌起自髂结节和腰背筋膜，向前下呈扇形分布止于后部的肋骨上。腹横肌的肌纤维呈横行分布，也止于腹白线。腹直肌位于腹壁的中部，胸骨和耻骨之间，沿腹白线两侧呈纵向排列，其肌束上有 5 条横腱划。犬胃与人胃的解剖相似。由贲门、胃底、胃体、胃窦和幽门组成。犬胃的容积较大，中等体型的犬胃容积可达 2.5L。胃空虚时胃窦可收缩变细，胃大弯的长度约为胃小弯的 4 倍。故而，进行胃穿孔修补或胃肠吻合时宜在胃大弯侧操作。犬的肠管比其他动物的肠管短，为体长的 3～4 倍。小肠分为十二指肠、空肠和回肠，呈袢状盘曲，位于肝和胃的后方，肠壁厚度与人体肠管相似，适合于模拟人体肠道切开或吻合手术（图 10-2）。大肠管径与小肠相似，但肠壁上缺乏纵带或结肠袋。盲肠是回肠与升结肠交接部的标志，

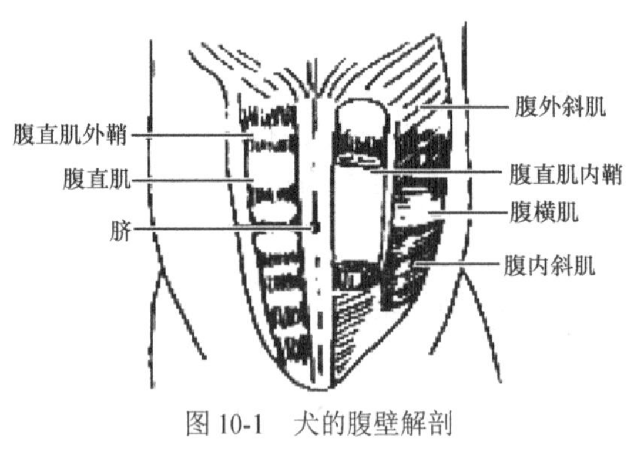

图 10-1 犬的腹壁解剖

长 6～8cm，其尖端一般指向回肠末端的右后方，内径较粗，黏膜内含有许多孤立淋巴结。模拟人体阑尾切除术就是切除此段盲肠。结肠分为升结肠、横结肠和降结肠（图 10-3）。

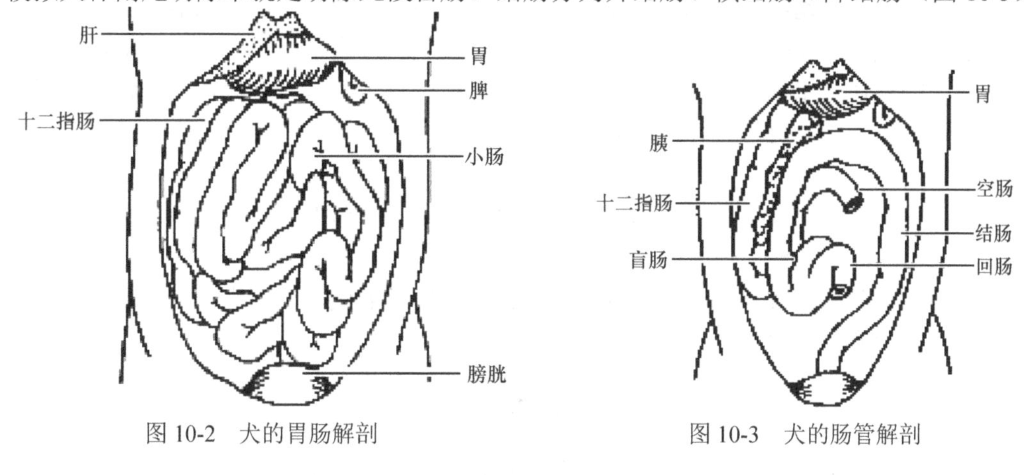

图 10-2　犬的胃肠解剖

图 10-3　犬的肠管解剖

二、家　　兔

家兔体形较小，腹壁较薄，腹壁切开时不宜用力过猛，以免损伤内脏。家兔的腹壁肌肉主要由三层腹肌构成，在腹壁正中线有来自两侧腹肌的腱膜融合形成的腹白线。腹外斜肌位于腹壁的最外层，腹横肌位于腹壁的最深层，腹直肌是一对带状沿腹白线两侧纵行排列的肌肉，在其肌束上有 6～8 个横腱划，起自胸骨外侧，止于耻骨的前缘。家兔的胃为单室胃，胃底较大，形状犹如一个大的马蹄形囊袋，横卧于腹腔的前部。胃的入口处向左方扩大并向前方稍稍突起，形成一个大的圆顶即胃穹，而胃的出口处较狭长。胃的贲门入口处和幽门出口处彼此靠近，使胃小弯的弧径短而胃大弯的弧径长。在胃小弯处的贲门与幽门之间有一垂向胃腔的镰刀状皱褶，由粗大的肌层组成，为胃底部和幽门部分界的标志。家兔胃内壁有发达的胃黏膜，而外表附着的大网膜并不发达。胃壁可以练习切开及两层吻合法。家兔的肠管较长，可达体长的 11 倍之多。十二指肠为肠管的起始部，长 60cm，管腔粗大，呈鲜艳的粉红色。空肠是肠管中最长的一段，可达 2～3m。回肠较短也没有迂曲。家兔的盲肠较发达，长约 60cm，且粗大呈袋状，占整个腹腔的 1/3 以上，管腔内面分布着螺旋状突起的皱襞，将盲肠腔分成许多囊袋，从外表看来，盲肠被分成了许多节段。在盲肠末端移行有长约 10cm，管径变细而无分节的弯曲蚓突即类似人体的阑尾，管壁较厚，部分切除时可以作荷包缝合。回肠与盲肠相连处膨大形成一厚壁的圆囊为家兔所独有。家兔的结肠形态特殊，管径逐渐缩小，在结肠起始部的管壁上还可见到三条肌索带，沿结肠纵向移行，到了远端结肠仅可见一条肌索带（图 10-4）。

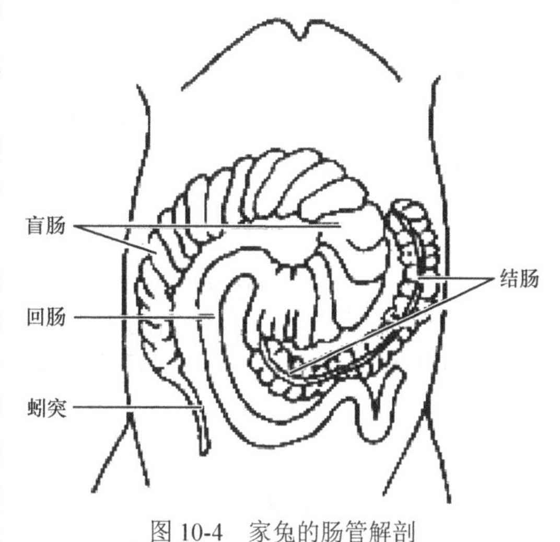

图 10-4　家兔的肠管解剖

三、猪

由于猪为杂食性动物，其消化系统与人类极为相似，所以常常选用适龄（6 个月龄左右）小型猪做动物实验研究。一般来说，家养猪比较肥胖，皮下脂肪多，真皮层较厚，不宜用于练习腹部切开术。但是猪的某些离体器官可用于练习手术基本操作，如猪肠管适合于练习切开、缝合、吻合等操作，同时猪较适合用于腔镜类手术练习。

第三节　动物的捕捉和固定

规范地捕捉和固定实验动物，可以有效保护实验同学的安全，防止发生动物咬伤、抓伤，也可以减少实验动物的恐惧感。

一、犬的捕捉和固定

外科手术使用的犬一般都是本地杂种犬，使用前很难将其驯服，对待犬要保持警惕，但也不得给犬以粗暴的感觉。接近时应以温和的表情和声音抚慰之。捕捉和固定时须防止被其咬伤，故对其头部固定尤为重要。操作过程中常常需要借助工具犬钳、犬嘴网套、犬颈套杆等犬的捕捉与固定工具。

（一）犬嘴笼套固定法

用皮革、金属丝或棉麻制成口笼套，装于犬的口部，将其附带结于两耳后方颈部防止脱落。犬嘴网套有不同规格，应依犬的大小选择应用（图 10-5）。

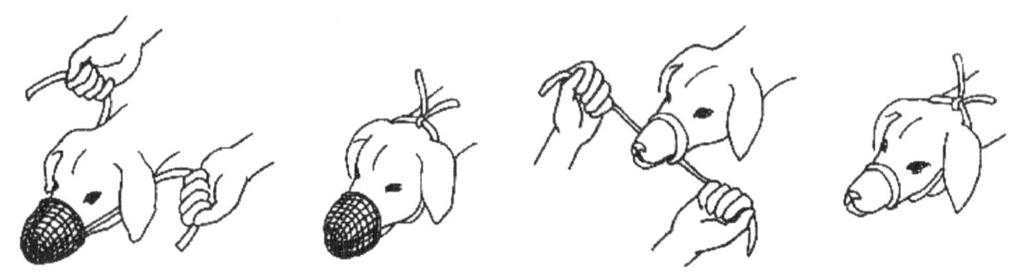

图 10-5　犬嘴笼套固定法

（二）犬嘴布带捆扎法

用布带或绷带扎口最常应用。取布带一段，先以半结作成套，置于犬的上、下颌，迅速扎紧，另一半结在下颌腹侧，接着将游离端顺下颌骨后缘，绕到颈部打结。短嘴的狗，捆嘴有困难，极易滑脱。可在前述捆扎法的基础上，再将两绳的游离端经额鼻自上向下，与扎口的半结环相交和打结，有固定加强的效果。

二、家兔的抓取与固定

家兔一般不会咬人，但爪较锐利。抓取时，家兔会使劲挣扎，要特别注意其四肢，防止被其抓伤。抓取方法是：用右手抓住颈部的皮毛和皮肤，轻轻把家兔提起，把家兔拉至笼门口，左手托起兔的臀部，把家兔从笼子里拿出来（图 10-6）。

经口给药时，可用徒手固定。方法：坐在椅子上用一只手抓住家兔颈背部皮肤，另一只手抓住家兔两后肢夹在大腿之间。大腿夹住家兔的下半身，用空着的手抓住两前肢将家兔固定；抓住家兔颈背部的手，同时捏着两个耳朵，不让其头部活动，即可操作。家兔耳缘采血或麻醉时使用台式固定器或兔盒固定器；做手术时使用小动物手术台固定（图 10-7）。

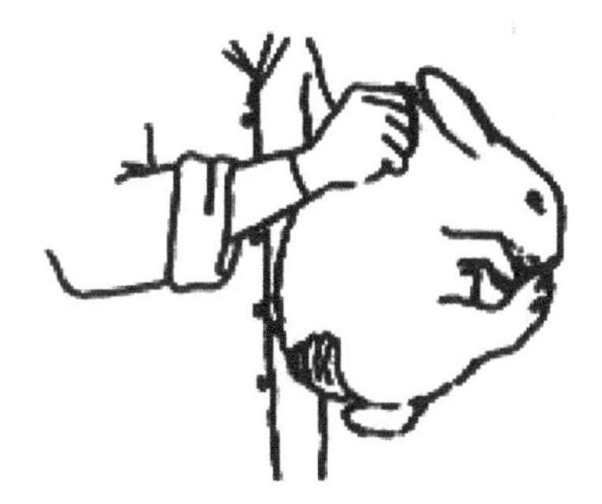

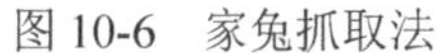

图 10-6　家兔抓取法

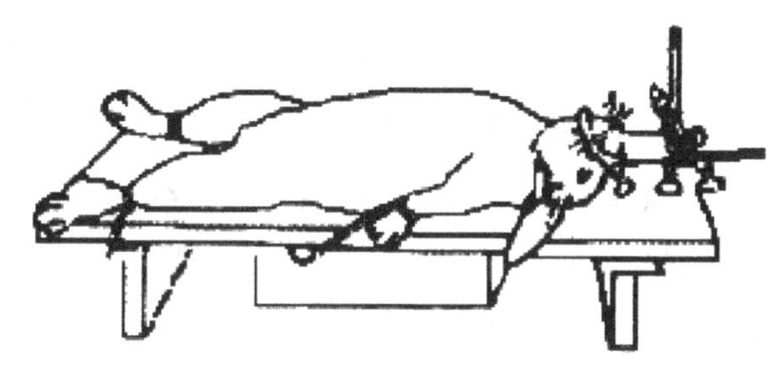

图 10-7　家兔固定法

第四节　实验动物的麻醉

一般来说，在动物手术时每张手术台都应有一名同学担任动物的麻醉工作。其工作的主要任务是根据手术要求，选择适当的麻醉方法并实施麻醉以及术中动物的监管等，使动物手术得以顺利完成。

一、动物手术麻醉方法的选择

进行动物手术时必须选择适当的麻醉。在选择麻醉方法时应根据手术要求、动物的种属特性及客观条件选择安全、有效、简便、经济又便于监管的麻醉方法。由于实验动物不易配合手术，所以实际实验操作中常常选择全身麻醉，包括吸入麻醉、静脉麻醉、腹腔或肌内注射麻醉等，偶有手术选择局部麻醉、复合麻醉或气管插管全麻。

二、几种注射用动物全麻药物

（一）注射用麻醉药

动物全麻药物是指经静脉、腹腔或肌内注射而产生全身麻醉的药物，这类药品种类繁多、使用方便、经济安全，应用最为广泛。

1. 巴比妥类　包括戊巴比妥钠、硫喷妥钠、苯巴比妥钠等。这类药物既可以单独静脉或腹腔注射，也可以与其他麻醉药物复合使用，以减轻各种药物在单独使用时的副作用。

2. 水合氯醛　属镇静催眠药，可用于静脉注射麻醉，但应注意其抑制呼吸和心肌收缩等副作用。与硫酸镁、戊巴比妥钠和酒精复合使用则可以明显减少副作用，提高安全保障。

3. 化学纯酒精　静脉注射可以产生全身麻醉作用，但麻醉的效果较弱，达到使动物昏睡所需剂量大、时间长，而且从昏睡期进入全身麻痹期所需时间短，不易控制，所以单独使用不甚安全，一般与其他麻醉药物合用。

（二）吸入麻醉药

经气道吸入而产生全身麻醉作用的药物，包括乙醚、氟烷、安氟醚、异氟醚、氧化亚氮等。以乙醚最为常用，这是由于乙醚具有麻醉性能强、安全范围广、肌肉松弛效果好、使用方便和价格便宜等优点。但要注意的是乙醚对动物呼吸和循环的抑制与麻醉深度有关。因此，在使用过程中一定要严密观察动物的呼吸和脉率。

三、麻醉实施的具体操作

实验动物麻醉实施的具体操作包括准备、用药和观察及管理三个部分。

（一）麻醉前的准备

麻醉前的准备包括实验前动物禁食12～24小时，禁水4～6小时，以免手术时动物呕吐和误吸。如果用犬作为手术对象，那么在手术前还要将犬嘴捆绑。同时还要根据手术要求选择麻醉方法和准备手术器械、药品等。

（二）麻醉用药

麻醉用药包括麻醉前用药和麻醉实施用药。麻醉前用药是指在手术前 30 分钟以内适当使用抗胆碱类药物（如阿托品）及镇静镇痛药物（如安定、苯巴比妥、哌替啶等），可以减少呼吸道的分泌物和防止呕吐，使动物安静以保证麻醉诱导的平稳和减少麻醉药物的用量。麻醉实施用药应根据具体选择的麻醉方法来决定。

1. 吸入麻醉 指由于麻醉剂经呼吸道进入机体后导致的可逆性全身痛觉和意识消失的状态。一般采用开放式吸入法，系用一端蒙上 4～6 层医用纱布的圆筒或锥形铁丝网动物口罩作为麻醉面罩，套在动物的口鼻上。将乙醚缓慢地滴在纱布上进行麻醉，待动物不再挣扎，呼吸平稳即可开始手术。手术过程中可以间断滴加乙醚，以维持麻醉深度。但是必须避免麻醉过深而导致呼吸停止。

2. 静脉麻醉 通过犬后肢大隐静脉或家兔的耳缘静脉注入单一或复合静脉麻醉药物。具有协同作用的静脉麻醉药物的复合使用可以减少各单种麻醉药物的用量，减轻副作用，提高安全性和麻醉效果。可选择以下方案：1.5%～2.5%戊巴比妥钠溶液 25～30mg/kg 体重；2%～2.5%硫喷妥钠 25mg/kg 体重；75%医用乙醇和 3%戊巴比妥钠按 2∶1 配制的混合液 1.4ml/kg 体重；20%水合氯醛 30ml、10%硫酸镁 30ml、5%戊巴比妥钠 30ml、95%乙醇 10ml 混合为 100ml，取 1ml/kg 体重静脉注射。

3. 腹腔麻醉 系用非吸入性麻醉药物注入腹腔，经腹膜吸收而产生的全身麻醉。具有使用方便、呼吸抑制较静脉麻醉轻的优点。常用的药物有 3%～5%的戊巴比妥钠或硫喷妥钠，用量相当于静脉麻醉剂量。注射药物的部位是在动物的后腹部，腹股沟韧带中点前方两横指处。注射时回抽以避免注入肠腔或膀胱。

4. 肌内注射麻醉 操作更为简便，麻醉诱导时间长，安全性较大。所用药物种类与静脉麻醉相同，也是实习中常用的麻醉方法。

（三）麻醉的观察与管理

麻醉的观察与管理是指在动物自麻醉诱导期至动物清醒之前对动物的呼吸、心率和体温的观察，在这些指标发生改变时作出相应的处理。例如，动物出现呼吸抑制时应立即停止使用麻醉药，减浅麻醉并给予呼吸兴奋剂或辅助胸部挤压；术中动物心搏骤停时应立即胸外心脏按压并给予肾上腺素等。

（马 戎）

第十一章　动物实验伦理学

医学伦理学（medical ethics）是伦理学的分支学科，是研究医学道德（medical morality）的科学。当今社会发展节奏快，随着科学技术的不断发展和经济全球化、科技网络化以及文化多元化的全面渗透，使得生命科学与医学的诸多领域充满了道德纷争和伦理挑战，也使得医学伦理学的重要性日益凸显。因此，学习和研究医学伦理学，对于规范医学科学技术发展，提高医疗服务质量，促进卫生事业的科学发展，培养医务人员的高尚情操，推动社会和谐发展，都具有十分重要的作用和意义。

动物实验伦理是在生命科学及医学实验中使用动物产生的伦理问题的理念、规范和准则。实验动物在医学发展中做出了巨大的贡献，而动物实验伦理关注受试动物的福利，要求研究者积极改善动物实验的研究方案，并以更加人道的方式对待实验中的动物，尤其是那些能够体验到痛苦的动物。

一、动物实验伦理的形成与发展

利用动物进行生理学研究，进而获得对机体功能和疾病机制的科学认识，是近代实验医学发展的重要条件和基本手段。由于早期动物实验的残酷性，在动物实验随着医学实验发展大幅增加的同时，对动物实验研究伦理问题的争论从未消失，并受到一些社会团体的持续关注。从 19 世纪初开始即有一些有识之士开始倡导对实验动物的保护，并且向英国议会提出了禁止虐待动物的提案。此后，麻醉术等在动物实验中的运用缓解了人们的部分顾虑，但随着个体权利意识的扩展，自然科学知识的发展以及社会生活方式的转变，尤其是宠物的增多，一场要求人类仁慈对待动物的动物权利解放运动开始兴起，以彼得·辛格（Peter Singer）于 1975 年出版的《动物解放》为标志，动物实验的伦理学争论再度升温，伦理上和法律上对生命科学研究者使用动物的限制也开始增加。美国国家卫生研究院于 1963 年出版了第 1 版自愿遵守的《实验动物照护与使用指南》，1966 年，美国国会通过《实验动物福利法》，要求研究机构和犬商在农业农村部注册，并强制要求人道地照护和对待猫、犬、兔子、仓鼠、豚鼠和非人类的灵长类动物。1985 年，美国国会通过《健康研究延伸法》，要求美国国家卫生研究院制定在生物医学和行为科学研究中使用动物的政策；1986 年，美国《公共卫生局实验动物人道照护与使用政策》出版，美国公共卫生局下属的实验室和任何获得了公共卫生局研究经费资助的非政府研究机构都必须承诺遵循该《政策》和前述《指南》。在英国，Russell 和 Burch 于 1959 年提出了动物实验中人道地使用动物的“3R”原则（替代、减少和优化），并于 1969 年建立了医学动物实验替代物基金会。1988 年经国务院批准，国家科学技术委员会颁布《实验动物管理条例》，建立了以许可证为核心的动物管理制度。2006 年，科技部颁布《关于善待实验动物的指导性意见》，这是中国第一份关于实验动物福利和动物实验伦理的法律文件；2006 年，《国家科技计划实施中科研不端行为处理办法（试行）》将“违反实验动物保护规范”列为六种不端行为之一。此外，在一些地方性立法中也有关于动物实验伦理的规定，其中北京市还专门制定了《实验动物福利伦理审查指南》。在国际上，国际医学科学组织理事会（CIOMS）和世界卫生组织（WHO）于 1984 年制定了《涉及动物的生物医学研究的国际伦理准则》，要求动物实验与保护人类和动物的健康之间必须具有相关性，在实验中应当使受试动物数量最小化，并尽量避免痛苦或者使痛苦最小化。

二、动物实验伦理的基本内容

现代生命科学发展的初期，哲学家勒内·笛卡儿认为动物没有灵魂，因而没有自我意识和疼痛体验，在这种机械论的科学观之下，动物只是一些更精致的实验仪器，人类对动物不负有任何伦理上的义务。但直到今日，基于人和动物的同源性和神经系统上的相似性，大多数人都会承认，至少大多数动物能够体会到痛苦，一些哲学家提出了“动物权利”的命题，认为人对动物负有直接的道德义务，其中两位最具影响力的代表人物即 Peter Singer 和 Tom Regan。

1. Singer 从功利论出发，认为感知快乐和痛苦的能力是道德属性的关键，既然动物能够感知疼痛和痛苦，就应当同等的考虑人类和动物的痛苦，并将动物的痛苦包括在道德的计算之中。Singer 认为，除非人们愿意用不可逆转昏迷的人体受试者来替代，否则利用动物作医学实验就是一种物种歧视。

2. Regan 从道义论出发，认为动物和人一样拥有将来“或好或坏”的生命，因而也就和人类一样拥有内在的而不是工具性的价值，在伦理上必须像对待人类一样将动物的生命也作为目的本身。Peter Singer 和 Tom Regan 承认自然界中的其他存在物也具有内在价值，为更激进的动物权利解放运动提供了理论基础，但这种非人类中心论的立场也招致了广泛的批判。一些哲学家认为，人类才是自然中唯一具有内在价值的存在物，权利只有在那些能够相互提出道德诉求的存在物之间才能发生，这是一种更新的人类中心论的立场，它认为人类对动物只负有保护义务，人们通过对动物尽保护义务来间接地对人尽道德义务。

虽然在动物实验伦理的理论依据上，人们是有争议的，但在动物实验伦理的操作实践中，人们却需要确立一些相对统一的标准和机制。其中比较广为认可的包括：

（1）“3R”原则。英国动物学家 Russell 和微生物学家 Burch 为了以人道的方式对待动物而提出的三项原则，即减少（reduction）、替代（replacement）和优化（refinement），至今仍是指导动物实验伦理的基本标准，2006 年中国科技部在《关于善待实验动物的指导性意见》中也明确倡导“3R”原则。“减少”是指如果某一研究方案中必须使用实验动物，同时又没有可行的替代方法，则应把使用动物的数量降低到实现科研目的所需的最小量；“替代”是指使用低等级动物代替高等级动物，或不使用活着的脊椎动物进行实验，而采用其他方法达到与动物实验相同的目的；“优化”是指通过改善动物设施、饲养管理和实验条件，精选实验动物、技术路线和实验手段，优化实验操作技术，尽量减少实验过程对动物机体的损伤，减轻动物遭受的痛苦和应激反应，使动物实验得出科学的结果。

（2）动物实验伦理审查委员会的审查和监督。美国《动物福利法》和美国公共卫生局都要求研究机构设立动物照护与使用委员会（IACUC），并要求这些委员会在人员组成上吸纳一些与机构没有利益关系的人士或者公众成员。在涉及动物实验的生物医学研究项目开始实施之前，应由伦理审查委员会确认该研究方案在科学上和伦理上的合理性。我国于 2006 年《关于善待实验动物的指导性意见》也明确要求各实验动物生产单位及使用单位设立实验动物管理委员会（或实验动物道德委员会、实验动物伦理委员会等），以保证本单位动物实验满足医学伦理的要求。

三、实验动物的解放运动

由于在现实生活中虐待动物的现象比较常见，动物权利论在逻辑上必然要求对动物的解放。不过实践中的动物解放运动流派繁杂，其共同特征主要是：要求人类以人道的方式对待动物，反对仅仅把动物当做是财产或者工具。一般来说，在以下三种必要性或可行性可能存在疑问的研究类型中，动物解放运动者的反对立场最为一致：一是测定药物或者化学物毒性的“半数致死剂量”试验（LD_{50} test），这种试验旨在确定使用多少剂量的药品或者化学品可以毒死 50%的受试动物；二是广泛应用于化妆品行业的德雷兹试验（Draize test），这种试验把一定浓度的化学物质滴入兔子的眼睛以确定该类物质对眼睛的危害；三是利用犬和非人类灵长类动物实施的一些实验。动物解放运动从根本上挑战了那种为人类需要而贬低动物内在价值的传统观念，为生物医学研究施加了更多的限制，作为动物解放运动的成果，美国 2001 年使用的实验动物数量与 20 年前相比已经减少了一半左右。但在更进一步的目标上。比如给予动物权利，甚至主张将动物和人类作为无差别的物种看待等，动物解放运动不同派别之间的立场差异较大。虽然这些更为激进的权利要求与现行的动物照护与使用现状差距较大，但如果支持者只是非暴力地公开表达抗议，这种不服从也可以在伦理上得到辩护。但值得警惕的是，在近年来的动物解放运动中。一些动物权利保护者出现了极端化的趋势，他们在运动目标上反对一切形式的动物实验，在活动方式上拒绝任何理性的论证，转而对医学研究人员实施直接的人身攻击乃至暴力措施，这种恐怖主义的做法应当受到各国伦理委员会的谴责和法律的制裁。

四、实验动物的福利

动物福利（animal welfare）是动物保护主义的理论基础之一，认为人类在饲养管理和使用实验动物的过程中，应当关注动物的生存状态，并提供适当的生存条件，使实验动物免遭不必要的伤害、饥渴、不适、惊恐、折磨、疾病和疼痛等，尽可能保证那些为人类健康做出贡献的动物受到良好的管理与照料。作为一种相对温和的动物保护主义主张，动物福利与动物权利相对应，认为人们之所以要保护动物福利，并不是因为动物本身具有内在价值，因而有权要求人们保护它，而是因为如果不保护动物的福利，其他人或者社会整体的利益将受到不利的影响。因此，动物福利的理论基调仍然是人类中心主义的，拥护动物福利的人通常并不反对人类对动物的广泛利用，而只是要求这种利用以人道的方式进行，将实验动物所受的痛苦和伤害减少到最低限度。

在具体内容上，受试动物应有的“福利”主要包括以下几个方面：

1. 生理福利　给予受试动物足够的饲料和清洁的饮水，使其免于饥渴；对受试动物饮食、饮水进行限制时，必须有充分的实验和工作理由并报实验动物伦理委员会批准。

2. 环境福利　为受试动物提供清洁、舒适、安全的生活环境。

3. 卫生福利　通过预防或及时的诊断治疗，使受试动物免于痛苦、疾病或伤害。

4. 行为福利　为实验动物提供足够的空间、合适的设施和同类的陪伴，保证动物表达天性的自由，比如应保证笼具内的每只动物都能实现转身、站立、伸腿、躺卧、舔梳等自然行为。

5. 心理福利　在实验动物的应用过程中应将动物的惊恐和疼痛减少到最低程度。在使用实验动物时，应当遵循“温和保护，善良抚慰，减少痛苦和应激反应”原则；在对实验动物进行手术、解剖或器官移植时，必须进行有效麻醉；在实验结束或者受试动物不可能恢复时，应当按照人道主义原则实施安乐死或者选择“仁慈终点”。避免延长动物承受痛苦的时间；在符合科学原则的条件下，研究者应当积极开展实验动物替代方法的研究与应用。

而在实施方式上，对动物福利的保护通常不仅限于伦理上对善待实验动物的要求，许多国家和地区还就此制定了严格的法律规范，比如美国的《动物福利法》、英国的《科学实验动物法》等，为实验中的动物提供更加充分的保护。

五、实验动物的权利

动物权利（animal rights）是动物保护主义的理论基础之一，与动物福利相对应，认为动物拥有自身固有的内在价值，由于这种价值不是人赋予的，而是自然本身生成的，因而动物也具备自身独立的道德主体地位，拥有属于自己的生存权利。承认动物拥有权利，一个合理的逻辑后果就是，动物不再是人的财产或者工具，而是跟人一样的主体性存在，人必须像对待自己的同类一样公平地对待动物，这就为动物保护主义提供了一个不同于动物福利的伦理依据。对动物福利而言，人类对动物的义务是人对人的义务在动物身上的反射；而对动物权利而言，由于道德义务的范围已经从人类扩展到了动物、所有生物乃至整个生态系统，人类对动物的义务是直接的。虽然动物福利和动物权利在寻求以人道方式对待动物的短期目标上基本一致，但在终极目标上两者并不相同。

（1）动物福利论原则上不承认动物拥有权利，即使承认动物有某种意义上的权利，这种承认也是不彻底的，因为当人类权利和受试动物权利发生冲突时，动物福利论认为人的权利优先于动物权利，对动物的保护仅限于采取更加人道的方式减少动物因此可能遭受的损害。

（2）动物权利说则在进一步提升动物在伦理上的意义，认为动物也拥有独立的价值或权利，并且这种价值或权利与人类的价值或权利是相等的，人类没有权利为了自身利益而剥夺动物权利。

动物权利论的代表人物包括坚持功利论的 Peter Singer 和坚持道义论的 Tom Regan，由于理论起点上的根本差异，虽然两位代表人物都使用了“动物权利”的表达，但在概念的实质内涵上又有所差异：

1）Singer 以边沁的功利主义为起点，并从动物的受苦能力中导出动物权利的主张，这种“动物权利”的有无取决于在具体情境中受试的动物种类是否具备感知痛苦的能力以及与之相关的道德计算结果，因此从功利论中导出的动物权利并不具备先验哲学上的意义。

2）Regan 从康德的道义论出发，从哲学高度提出了“动物拥有权利”的命题。由于动物和人类都是具有生命的主体，因而动物也拥有值得尊重的天赋价值，不应当被当作医学发展的工具来利用，这是一个哲学意义上的动物权利概念。

但是，不管是从功利论中导出动物权利，还是从道义论中导出动物权利，由于肯定了受试动物的道德主体地位，相对于动物福利，动物权利论都有可能导致对实验动物更为严格的伦理控制。而在道义论的动物权利中，鉴于为人类利益牺牲动物利益不再具有伦理上的正当性，动物保护运动者甚至可能进一步反对人类对动物所有形式的利用，并提出类似

“停止以人类福祉为目的的动物实验”的要求。这样一种极端的伦理诉求可能使医学的发展陷于停顿，最终危害所有人的利益。

无论动物伦理学的理论研究如何发展，人类都不能否认实验动物在生命科学和医学研究中的巨大贡献，每年仍有数以千万计包括猫、犬、兔和猕猴、鼠类在内的实验动物被使用，这些实验动物最终的命运就是死亡、病变或者肢体残缺。所以在 1979 年，由英国反活体解剖协会（NAVS）发起，定于每年的 4 月 24 日为“世界实验动物日”，前后一周则被称为“实验动物周”。4 月 24 日世界实验动物日（the World Lab Animal Day）已经成为受联合国认可的、国际性的纪念日，在世界各地都有动物保护者在这一天以及前后的一周举行各种活动，感谢为科学发展做出牺牲的实验动物。

（马 戎）

参 考 文 献

陈孝平, 汪建平, 赵继宗, 2018. 外科学［M］. 9 版. 北京: 人民卫生出版社.
崔慧先, 李瑞锡, 2019. 局部解剖学［M］. 9 版. 北京: 人民卫生出版社.
吕德成, 徐英辉, 胡祥, 2018. 实用外科手术学［M］. 2 版. 北京: 人民卫生出版社.
马跃美, 2011. 外科手术学基础［M］. 2 版. 北京: 人民卫生出版社.
秦川, 谭毅, 2021. 医学实验动物学［M］. 3 版. 北京: 人民卫生出版社.
王明旭, 赵明杰, 2013. 医学伦理学［M］. 5 版. 北京: 人民卫生出版社.
吴阶平, 裘法祖, 2020. 黄家驷外科学［M］. 8 版. 北京: 人民卫生出版社.
吴肇汉, 秦新裕, 2019. 实用外科学［M］. 4 版. 北京: 人民卫生出版社.
伍冀湘, 2018. 实用小手术学［M］. 4 版. 北京: 人民卫生出版社.